LTC
3/12

# EL GRAN LIBRO
## de la
# VIDA SANA

Fotografías: Thinkstock
Diseño y Realización: Servicios Editoriales Lozano Faisano

1.ª edición: octubre 2011

© 2011, Txumari Alfaro
© 2011, Raúl de la Rosa
© Ediciones B, S. A., 2011
    Consell de Cent, 425-427 - 08009 Barcelona (España)
    www.edicionesb.com

Printed in Spain
ISBN: 978-84-666-4696-3
Depósito legal: B. 24.895-2011
Impreso por EGEDSA

# EL GRAN LIBRO
## de la
# VIDA SANA

## TXUMARI ALFARO
## RAÚL DE LA ROSA

# LOS AUTORES

**Txumari Alfaro** está doctorado en Iridología, Naturopatía, Acupuntura y Homeopatía, cursando sus estudios en Francia, Canadá, EE.UU. y España. Además de los estudios, su saber proviene de las múltiples experiencias que ha acumulado en todos sus viajes alrededor del mundo. Ha conducido programas de radio y televisión, entre los que destaca "La botica de la abuela", y ha escrito y publicado artículos en prensa nacional, como *La razón*, *El periódico* y *Mujer de hoy*... Además ha publicado 12 libros a través de los cuales transmite todo su saber.
Su página web es: www.txumarialfaro.net

**Raúl de la Rosa** es escritor y filósofo práctico de reconocido prestigio y uno de los principales expertos en los campos de la ecología y la salud del hábitat, así como en los de la mente y la conciencia. Entre sus libros destacan *Sé feliz, el poder de ser consciente*, *Un hogar sano y natural* y las novelas *La senda del chamán* y *El ermitaño que veía películas de Hollywood*, publicadas en esta misma editorial. En sus libros, artículos y conferencias ha perseverado a lo largo de muchos años en mostrar que es posible encontrar la armonía entre el progreso, los avances científicos y tecnológicos y la defensa de la salud, la naturaleza y la solidaridad.
Su página web es: www.rauldelarosa.org

# ÍNDICE

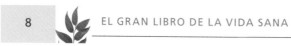

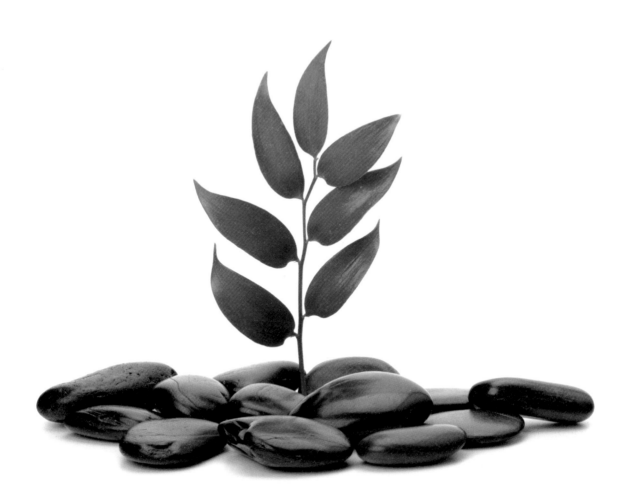

# INTRODUCCIÓN

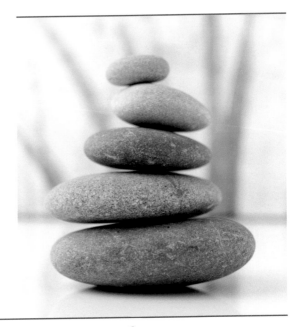

*Vida sana*

# INTRODUCCIÓN

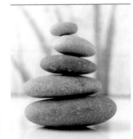

*Vida sana*

Cuando hablamos de llevar una vida sana nos referimos no sólo a costumbres alimenticias, a dietas y ejercicios, sino también a aspectos ecológicos y sociales, al cuidado de nuestro entorno, así como de nuestro mundo interior.

Hoy en día tenemos a nuestra disposición multitud de terapias, de dietas y alimentos, de ejercicios y técnicas corporales y de métodos de crecimiento interior. Tantas y tantas opciones que muchas de ellas parecen contradictorias.

Unos recomiendan la alimentación crudívora, otros, al contrario, cocinada de una determinada forma; unos destierran de su dieta ciertos alimentos, otros los aconsejan fervientemente; unos sugieren ejercicios enérgicos, otros, pausados.

Precisamente, desde este libro de *Vida sana*, reflexionaremos sobre la salud de forma práctica, sabiendo que no podemos generalizar ninguna dieta, ninguna práctica, ya que somos seres únicos e irrepetibles, y lo que sirve para unos quizá no lo sea tanto para otros. No hay doctrinas absolutas, cada uno de nosotros es diferente y se comportará de forma diferente ante unos mismos fenómenos, por lo que debemos ir comprobando aquello que nos favorece de lo que no lo hace.

El elemento sanador esencial es nuestra propia naturaleza y nuestra fuerza vital que, adecuadamente apoyada, puede mantener o recuperar la salud y el bienestar. Las terapias son una ayuda para que nuestra res-

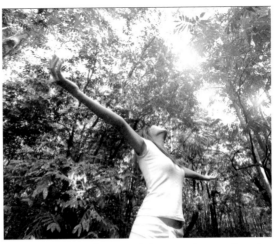

El elemento sanador esencial es nuestra propia naturaleza y nuestra fuerza vital.

puesta vital sea más efectiva. No es la terapia en sí la que cura, sino la propia persona.

Con la mente abierta a todas las opciones, exploremos el amplio mundo de la salud natural en busca de aquello que nos va bien en este momento de nuestra vida, con nuestras necesidades y circunstancias particulares. Experimentemos lo que nos sirve y lo que no, pues en realidad medicinas sólo hay tres: la que cura, la que previene y la que eleva la calidad de vida.

Además, hay dos factores esenciales que participan en nuestro estado de salud: la genética y el estilo de vida. Tenemos un potencial determinado para padecer ciertas enfermedades, pero es el estilo de vida el que influye determinantemente en que se desarrollen o no.

Aunque no podemos evitar el factor genético, sí que al menos podemos intentar minimizar sus efectos con unos hábitos y un entorno adecuados.

En el estilo de vida hay tres factores determinantes: la actividad física, la alimentación y el medio en donde vivimos. También hay otro factor, pero que está unido a los tres anteriores y a todo lo que hacemos y somos: nuestro estado interior.

Enfermar es fácil. Si seguimos unas cuantas pautas, muy habituales por otra parte hoy en día, lo conseguiremos.

No hacer ejercicio de forma regular, cuando tan sólo media hora diaria de ejercicio, por ejemplo caminar, al menos cinco veces a la semana, previene las enfermedades crónicas y alarga la vida.

Una dieta inadecuada y la falta de ejercicio conllevan aumento de peso y la aparición de diabetes, problemas cardiovasculares, musculares, óseos y ciertos tipos de cáncer.

Tomar azúcares refinados, fumar, un exceso de sal y alcohol son buenos ingredientes para reducir la calidad y el tiempo de vida, al igual que tomar el sol indiscriminadamente.

Vivir en lugares contaminados por productos químicos, materiales tóxicos, radiaciones electromagnéticas o alteraciones geofísicas acaba minando la salud y deja nuestro organismo expuesto a muchas enfermedades.

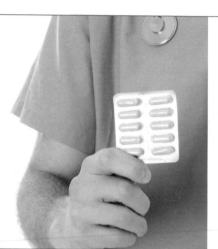

Medicinas hay tres: la que cura, la que previene y la que eleva la calidad de vida.

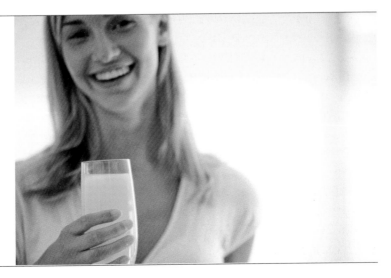

El objetivo debe ser estar sanos, no simplemente no estar enfermos.

Dejar de lado el aspecto emocional es una cuestión que no nos podemos permitir si queremos vivir verdaderamente. La enfermedad conlleva un desequilibrio emocional. Cuerpo y mente forman parte de un mismo ser, y lo que afecta al cuerpo lo hace a la mente, y viceversa.

Éstas son algunas de las cosas que podemos hacer, y que muchos de hecho hacen, consciente o inconscientemente, para no vivir plenamente y abrir la puerta a la enfermedad.

Pero, en realidad, una gran parte de la población no está ni sana ni expresamente enferma. No tienen clínicamente ninguna enfermedad específica, pero sienten que no se encuentran bien. Es ese término medio entre el equilibrio físico, psíquico y social de la persona y la enfermedad declarada médicamente, en el que se mueven muchas personas creyendo que es su estado normal.

Cuántas veces uno va al médico porque se encuentra mal y tras muchas pruebas resulta que según los resultados está bien, y sale de la consulta sintiéndose desamparado entre un sistema que le dice que está sano y su realidad que le indica que no lo está. Pero ¿le han preguntado si hace ejercicio, qué dieta lleva, qué alimentos consume, qué hábitos tiene, dónde vive, cómo se siente, cómo se ve a sí mismo y al mundo…? Si en ese chequeo general no entran en liza estos conceptos, no es posible determinar la salud de alguien basándose sólo en analíticas y placas.

Con estos criterios, la persona empieza a pensar en no sentirse cansado, en no estar enfermo, y entra en una dinámica mental negativa. Es mejor aprender a saber cómo lograr tener una buena salud sabiendo lo que queremos y no sólo lo que no queremos. El objetivo debe ser estar sanos, no simplemente no estar enfermos.

Cuando esto sucede, hemos de parar y adquirir conciencia de nuestra realidad, así como de nuestro cuerpo y de nuestro mundo interior. Este libro trata fundamentalmente del cuidado del entorno, del cuerpo y de la mente para poder llegar a estar verdaderamente sanos y disfrutar plenamente de la vida en todas sus facetas.

# El cuerpo

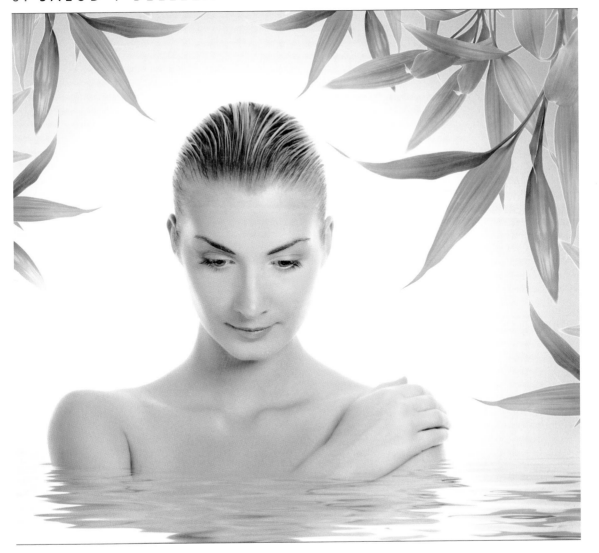

# CAPÍTULO 1

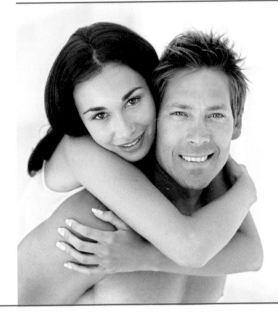

*Salud natural*

# CAPÍTULO 1

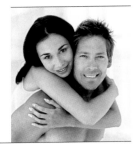

## Salud natural

En los últimos tiempos el concepto de vida sana ha adquirido una nueva dimensión y cubre un amplio espectro que abarca el propio organismo, el medio ambiente, el lugar, el pensamiento y las emociones.

La salud no es sólo la ausencia de enfermedad, es la armonía del cuerpo y la mente en relación al medio ambiente, natural y artificial, a la sociedad y a uno mismo.

El resultado de la interacción entre lo interno y lo externo de cada uno de nosotros establecerá nuestro estado de salud.

Durante mucho tiempo, la causa de las enfermedades se buscaba solamente en los procesos fisiológicos, sin considerar los contaminantes ambientales, las radiaciones electromagnéticas, las sustancias tóxicas en la alimentación, las relaciones sociales, los hábitos de vida o las propias emociones.

Cada uno de nosotros es responsable de prevenir y mantener su salud mediante la adecuada elección de la alimentación, los hábitos y un entorno favorable. Debemos asumir un papel activo en el sostén de nuestra salud.

Pero todo cambia y debemos estar atentos a los cambios para que lo que ayer era apropiado pueda seguir siéndolo con la adaptación adecuada. Nuestro organismo se transforma constantemente y sus necesidades también. Asimismo, el medio en que vivimos cambia y debemos rodearnos de lo que sea más favorable para nuestra salud.

Los factores biológicos son necesarios para la aparición de la enfermedad, pero en la mayor parte de las ocasiones la enfermedad es el resultado de la interacción de factores biológicos, psicológicos y sociales.

Podemos enfrentarnos a la enfermedad desde varios enfoques:

**Curativo:** trata de eliminar la enfermedad cuando surge.

**Preventivo:** trata de evitar problemas de salud.

**Promotor:** crea estrategias que nos permiten vivir de modo saludable.

## Conocimiento y estilo de vida

Cuando adoptamos actitudes saludables desde el ámbito físico, psíquico y social, disminuye la probabilidad de la aparición de enfermedades, y si aparecen, se reduce su intensidad y sus secuelas. Se trata de crear estilos de vida sanos que eviten o disminuyan los riesgos para nuestra salud.

Tener una información veraz e independiente es fundamental para elegir lo que nos beneficia y poder rechazar lo que nos perjudica. Pero eso no es suficiente para evitar la aparición de enfermedades. Muchos fumadores saben del daño que causa la nicotina y las mil sustancias tóxicas de los cigarrillos, pero eso no les impide seguir fumando.

Una información debe tener el objetivo de crear conciencia de los riesgos y permitir adoptar hábitos saludables, al tiempo que esclarece conceptos equivocados.

Aunque la falta de información o el ocultamiento de ésta por determinados intereses es un factor que dificulta vivir de forma sana y natural, finalmente somos responsables de lo que nos sucede en cualquier ámbito, ya sea físico, psíquico y espiritual.

Si nosotros mismos hemos permitido, de una u otra forma, que nuestro estado vital no sea todo lo bueno que podría ser, también podemos hacer para revertir esta situación y vivir en plenitud. Nosotros creamos nuestro destino y nuestro vigor. Cuando hemos quebrantado las leyes naturales, ¡cómo podemos esperar no perder la salud!

La salud es el estado natural del ser humano y la enfermedad es la consecuencia de una ruptura de esa armonía natural. Así pues, si queremos eliminar la enfermedad deberemos aumentar nuestra salud. ¿Y qué debemos hacer para recuperar la salud y mantenerla? Es bien fácil: lo primero es tener la voluntad de hacerlo. Y esta voluntad pasa por informarse adecuadamente de todo lo relacionado con aquello que nos enferma y aquello que nos sana, lo que nos perjudica y lo que nos favorece.

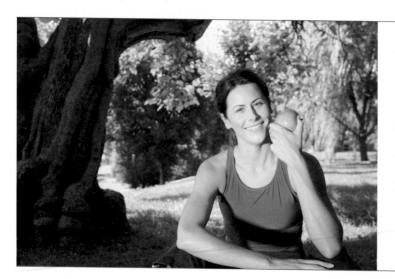

Cuando adoptamos actitudes saludables, disminuye la probabilidad de la aparición de enfermedades.
Nosotros creamos nuestro destino y nuestro vigor.

## Vivir más y mejor

Cada día más, la esperanza de vida en los países desarrollados aumenta. A este ritmo, dentro de pocas décadas se llegará a los cien años. Pero es obvio que tiempo de vida no significa necesariamente calidad de vida. Es más, se comprueba que el aumento de la esperanza de vida conlleva un aumento de enfermedades. A pesar de vivir más años, actualmente vivimos en una sociedad enferma.

El envejecimiento es un proceso natural, en parte resultado de los procesos celulares, pero la enfermedad es un desequilibrio del organismo, una desviación de su estado natural. Ante ella, el organismo hace una tentativa espontánea para tratar de restablecer el estado de salud.

Una vida sana es la que pone los medios para apoyar los recursos y las defensas naturales del organismo, en su cometido de mantener el equilibrio o, en su caso, lograr la curación.

Las causas de buena parte de las patologías de nuestro tiempo pueden estar más cerca de lo que creemos y simples soluciones como cambiar una dieta, eliminar ciertos materiales de nuestro entorno, un foco electromagnético, reemplazar un colchón o trasladar la cama a otro lugar, puede ser la solución a muchos trastornos recurrrentes.

## Espacios naturales

Nuestro cuerpo y nuestra mente precisan del contacto con la naturaleza para poder estar sanos. Recibir la luz natural y los rayos del sol, respirar aire limpio, tocar la tierra y el agua obran un efecto revitalizante sobre nosotros y por contra no hacerlo durante largo tiempo supone un decaimiento y la puerta a muchas enfermedades.

Somos seres que hemos evolucionado inmersos en la naturaleza, y aunque nos hemos ido separando de ella, no hay que olvidar su benéfica influencia, ya que las personas que viven en o cerca de espacios naturales disfrutan de más salud y bienestar.

El Centro Médico de la Universidad Libre de Ámsterdam ha realizado un estudio con

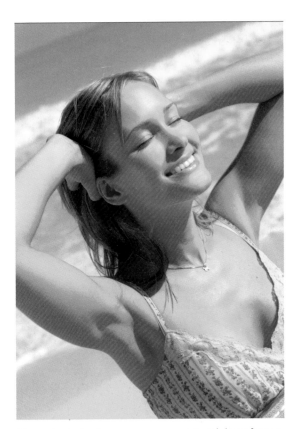

El envejecimiento es un proceso natural, la enfermedad es un desequilibrio del organismo, una desviación de su estado natural.

más de trescientos mil adultos y niños, y ha hallado que quienes viven cerca de espacios verdes tienen menos enfermedades. A más espacios verdes en las cercanías de sus casas, más se reducían los riesgos de enfermedades cardiovasculares, diabetes, dolor crónico de cuello y espalda, asma y migraña. Especialmente relevante fue la constatación de que quienes viven cerca de espacios verdes padecen menos depresión y ansiedad que quienes viven en zonas urbanas confinadas por cemento, ruido y tráfico.

Vivir junto a espacios verdes mejora la calidad del aire y permite hacer más ejercicio y relajarse. La simple contemplación de la naturaleza: árboles, plantas, tierra o pájaros relaja la mente y reduce el estrés y la fatiga.

La naturaleza debe ser considerada como una necesidad para nuestra salud. La luz solar tiene un efecto estimulante sobre el cuerpo y sobre la mente: induce al optimismo y previene la depresión.

El ser humano se mantiene en armonía consigo mismo y con el medio cuando está en su hábitat natural, los espacios verdes.

La salud es el estado normal de la naturaleza del ser humano. Este estado tiende al equilibrio, pero no entendido como algo inmutable, sino en permanente cambio e interacción. Entre los mecanismos de defensa y adaptación disponemos del sistema inmunológico, nervioso, hormonal y psicológico, entre otros.

Sin embargo, el ser humano tiene la extraña facultad de quebrar su salud natural con la intrusión de hábitos alimenticios, actos nocivos y propósitos equívocos.

La salud es un estado que produce en nuestro organismo una especie de calma interna que simplifica la vida y atempera los sentidos, y este estado se logra más eficazmente cuando vivimos junto a la naturaleza.

## El bienestar

El bienestar es una sensación de armonía interior. Es la suma de una serie de factores que se interrelacionan entre sí.

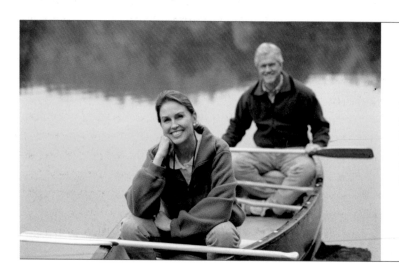

Vivir junto a espacios verdes mejora la calidad del aire y permite hacer más ejercicio y relajarse. La naturaleza debe ser considerada como una necesidad para nuestra salud.

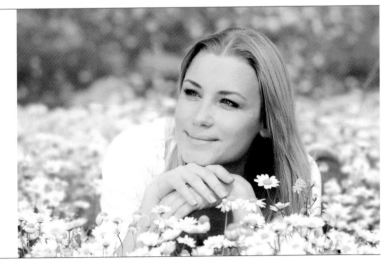

El bienestar es una sensación de armonía interior. Es la suma de una serie de factores que se interrelacionan entre sí.

El primero es intentar saber qué queremos hacer y dónde queremos estar, y tratar de ver si lo hemos conseguido o si estamos en el buen camino.

El segundo factor es cómo conseguir esos objetivos vitales. Algo que no podemos delegar en otros, algo que nadie puede hacer por uno mismo.

El tercer factor es ver si el bienestar al que aspiramos tiene un sentido temporal o es constante. El bienestar tiene que ser un elemento de equilibrio permanente en nuestras vidas.

El cuarto factor es tener una actitud activa, buscando la mejor opción para cada momento y circunstancia, y ponerse manos a la obra. El bienestar se consigue, no te lo dan.

El quinto factor es el descanso. Además de acción hace falta reposo. Si la acción nos lleva a acumular cansancio, a la larga más que algo favorable puede transformarse en algo negativo. Por ello, debemos planificar nuestro tiempo, y que la acción y el descanso tengan su espacio necesario. Si nos fijamos con atención en lo que comemos, no menos deberíamos hacer en cómo, dónde y cuánto descansamos.

El sexto factor necesario para lograr el bienestar es adoptar medidas y tomar decisiones que nos acerquen a lo que hemos decidido que queremos que sea nuestro bienestar. Si queremos mejor salud, deberemos controlar nuestra dieta y el lugar donde vivimos; si queremos más resistencia, tendremos que hacer más ejercicio, etc.

El séptimo factor estriba en que el éxito depende en gran parte en lo que hacemos y en las decisiones que tomamos. Cada nuevo día tenemos una nueva oportunidad de elegir una cosa u otra; unas nos acercan a nuestros objetivos, otras nos alejan.

El octavo factor es el cambio. Cambiar algo en nuestra vida supone muchas veces un gran esfuerzo debido a que nos hemos acostumbrado a lo que hacemos y tenemos, pero al lograr el cambio necesario comprobamos que nos hace sentirnos mejores.

El bienestar no es algo que tenemos que conseguir, sino una forma de vivir en armonía con nosotros mismos y el mundo. Así, lo que hacemos y decidimos se convierte en un hábito, en una forma de vivir, que produce sin cesar mejoras en nuestra vida.

## Hábitos sanos

Podemos contribuir de forma determinante a la estabilización de nuestro equilibrio físico y emocional. Para lograrlo podemos tener en cuenta distintos aspectos cotidianos:

**Lo que comemos.** La alimentación es una de las principales prioridades para mantener sano nuestro organismo. Una dieta equilibrada y lo más variada posible, acorde a nuestro sexo, edad, actividad, constitución, estado físico y al clima y al lugar en donde vivimos cubrirá nuestras exigencias nutricionales, así como lo más natural y libre de tóxicos que podamos. Los alimentos orgánicos son más nutritivos que los que solemos encontrar en los supermercados. Al no tener plaguicidas no reducen la fertilidad de la pareja y elevan la capacidad inmunológica, con lo que el organismo enferma menos y engorda menos al no llevar productos químicos.

**El ejercicio.** La actividad física es fundamental en una sociedad sedentaria. Debemos evitar el sedentarismo. Hacer ejercicio físico con frecuencia contribuye a mantener la salud y controlar la enfermedad: caminar, subir escaleras, nadar, en definitiva, mover el cuerpo, las articulaciones y los músculos; el sedentarismo abre la puerta a muchas enfermedades: cardiovasculares, diabetes, asma, obesidad, hipertensión arterial, osteoporosis, depresión, ansiedad, etc. La práctica cotidiana de ejercicio alivia el estrés y la tensión musculoesquelética, eleva el colesterol bueno, reduce el nivel de triglicéridos en la sangre, mejora la oxigenación de los músculos y la piel, vigoriza el organismo en general, contribuye al bienestar general y es una forma de mantenerse físicamente activo.

**El descanso.** Actividad y descanso son dos extremos que deben unirse cada día para dar equilibrio al cuerpo y a la mente. Contracción y distensión, hacer y no hacer, vigilia activa y descanso profundo son necesarios para manejar eficazmente nuestra energía durante todo el día.

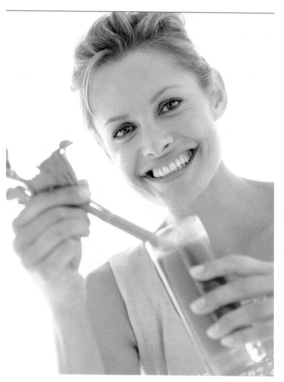

La alimentación es una de las principales prioridades para mantener sano nuestro organismo.

**El ocio.** Hay que tomarse un espacio de tiempo todos los días para cambiar de rutina. Momentos para olvidarse del trabajo, para caminar, bailar o reír. El ejercicio y la risa son excelentes terapias contra el estrés y la ansiedad, al igual que la práctica de yoga, tai-chi o chi-kung, por ejemplo.

**El cuidado personal.** Cuidar nuestro aspecto personal, aun en condiciones contrarias, es una forma de respeto a nosotros mismos y a los demás. Sentirse bien con uno mismo eleva la segregación de endorfinas, las llamadas hormonas de la felicidad.

**El lugar.** Vivir en un lugar desfavorable es cuanto menos igual de perjudicial que llevar una dieta insana. Ésta es una elección muy importante que solemos dejar en manos del azar al elegir el lugar donde vivimos.

**Las emociones.** Si alimentamos el cuerpo debemos, asimismo, alimentar nuestro mundo interior. Saber manejar correctamente las emociones es un paso fundamental para tener una buena salud integral.

**La mente.** El equilibrio interior nos hace tener una visión más amplia de la realidad, de los demás y del mundo en que vivimos. Y gracias a él podemos intentar ser un poco mejores en cada una de las cosas que hacemos.

## La armonía del hábitat

El lugar donde vivimos nos transmite continuamente información y mensajes que son captados por nuestros sentidos: la vista, el oído, el tacto, el gusto y el olfato contribuyen a percibir y catalogar el medio exterior.

Si el lugar es considerado por nuestros sentidos favorablemente, se produce una reacción de satisfacción y bienestar; si es al contrario, inmediatamente el organismo responde con tensión e insatisfacción.

Si la situación de rechazo inconsciente se prolonga, surgen síntomas y, con el tiempo, enfermedades.

Una casa no debe valorarse sólo por su funcionalidad, sino por el efecto físico que provoca y los sentimientos que despierta.

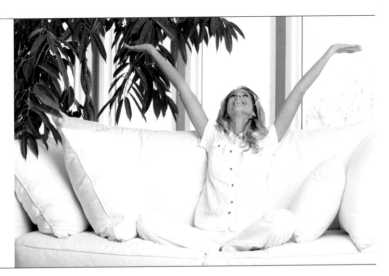

Si el lugar donde vivimos es considerado por nuestros sentidos favorablemente, se produce una reacción de satisfacción y bienestar.

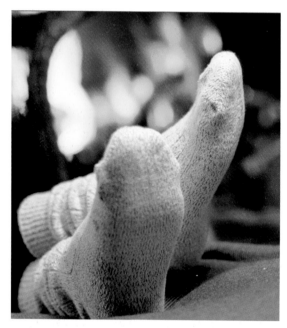

Un lugar que nos invita a permanecer en él colabora en traernos armonía.

Un hogar sano y natural es el mejor aliado que podemos tener para mantenernos saludablemente.

Nuestro entorno más cercano influye en nuestro equilibrio físico y psíquico. Un espacio ordenado y equilibrado nos aporta armonía y nos hace sentirnos bien.

El equilibrio y el orden espacial se consiguen gracias a la correcta disposición de los elementos, a la proporción, forma, luz, color y distribución del hábitat.

El ser humano se interrelaciona constantemente con su hábitat como si formara su tercera piel. La influencia que ejerce sobre él puede modelar su vida en un sentido positivo o negativo. Esto depende de las características del emplazamiento del edificio, de su forma, de su estructura, de los materiales, los colores y el entorno. Una casa construida con materiales sanos, en un lugar y entorno favorables, creará un hábitat equilibrado lo más cercano posible a nuestras necesidades, formando el marco más adecuado para nuestro bienestar. Un lugar armónico nos armoniza, un lugar desequilibrado nos desequilibra. En nuestras manos está evolucionar en un lugar favorable o luchar constantemente contra las agresiones del entorno.

Una vez que hemos elegido una ubicación adecuada, el siguiente paso es seleccionar los materiales idóneos desde el punto de vista técnico, ecológico y biológico, así como el montaje de los elementos constructivos, las formas del edificio, su diseño, distribución y orientación, climatización, ventilación, iluminación y color, así como los parámetros más destacados para lograr una casa sana y ecológica.

Un lugar que nos invita a permanecer en él colabora en traernos armonía.

Hay que pensar que el lugar donde vivimos y nuestra personalidad están estrechamente relacionados. Existen mensajes subliminales en el espacio que ocupamos que pueden ser favorables o no. Por ello es importante conocer cuáles suponen un apoyo y cuáles, un obstáculo en nuestras vidas.

Iremos viendo cómo la correcta ubicación y el uso del color, de las formas y del equilibrio del espacio crean ambientes favorables a nuestros objetivos.

La armonía del hábitat se logra buscando el equilibrio y el orden del ambiente a través de todo lo que se encuentra y participa en él de un modo u otro.

El entorno influye positiva o negativamente en ese delicado equilibrio. Para que el efecto sea favorable hay que optimizar y organizar el espacio para que canalice adecuadamente las buenas energías y podamos aprovecharlas de la mejor forma posible y podamos vivir, estudiar, trabajar, descansar o hacer el amor en perfecta armonía.

## La elección del lugar

La Tierra es un ser vivo en constante actividad y transformación, con sus procesos, ciclos y con características distintas que hacen que un lugar sea más o menos idóneo para vivir. La constitución geológica del terreno repercute en una serie de factores como la radiactividad, el gas radón, las variaciones geomagnéticas o la ionización, que son de gran importancia para la salud de sus habitantes. Por lo tanto, es necesario el estudio de su incidencia a la hora de planificar, construir o rehabilitar edificios, a causa de su efecto directo sobre la salud y el bienestar de sus habitantes.

Antiguamente, en muchos lugares del planeta, se elegía cuidadosamente el lugar donde edificar, incluso el emplazamiento de una población.

Actualmente, este hecho empieza a tenerse en cuenta para no dejar la elección en manos del azar o de distintos intereses. La elección del solar es una decisión básica, si no la más importante, en un proyecto de edificación. Una elección acertada del terreno para construir un edificio depende, fundamentalmente, de aspectos ambientales. Los factores que indican el grado de conveniencia para situar la construcción en un determinado terreno están condicionados por su altura, inclinación, orientación, vegetación, climatología, focos contaminantes del aire o de las aguas, radiaciones naturales y artificiales, etc. Ello supone llevar a cabo un estudio con criterios que van desde el espacio para el edificio hasta el entorno más inmediato y sus alrededores; contempla los aspectos geofísicos, las aguas super-

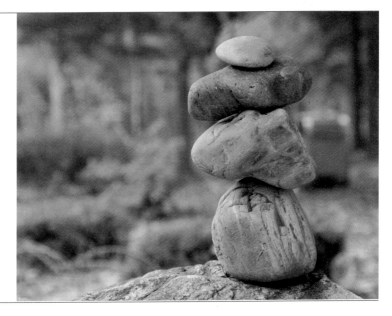

La Tierra es un ser vivo en constante actividad y transformación, con sus procesos, ciclos y con características distintas que hacen que un lugar sea más o menos idóneo para vivir.

ficiales y subterráneas, la calidad del aire, las temperaturas anuales, los vientos, el soleamiento y la humedad ambiental.

Las zonas o lugares donde el campo de radiación natural está alterado y, en general, los entornos agresivos deben evitarse. Éstos vienen condicionados por múltiples aspectos: agricultura química en las inmediaciones, industrias polucionantes, aeropuertos y espacios de circulación aérea, vías de tren, vertederos, centrales nucleares o eléctricas, líneas de transporte eléctrico, emisoras de radio, televisión y telefonía móvil, etc. Estos factores, su presencia, ausencia o su nivel de incidencia, determinan el grado de idoneidad a la hora de elegir un emplazamiento.

## El edificio

Una vez considerado el lugar geofísico y las condiciones medioambientales, hay que tener en cuenta los materiales con que está hecho el edificio: la estructura (acero, hormigón, madera, cerámica compacta), los cerramientos (ladrillo, adobe, bloque de hormigón, etc.), el aislamiento (fibra de vidrio, lana de roca, espumas de formol o corcho, fibra de coco), los tratamientos (pinturas, lacas, barnices sintéticos o naturales), las colas, los aglomerados, etc.

El edificio debe amoldarse a las condiciones climáticas locales, construirse con materiales sanos y ecológicos, adaptar la decoración, los elementos constructivos y la técnica del edificio a las necesidades reales de sus habitantes, y cuando se está en un espacio natural, tratar de armonizar las formas y los colores con los existentes en la naturaleza de la zona. Todo ello se traduce en un clima de bienestar y armonía. El edificio ha de poseer una gran capacidad y flexibilidad de adaptación a las modificaciones necesarias, según la transformación y los cambios del medio ambiente y de sus habitantes. Los modelos rígidos no respetan la esencia del espacio, ya que éste viene condicionado por

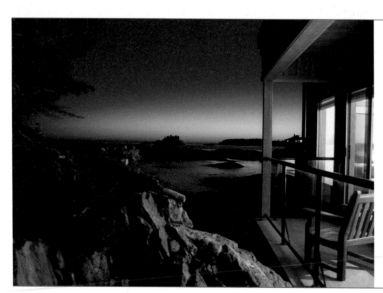

Cuando se está en un espacio natural, tratar de armonizar las formas y los colores con los existentes en la naturaleza de la zona. Todo ello se traduce en un clima de bienestar y armonía.

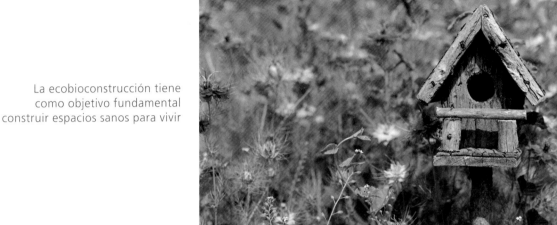

La ecobioconstrucción tiene como objetivo fundamental construir espacios sanos para vivir

los ciclos y modificaciones naturales y, fundamentalmente, por la evolución de las personas que lo habitan.

La casa debería ser un ecosistema integrado en la naturaleza y ser concebida como un organismo vivo que consume recursos en forma de materiales, agua, aire y energía. Las casas convencionales consumen en exceso y son contaminantes, exterior e interiormente. Sustancias tóxicas, materiales sintéticos, contaminación electromagnética, acústica, radiactiva o atmosférica, son causas de numerosas enfermedades de las que no somos conscientes. Estos efectos nocivos, provocados por un medio ambiente alterado, están presentes en buena parte de las enfermedades.

La ecobioconstrucción tiene como objetivo fundamental, a la hora de construir o rehabilitar una vivienda, la creación de espacios sanos para vivir, que sean, al mismo tiempo, respetuosos con el medio ambiente y con nosotros mismos, y que incidan de forma directa en el equilibrio físico y psíquico de sus habitantes.

Hay que considerar el impacto ambiental que implica cualquier tipo de edificación, no sólo en el momento de su construcción sino antes, durante y después de ella. Antes, supone saber la procedencia del material, si la materia prima es renovable o no, qué gasto energético provoca su fabricación, el coste ecológico del transporte hasta su destino final; en segundo término, durante el tiempo que está en uso (contaminación que provoca, ecológica y biológica) y, posteriormente, en su proceso de derribo (contaminantes liberados en el derribo o en su sustitución) y reciclaje (si es reusable en construcción). Por lo tanto, debemos dar preferencia a los materiales de menor coste ecológico, teniendo en cuenta su ciclo de vida completo, desde la extracción de las materias primas hasta el proceso de transformación, transporte, uso y posterior residuo o reciclaje.

Para más información:
www.vidasanaweb.com

# CAPÍTULO 2

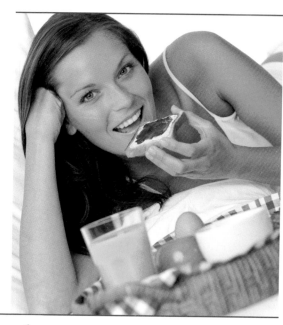

*Hábitos saludables*

# CAPÍTULO 2

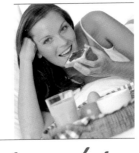

## Hábitos saludables

### Alimentación sana

Comer sano no significa tener que comer platos insustanciales o poco cautivadores. Comer sano supone conocer el origen y la calidad de los productos y adaptarlos a recetas y procedimientos culinarios saludables.

Más que esfuerzo y dedicación, lo más necesario para comer sano es costumbre y unos cambios en los hábitos alimenticios.

Mediante estas costumbres alimentarias higiénicas lo que antes nos parecía delicioso puede presentársenos como un veneno, una comida inaceptable; y lo que antes no nos saciaba se vuelve sabroso, un regalo de la naturaleza y del arte de alimentarse sano.

Así pues, debemos unir el tipo de alimento y la técnica culinaria para que nuestro plato sea ecológicamente consciente, éticamente responsable, sano y natural, libre de tóxicos, bajo en calorías y grasas, y libre del exceso de sal y de azúcar y otros productos que en vez de aportarnos energía y salud, nos debilitan y enferman.

Una dieta sana puede reducir o incluso eliminar la proteína animal y sustituirla por legumbres, soja, seitán o tofu. La carne, además de contener toxinas, tarda más de setenta horas en ser digerida totalmente y el cuerpo destina una gran parte de su gasto energético en esa lenta y difícil digestión. Es mejor ingerir alimentos de digestión más fácil y rápida, que no suponga un esfuerzo tan grande al organismo.

Asimismo, es beneficioso consumir alimentos biológicos, que, además de cuidar de nuestra salud, cuidan del medio ambiente.

Hacer periódicamente un ayuno sirve para limpiar el organismo y regularizar las funciones bioquímicas. Hay múltiples variantes: beber sólo líquidos unos días, tomar sólo fruta, arroz o sirope de salvia.

Una alimentación apropiada nos influye de manera positiva y nos permite vivir más y mejor.

Comemos para vivir y no vivimos para comer.

## En la variedad está el gusto y la salud

En nuestra dieta debemos tener en cuenta que hay que tomar diferentes tipos de alimentos de forma adecuada, variada y equilibrada. La variedad es uno de los mejores aliados en una dieta sana.

Cada grupo de alimentos contiene porcentajes y clases de nutrientes diferentes: cereales, hortalizas, frutas, pescados, grasas, aceites, etc.

De esta forma, al preparar las comidas, elegiremos alimentos que sean apropiados a cada persona y circunstancia.

Además es mejor comer con regularidad y moderación: mejor cinco veces al día que darse un par de atracones. Las necesidades de cada persona son diferentes y debemos adaptarnos a ellas con una buena nutrición y teniendo en cuenta otros factores de nuestro estilo de vida.

La aparición de enfermedades aumenta con la edad: una de las causas que más influye en ello es la dietética. Un control nutricional acertado es muy beneficioso en la prevención de enfermedades y en su tratamiento.

Con frecuencia, se come mucho más de lo necesario y se hace poco ejercicio, y otras se hacen dietas inadecuadas con el argumento de tomar pocas calorías y se hace demasiado ejercicio. La cuestión es encontrar un equilibrio dinámico que mejore nuestra calidad de vida.

La primera comida del día es la más importante, ya que prepara al organismo para afrontar la jornada en plenas facultades: fruta y cereales son un buen principio.

De las cinco comidas diarias al menos en tres deberíamos tomar fruta y en dos, verdura; que son alimentos que nos surten de líquidos y de elementos fundamentales para el buen funcionamiento del organismo.

Si tomamos suficientes alimentos ricos en agua, ingerir mucha más agua no es necesario, aunque el aporte complementario debe ser de agua viva y libre de toxinas.

Hidratos de carbono y fibra son la base de

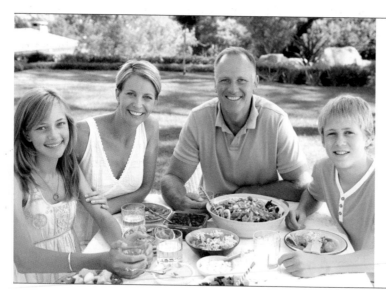

De las cinco comidas diarias al menos en tres deberíamos tomar fruta y en dos, verdura.

la energía que necesitamos y de un buen tránsito intestinal.

Hay que tener cuidado con el consumo de grasas saturadas, sal y azúcares refinados, que al igual que las grasas transartificiales son perjudiciales para la salud.

## Cuándo comer

Antes de comer es conveniente estar relajado. En caso contrario, si estamos estresados, inquietos o deprimidos es mejor descansar unos instantes y tranquilizarse antes de comer. De esta forma preparamos el proceso digestivo para recibir, procesar y asimilar correctamente los alimentos, ya que no se digiere correctamente un alimento cuando estamos en tensión.

Para no forzar el proceso digestivo en demasía, cuanta menos variedad tenga el menú de cada comida, menos costosa será la digestión.

Una comida que se hace con buen apetito y con la que se disfruta reduce el estrés, aunque es conveniente no llegar a saciarse completamente para no recargar el sistema nervioso.

## Hagamos ejercicio

La Organización Mundial de la Salud asegura que hacer algún tipo de actividad física de forma regular es un factor de prevención ante las enfermedades crónicas.

Hay dos tipos de ejercicio físico con distintos efectos fisiológicos: el dinámico (aeróbico) y el estático (anaeróbico).

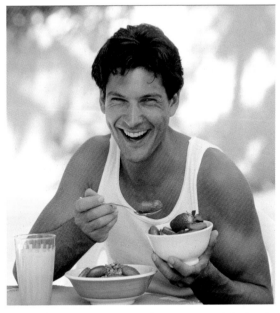

Antes de comer es conveniente estar relajado, de esta forma preparamos el proceso digestivo para recibir, procesar y asimilar correctamente los alimentos.

Dentro del aeróbico está caminar, correr, nadar, etc., y en el anaeróbico, por ejemplo, levantar pesas.

El más completo para el organismo y para el sistema cardiorrespiratorio es el aeróbico. La mejor manera de mantener en forma nuestro corazón es mediante ejercicios aeróbicos. Esto es, cualquier modalidad de ejercicio que haga que el corazón y la respiración vayan más deprisa y así los músculos usen más oxígeno.

El ejercicio es beneficioso para los músculos y huesos y desarrolla la función cardiorrespiratoria, reduce y controla la presión arterial y el porcentaje de grasa corporal, disminuye los niveles del colesterol nocivo y eleva los del positivo y es necesario para la prevención y para el tratamiento de enfermedades crónicas.

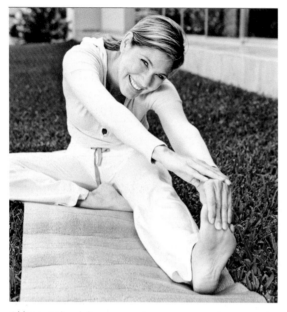

Al hacer ejercicio conseguimos que nuestro organismo asimile mejor los nutrientes y elimine las toxinas y contrarreste los radicales libres.

Además de los beneficios fisiológicos, el ejercicio tiene efectos positivos psicológicos: mejora el estado psíquico y el estado de ánimo, disminuye el estrés, la ansiedad y la depresión; y aumenta el bienestar interior, la autoestima y la confianza.

Hay que ir incorporando el ejercicio como actividad física a nuestra forma cotidiana de vivir, para que no sea una obligación sino una costumbre placentera.

El modo actual de afrontar el trabajo, las relaciones y la vida diaria se ha convertido en un reto que provoca en nuestro organismo un desgaste, debido a la ansiedad que nos produce con el consiguiente efecto sobre el cuerpo y la mente. El ejercicio es una forma de equilibrar este desgaste físico y mental, y de encontrar el bienestar. La práctica cotidiana de ejercicio mejora la libido y el deseo sexual.

La práctica de cualquier ejercicio debe ser regular, si es posible diaria, adecuada a las posibilidades, necesidades y aficiones de cada uno.

En cualquier caso hay que adoptar medidas preventivas según el tipo de ejercicio y de nuestras condiciones físicas.

El ejercicio favorece el abandono de hábitos tóxicos, como son el consumo de tabaco, alcohol y otras drogas. También beneficia para poder llevar un ritmo de vida más relajado y reduce el estrés, mejorando, por tanto, nuestra calidad de vida.

Es un hecho que si hacemos ejercicio con regularidad y estamos físicamente activos disfrutaremos de una mayor calidad de vida y viviremos más años. Además de influir notablemente en la calidad de vida, lo hace en la longevidad; es decir, vivimos más y mejor. De hecho, hay investigaciones que indican que caminar una hora al día contribuye a elevar la expectativa de vida en dos años.

Al hacer ejercicio conseguimos que nuestro organismo asimile mejor los nutrientes y elimine más eficazmente las toxinas y contrarreste los radicales libres.

La memoria y la capacidad de responder a nuevos retos se desarrollan mejor gracias a una mayor motivación y un mejor estado de ánimo.

Por otra parte, muchas veces, los trabajos sedentarios conllevan hábitos poco saludables: comida rápida, poco tiempo para relajarse, estrés, obesidad... En estos casos hay que realizar al menos media hora de actividad física diaria.

Ir al trabajo andando puede convertirse en un buen ejercicio cada día. Si está dema-

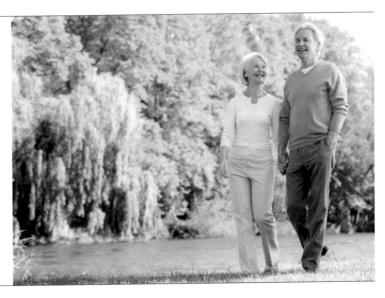

Andar es una estupenda y eficaz alternativa al deporte más intenso, además de ser un ejercicio muy completo y saludable.

siado lejos, podemos bajar del metro o el autobús unas paradas antes, y si vamos en coche dejarlo lo suficientemente lejos como para dedicar un tiempo a caminar.

¿Por qué comer deprisa y corriendo algo poco sano y caro... cuando lo podemos preparar en casa y llevar al trabajo alimentos sanos? En vez de bollería o snack, llenos de azúcares, sal, edulcorantes, conservantes, saborizantes, etc., tomemos unos frutos secos, una manzana o un plato de arroz integral.

Intentemos encontrar en el trabajo momentos para relajarnos, hacer algún ejercicio de estiramiento y si disponemos de algún rato libre salgamos a caminar para eliminar un poco de estrés.

## El arte de caminar

La vida sedentaria, las prisas y el estrés de nuestros días reducen nuestra calidad de vida. A veces es difícil poder hacer algún tipo de ejercicio para ayudar a mantener la salud y evitar el sedentarismo. Un estudio europeo afirma que los niños españoles son los que menos deporte hacen de toda Europa, y el Consejo Superior de Deportes dice que menos de uno de cada tres españoles hace algún tipo de deporte. Es más, si a esto unimos una mala alimentación, sin olvidar un ambiente altamente polucionado por gases, tóxicos y radiaciones, los problemas de salud de la población se incrementan de forma exponencial.

Efectivamente, la falta de ejercicio y una dieta rica en grasas y azúcares es causa de muchas enfermedades: hipertensión, diabetes, obesidad, etc.

Andar es una estupenda y eficaz alternativa al deporte más intenso, además de ser un ejercicio muy completo y saludable. De hecho, caminar es el primer deporte del ser humano, es un ejercicio que no precisa aprendizaje, es gratuito y, salvo un calzado adecuado, no precisa de material especial, y puede ejercitarse prácticamente en cualquier lugar.

En cuanto al calzado más apropiado para caminar, existe actualmente una amplia variedad donde elegir. Lo importante es que sea cómodo y que recoja adecuadamente el pie y por supuesto evitar los tacones. Es mejor usar calzado fabricado con materiales naturales, flexible y con un ancho adecuado a cada pie. Hay que evitar las suelas muy desgastadas que impidan que el pie se apoye correctamente al caminar, así como que no se abroche bien, que quede holgado y provoque desplazamientos involuntarios de la planta del pie en el interior de la zapatilla. Tampoco debe estar tan apretado que corte la correcta circulación de la sangre. Hay que tener en cuenta que si comprimimos mucho el pie al atarnos el calzado, al andar se dilatará produciéndose un aumento de la presión sobre él.

Es preferible que los calcetines sean de algodón o de otros tejidos naturales, evitando los sintéticos que impiden la correcta transpiración del pie.

Los pies precisan de una buena higiene a diario. Después de hacer ejercicio es un buen momento para ello, y así prevenimos posibles infecciones. Después de lavarlos hay que secarlos en profundidad, con especial atención entre los dedos, ya que la humedad favorece la aparición de hongos y bacterias.

La ropa también debe transpirar y permitir la libre oxigenación del cuerpo y estar libre de sustancias tóxicas que puedan pasar al organismo que está especialmente sensible con el sudor. Los tejidos emisores de formaldehído son especialmente peligrosos. Las fibras naturales artesanales y los tejidos de fibras de cultivo orgánico están exentos de tratamientos tóxicos y de formaldehído.

Contra el sedentarismo y la inactividad, caminemos. Seguro que cerca de nuestra casa existe algún lugar donde poder caminar a gusto y disfrutando del entorno. Lo ideal es practicarlo rodeados de naturaleza, en la playa o en el campo, pero sino un parque o una avenida con árboles pueden ser un buen aliado para activar el cuerpo y despejar la mente.

Una variante al arte de caminar con calzado es hacerlo descalzos. En este caso la superficie debe ser adecuada para no crear

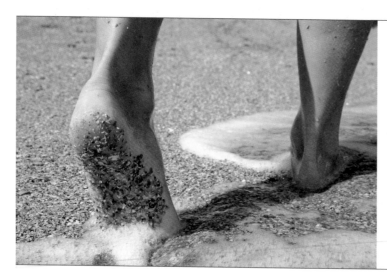

Un ejercicio muy gratificante y energizante es pasear con los pies descalzos sobre la arena de la playa o la hierba húmeda y fría.

llagas en la planta del pie. Un ejercicio muy gratificante y energizante es pasear con los pies descalzos sobre la arena de la playa o la hierba húmeda y fría. Es una forma de eliminar tensiones acumuladas y recibir la energía benéfica de la tierra. Somos seres situados entre el cielo y la tierra, y la energía de ambos nos aporta vitalidad y permite que mantengamos la salud. Cuando rompemos este vínculo, enfermamos.

Caminar sobre agua fría es también una experiencia de gran alcance terapéutico, ya que al elevar la tolerancia al frío, aumenta la capacidad de respuesta a las enfermedades infecciosas.

Andar no supone un esfuerzo, como puede ser el caso del deporte intensivo, en realidad es más un entretenimiento con notables efectos en la salud: ayuda a mantener el peso al eliminar las grasas sobrantes, mejora la digestión y el ritmo cardiaco, y el corazón impulsa más aire con menos latidos, los pulmones se expanden más y son capaces de manejar más aire con menor esfuerzo y tonifica los músculos al recibir más sangre. Además, se logra que la silueta mejore; los glúteos, las piernas, los brazos y los hombros se activan e incluso la piel se vuelve más elástica al recibir más oxígeno. Al caminar el organismo quema calorías y transforma los glúcidos, las grasas y las proteínas en energía y no en tejido adiposo.

Caminar regularmente previene y retrasa la aparición de artrosis, reduce el riesgo cardiaco, el estrés y ayuda a quemar calorías.

Una media hora diaria de caminata tiene también un efecto positivo en los huesos, colaborando a combatir la artritis y la osteoporosis, y las personas mayores mejoran el

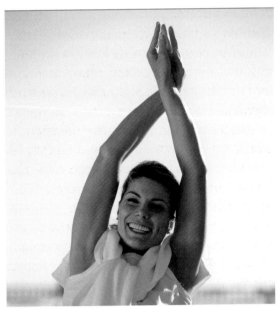

Somos seres situados entre el cielo y la tierra, y la energía de ambos nos aporta vitalidad y permite que mantengamos la salud.

equilibrio y la flexibilidad. Las horas de descanso se aprovechan más eficaz y placenteramente y el sueño es más profundo.

Como en cualquier ejercicio, la hidratación es muy importante. Hay que beber antes, durante (si el ejercicio es prolongado e intenso) y después de la actividad física. Lo mejor es beber agua para rehidratarnos después de hacer ejercicio. No son necesarias bebidas rehidratantes, salvo para quienes practiquen deportes intensos y pierdan grandes cantidades de sales minerales. Para quienes hacen ejercicio moderado, no es necesario reponer muchas sales minerales, por lo que si tomamos bebidas rehidratantes lo que conseguiremos será acumular sales. Es mejor beber sólo agua o zumos sin azúcar.

El tiempo y la intensidad que le dediquemos dependerán de nuestro estado físico, pero en general bastan treinta minutos de caminata a un ritmo ligero para notar los benéficos efectos, uno de los más notables es sobre el ritmo cardiaco, tal como indica un estudio científico realizado durante dos años sobre quinientas personas sedentarias. La conclusión fue que andar media hora diaria con un paso moderado o fuerte produce significativas mejoras cardiorrespiratorias y también sobre el nivel de colesterol.

Además de los efectos físicos, caminar repercute significativamente sobre la psique, despejando la mente, aumentando la memoria... Es especialmente beneficioso contra el estrés y la depresión y mejora el estado de ánimo y la confianza en uno mismo.

Para practicarlo, no precisamos hacer grandes esfuerzos y podemos graduar la intensidad apresurando más o menos el paso. El mejor ritmo es el que hace que hablemos con cierta dificultad. Podemos empezar la sesión con un paso tranquilo y poco a poco ir acelerándolo. De esta manera, los músculos irán calentándose de forma gradual. Las personas con hipertensión es mejor que caminen a un ritmo constante que no sea intenso. Cien pasos por minuto es un ritmo moderado en el que ya encontramos grandes beneficios para nuestra salud. Lo ideal, en general, es caminar a un paso moderadamente rápido. Si al andar movemos acompasadamente los brazos, lograremos mejorar el ritmo de marcha y tonificarlos al mismo tiempo.

Caminar es uno de los ejercicios mejores y más completos. Podemos afirmar que andar a paso vivo de cinco a siete días a la semana tiene efectos beneficiosos para la salud física y emocional, y a las pocas semanas de andar diariamente, los beneficios sobre el cuerpo y el estado de ánimo empiezan a evidenciarse.

### El gateo

El gateo es un ejercicio en el que nos desplazamos por el suelo imitando la forma de andar de un animal cuadrúpedo.

Una playa, un tatami o un espacio suficientemente mullido nos servirán de zona

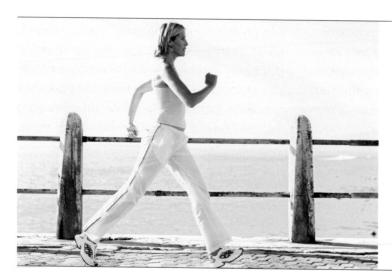

Caminar es especialmente beneficioso contra el estrés y la depresión y mejora el estado de ánimo y la confianza en uno mismo.

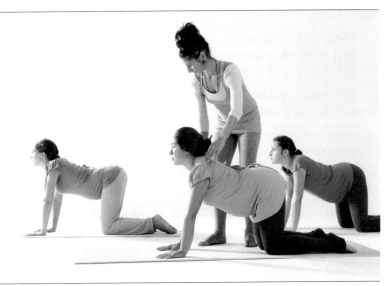

La posición del cuerpo en el gateo aumenta el riego sanguíneo al cerebro y equilibra la tensión arterial

de ejercicio. Lo único que necesitamos son unas protecciones para las rodillas.

En comparación con andar, se hace un ejercicio mucho más intenso y completo al tener cuatro puntos de apoyo activos apoyando y desplazando nuestro cuerpo. Pero no está contraindicado con ninguna otra práctica, es más, es complementario y mejora la condición física general y dinamiza zonas corporales que otros ejercicios no pueden.

Al nacer, el gateo es el primer desplazamiento que hacemos de forma instintiva. Los bebés gatean con naturalidad y flexibilidad usando brazos y piernas, aunque en realidad usan todo el cuerpo. Así se ejercitan muchos músculos y áreas cerebrales que no se activan al andar o al hacer otros ejercicios.

La posición del cuerpo en el gateo aumenta el riego sanguíneo al cerebro y equilibra la tensión arterial, lo que favorece el riego al cerebro, a los ojos y a los oídos.

El gateo es un movimiento simétrico, armónico, compensado, coordinado, que inmediatamente proporciona una relajación interna rápida y efectiva, y tonifica y fortalece toda la musculatura, la cintura, brazos, piernas, tobillos, manos y todas las articulaciones.

Mejora la elasticidad especialmente en la zona de la columna vertebral, y corrige problemas musculares y está indicado en casos de escoliosis, anomalías de columna posturales, contracturas, cifosis, etc.

Es un ejercicio muy efectivo para la columna vertebral, forzada por la fuerza de la gravedad a la que la sometemos durante toda la vida al sostenernos erguidos. Esta postura erguida es la causa de que una gran parte de la población sufra dolores de espalda y columna.

Tonifica y aumenta la resistencia cardiovascular y la capacidad respiratoria y ayuda en trastornos digestivos e intestinales.

La combinación de gateo, aire libre y sol es magnífica para ayudar en casos de osteoporosis y descalcificación ósea.

*Hay distintas formas de gateo:*

- Desplazamiento de brazo y pierna opuestos: la columna se inclina a curvarse trazando una sola curva.
- Desplazamiento de brazo y pierna del mismo lado: la columna traza una S.
- Desplazamiento alternativo de los dos brazos y de las dos piernas: la columna se moviliza en plano sagital.

### El baile

El baile es un medio de encontrar equilibrio y bienestar. Su aplicación se basa en la idea de que el cuerpo y la mente son inseparables, por lo que el movimiento refleja estados emocionales internos que pueden por medio de movimientos ser tratados para lograr una salud integral.

Mientras bailamos usamos todo el cuerpo y los sentidos están plenamente concentra-

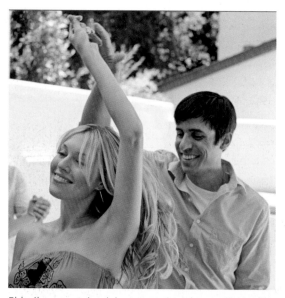

El baile es un ejercicio que mejora la condición física y al mismo tiempo libera el estrés y mejora la autoestima. Es un buen método para desconectarnos de los asuntos cotidianos.

dos en lo que hacemos. Es, en definitiva, un ejercicio que mejora la condición física y al mismo tiempo libera el estrés y mejora la autoestima. Es un buen método para desconectarnos de los asuntos cotidianos.

El baile nos ayuda a mantenernos sanos. Al igual que otros ejercicios físicos, se recomienda practicarlo al menos media hora diaria cuantos más días a la semana mejor.

La práctica del baile permite quemar muchas calorías. Una hora de baile puede llegar a quemar cerca de mil calorías y es una manera divertida de mantenerse en forma y mejorar los músculos de todo el cuerpo, especialmente los de las piernas y de elevar la capacidad cardiorrespiratoria.

La práctica del baile reduce el riesgo de enfermedades cardiovasculares y la presión arterial: ejercicio, diversión y salud al mismo tiempo.

Podemos optar por estilos de baile más vivos o más moderados, dependerá de nuestra vitalidad, pero cada uno de ellos tiene sus propias particularidades, generan unos determinados beneficios sobre la salud y el estado físico y también conllevan unas precauciones que deberíamos considerar.

Una de las opciones del baile como terapia es la que se practica como una mezcla de gimnasia aeróbica unida a una amplia diversidad de pasos de bailes tropicales: salsa, merengue, chachachá, mambo, etc.

### Bailes tropicales

Son un potente ejercicio aeróbico muy beneficioso para mantenerse en forma y mejorar la fuerza, la flexibilidad, la resistencia y el ritmo. Aunque hay que tener cuidado si se padecen problemas de espalda.

### Ballet

Permite trabajar la flexibilidad, la resistencia y la fuerza, al tiempo que estimula la concentración, la coordinación y la autodisciplina. Aunque pueda no parecerlo, físicamente es muy exigente, y requiere mucha constancia, trabajo y dedicación. Las personas con problemas articulares deben ir con cuidado.

### Aeróbic

Es una mezcla de baile y gimnasia. Es un entrenamiento aeróbico, divertido y que permite mejorar la coordinación, la condición física, la fuerza y la resistencia muscular. Si tenemos problemas de espalda o de articulaciones, es mejor elegir otro estilo más suave.

### Danza terapéutica

La danza terapéutica tiene grandes beneficios en casos de discapacidad motora o sensorial y como forma de canalizar el exceso de estrés, tensión o la depresión.

La danza influye favorablemente en problemas físicos, sociales, emocionales o cognoscitivos y reduce la tensión muscular.

La danza terapéutica está especialmente indicada en casos de esquizofrenia, psicosis, bipolaridad, problemas físico-emocionales, neurológicos o de integración social, discapacitados, motores, visuales, auditivos, síndrome de Down, lesión cerebral motora, problemas de aprendizaje, discapacidad intelectual, discapacidad motora-gruesa y sensorial, niños hiperactivos o con problemas de personalidad, etcétera.

Los movimientos de la danza están alentados e inspirados por la música y el canto. Gracias a la práctica regular de la danza se logran disolver tensiones crónicas, se refuerza el sistema inmunológico, mejora el ánimo y el buen humor, la autoestima y la estima por el propio cuerpo, así como se incentiva el contacto interpersonal.

### Danza del vientre

La danza del vientre desbloquea una zona tan importante como el abdomen y ayuda a desarrollar la flexibilidad y la fuerza muscular, especialmente en el abdomen y la espalda.

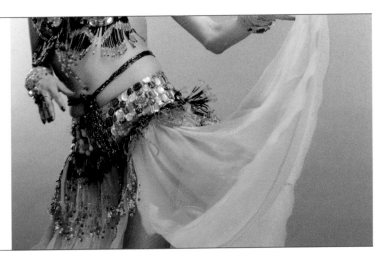

La danza del vientre desbloquea el abdomen y ayuda a desarrollar la flexibilidad y la fuerza muscular.

### Danza contemporánea

Está relacionada con la música jazz. Su práctica precisa de una buena capacidad física. Este ejercicio mejora el ritmo y favorece la expresión corporal.

### Flamenco

El flamenco también mejora el ritmo y la expresión corporal, al tiempo que fortalece y flexibiliza brazos y piernas. Pero hay que tener cuidado quienes padezcan problemas articulares o de espalda.

### Rock

Dentro del baile, es uno de los mejores ejercicios aeróbicos. Precisa de bastante energía, lo que dinamiza y fortalece el cuerpo.

### Bicicleta

Practicar bicicleta es un excelente ejercicio aeróbico: reduce a la mitad el riesgo de infarto. Al pedalear, el ritmo cardiaco se eleva y la presión arterial disminuye, al tiempo que se fortalecen los músculos de las piernas y la espalda, al igual que la zona lumbar, lo que previene la aparición de hernias discales. Es un magnífico ejercicio para las articulaciones, ya que al pedalear ni las articulaciones ni los cartílagos soportan cargas elevadas, ya que una gran parte del peso del cuerpo descansa sobre el sillín.

Aunque con las bicicletas fijas nos perdemos la posibilidad de pedalear por hermosos paisajes naturales, también ayudan a mantener la salud y sirven para quemar calorías, mejorar la circulación sanguínea y el ritmo cardiaco e incrementar la resistencia.

### Natación

Es probablemente el deporte más completo, ya que es un excelente ejercicio aeróbico, no fuerza las articulaciones pero sí las ejercita, y suma que pone en marcha todos los grandes grupos musculares, especialmente los músculos encargados de llevar y sacar el aire de los pulmones, refuerza la flexibilidad, fortalece los huesos y el corazón, aumentando el diámetro de las arterias y la densidad de los glóbulos rojos.

### Saltar la cuerda

Saltar la cuerda es uno de los ejercicios más completos. Es sencillo, barato y divertido, y mejora el funcionamiento cardiovascular,

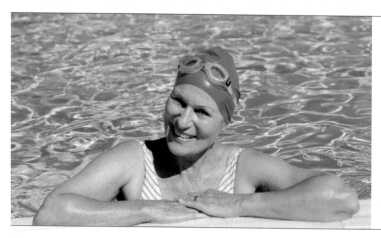

La natación no fuerza las articulaciones pero sí las ejercita, y pone en marcha todos los grandes grupos musculares.

tonifica las pantorrillas, las piernas, los brazos, los hombros, los glúteos y los músculos de las caderas.

Las modalidades de ejercicio fortalecen distintos tipos grupos musculares:
**Brazos:** remo, esquí, flexiones.
**Piernas:** correr, bicicleta, remo, patinar.
**Músculos abdominales:** pilates, yoga, abdominales.

Asimismo, podemos ejercitarnos en muchas situaciones cotidianas:
Mientras se plancha con las piernas abiertas y flexionando las rodillas arriba y abajo. Este ejercicio físico fortalece los glúteos y los muslos.
Subir por las escaleras en vez de en el ascensor, y si estamos en forma podemos subir los escalones de dos en dos.
Cuando haya que estar mucho tiempo de pie, contraer los glúteos y levantar los talones al mismo tiempo. Mantener unos segundos y bajar.
Acostarse boca abajo con las piernas y brazos extendidos. Levantar el brazo derecho y la pierna izquierda. Mantener la postura unos segundos y hacer lo mismo del otro lado. Este ejercicio fortalece la espalda, los glúteos y los muslos.
Acostarse boca arriba con las piernas flexionadas y separadas. Poner una almohada entre las piernas, juntar las rodillas y presionar con fuerza. Levantar la pelvis, manteniendo la espalda sobre el colchón. Este ejercicio fortalece los muslos, los abdominales y los glúteos.
Dar un masaje a tu pareja quema cincuenta calorías en diez minutos.

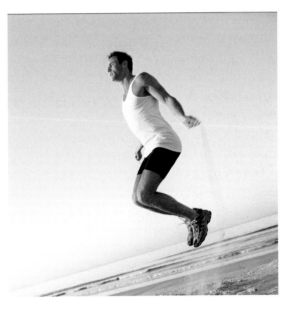

Saltar a la cuerda es uno de los ejercicios más completos.

*Alimentación y actividad*

Cuando hacemos algún tipo de ejercicio de forma regular, nuestro organismo emplea más energía, por lo que necesitamos alimentarnos adecuadamente para no padecer pérdidas de nutrientes.

Una dieta rica en cereales, frutas y verduras, distribuidos en cinco comidas diarias, garantiza mantenernos en forma y la salud.

Las grasas y los hidratos de carbono son nuestras principales fuentes de energía al hacer ejercicio. El organismo usa como fuente de energía primero las reservas de carbohidratos, y después de un rato haciendo ejercicio empieza a usar la grasa, finalmente, en casos de deporte intenso y prolongado usa las proteínas como fuente energética.

Lo primero que pierde el cuerpo son líquidos, al exhalar y por el sudor, por lo que hay que reponerlos lo antes posible. El mejor líquido para rehidratarnos es el agua y es más que suficiente para satisfacer las necesidades que se crean al realizar ejercicio.

Aunque nunca hay que tomar agua muy fría, ligeramente enfriada se absorbe mejor y más rápidamente por el intestino delgado.

Las bebidas isotónicas contienen sodio, cloruro y potasio, y se usan para reponer las sales que se pierden al sudar, pero también las podemos sustituir con un poco de sal, que lleva sodio y cloruro, y en la comida con plátanos, zumos de naranja, pomelo o tomate.

Lo que sí hay que evitar son las bebidas ricas en azúcares añadidos, y que retrasan su asimilación por parte del intestino delgado.

Una dieta adecuada para alguien que realiza ejercicio de forma regular está basada en los mismos argumentos dietéticos que una dieta sana y equilibrada, rica en hidratos de carbono complejos, como pan, pasta y arroz integral, patatas, cereales, frutas y verduras, legumbres, frutos secos y aceite de oliva. También debemos evitar la carne roja, productos grasos, bollería industrial o chips.

Ejercicio y alimentos con un alto contenido en grasa, azúcar, sal y aditivos artificiales son incompatibles al estar carente de vitaminas y minerales como la vitamina C, hierro o calcio, a través de los cuales obtenemos buena parte de la energía que consumimos y que posibilita una correcta recuperación después de realizar cualquier clase de ejercicio.

De cualquier forma, no es conveniente hacer ejercicio hasta después de pasar unas dos horas de haber comido. Asimismo, tras el ejercicio es mejor comer alimentos ricos en glucógeno: patatas y arroz, pan o pasta integral.

## El estrés

En realidad el estrés no es en sí ni bueno ni malo, no es una enfermedad, sino una excelente herramienta que tenemos a nuestra disposición para afrontar eficazmente muchas situaciones de la vida diaria. Ante

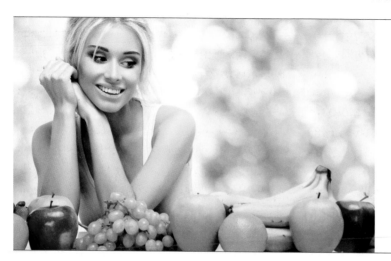

Una dieta adecuada para alguien que realiza ejercicio está basada en los mismos argumentos dietéticos que una dieta sana y equilibrada.

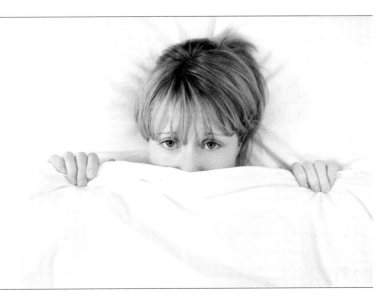

El estrés es causa de fatiga, exceso o carencia de sueño, falta de vitalidad y entusiasmo ante los cuales no se encuentra ninguna prueba orgánica de enfermedad.

muchas situaciones cotidianas nuestro organismo reacciona liberando adrenalina, cortisol y otras poderosas sustancias endógenas. Un nivel normal de estrés no sólo es necesario sino que nos permite adaptarnos, avanzar y enfrentarnos a los retos diarios. Sin embargo, si un cierto nivel de estrés es positivo y necesario, un nivel excesivo, acumulado o fuera de control se convierte en un problema y es un síntoma de que algo no funciona bien, de que estamos llevando un ritmo de vida acelerado, de que ha llegado el momento de parar y reflexionar.

Queremos vivir bien, pero muchas veces no sabemos qué significa vivir bien, y nos alejamos de la posibilidad de tener una verdadera calidad de vida. Hoy en día, el estrés excesivo es seguramente el elemento que más reduce nuestro bienestar y nuestra vitalidad. Es la tercera causa de visitas al médico. Ante el estrés continuado, la persona siente cansancio, insomnio, malestares difusos, migrañas, tensión muscular o trastornos digestivos, y se altera su comportamiento,

estando irritable, intranquilo y preocupado, y se aísla de la realidad.

En ciertas situaciones en las que el cerebro percibe posibilidad de peligro o de dificultad, el hígado libera glucosa para suministrar energía a las células musculares y prepararnos para responder al peligro lo más eficazmente que podamos: el corazón se acelera, los músculos se tensan, los pulmones se expanden y la presión arterial se eleva para hacer llegar más sangre oxigenada a todo el cuerpo.

Ésta es una respuesta coherente ante determinadas situaciones puntuales, pero cuando se da a menudo, incluso cuando se cronifica, estamos en un estado de estrés continuado.

El estrés es causa de fatiga, exceso o carencia de sueño, falta de vitalidad y entusiasmo ante los cuales no se encuentra ninguna prueba orgánica de enfermedad. Con el tiempo, a esta situación física se añade los problemas con los demás: familia, amigos y compañeros de trabajo y cualquiera que

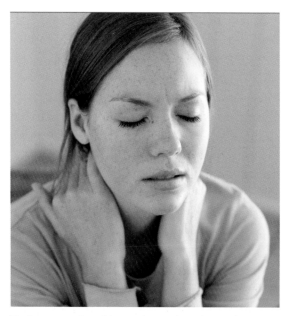

El síntoma más evidente de estrés es la tensión muscular, especialmente se localiza en el cuello y los hombros, así como en las lumbares.

nos crucemos se vuelve nuestro enemigo a nuestro parecer. Es el momento en que cualquier nimiedad nos altera y nos hace encerrarnos en nosotros mismos, incapaces de enfocar la atención o tomar decisiones.

De hecho, muchos problemas y enfermedades están relacionados con la segregación excesiva de cortisol: hipertensión, estreñimiento, colon irritable, depresión, ansiedad, pérdida de memoria, fatiga crónica, tiroidismo, reflujo gastroesofágico.

## Dirigir el estrés

En ocasiones, respondemos de igual forma que hicimos en el pasado a situaciones nuevas. Esta respuesta aprendida generalmente no es la más apropiada y no se amolda a los cambios que la vida nos propone.

Aunque relacionamos el estrés con la salud física, también tiene un efecto notable en cómo pensamos, actuamos y sentimos.

Hemos de aprender la forma de gestionar eficazmente el estrés y transformarlo en un poderoso aliado. Para lograrlo hemos de reforzar, aumentar y recuperar más rápidamente nuestra energía interna.

Aprender a relajarse es un paso clave para poder controlar los niveles de estrés.

La relajación es precisamente el estado contrario al estrés.

En resumen, el síntoma más evidente de estrés es la tensión muscular, especialmente se localiza en el cuello y los hombros, así como en las lumbares.

Una simple respiración larga y lenta es un excelente ejercicio relajante, y más si aflojamos la tensión muscular y enfocamos la mente en algo concreto.

Gracias a la relajación logramos elevar nuestra capacidad de concentración y de analizar y resolver dificultades y problemas. Además, eleva nuestra energía física y psíquica.

Seguir una rutina es bueno para el control del estrés.

Levantarnos y acostarnos todos los días a la misma hora solar, preferentemente al amanecer y acostarnos al anochecer. De esta forma regularizamos nuestros ritmos circadianos naturales.

Es mejor que comamos siempre a la misma hora siguiendo las necesidades del organismo impuestas por la cronobiología. No hay que dejar pasar un buen desayuno antes de las ocho de la mañana y luego seguir una dieta equilibrada cuatro veces más al día.

## Alimentos reguladores del estrés

Para fortalecer nuestro sistema nervioso y mejorar nuestro descanso hemos de conocer cuáles son los nutrientes que necesitan nuestras células nerviosas y cuáles son las toxinas o sustancias que son perjudiciales.

Aunque en ocasiones podemos recurrir al consumo de complementos alimenticios, el mejor remedio para cubrir las deficiencias alimenticias está en los propios alimentos. No deberíamos comer productos que no nos nutren suficientemente o que incluso nos envenenan para después tratar de corregirlo con la ingesta de minerales y vitaminas y terapias de limpieza.

Para empezar podemos limitar el consumo de hidratos de carbono de asimilación rápida, como es el caso de azúcares y harinas blancas, que favorecen la aparición de la obesidad y la diabetes. Es mejor, tomar carbohidratos de asimilación lenta: frutas, cereales integrales y legumbres. En general, los vegetales verdes aportan vitalidad y son un excelente alimento contra el estrés, debido en buena medida a la clorofila.

El azúcar blanco refinado eleva el riesgo de trastornos nerviosos y cardiacos, nerviosismo, irritabilidad, estrés y ansiedad. Podemos reemplazar este tipo de azúcar por miel. De esta forma obtenemos minerales esenciales para el sistema nervioso. El exceso de sal de mesa también puede provocar fatiga o hipertensión. Un consumo limitado de vitamina $B^{12}$ colabora en la aparición del estrés, y, asimismo, el estrés reduce la presencia de vitamina $B^{12}$ en nuestro organismo.

### Plátano maduro

Es muy eficaz para el sistema nervioso. Es rico en vitamina A, todas las vitaminas del complejo B y vitamina C, así como en hierro, calcio, potasio, cobre y magnesio.

### Pasas

Muy nutritivas y ricas en hierro, calcio, magnesio, fósforo, potasio, cobre y vitaminas $B_1$ y $B_6$. Una pequeña cantidad de pasas aporta todos sus nutrientes necesarios al organismo y combate eficazmente el estrés y el insomnio.

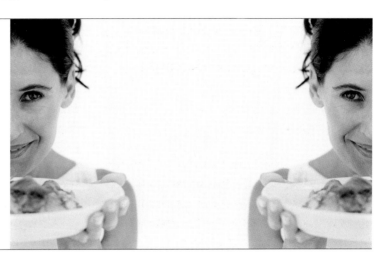

Hemos de conocer cuáles son los nutrientes que necesitan nuestras células nerviosas y cuáles son las toxinas o sustancias que son perjudiciales.

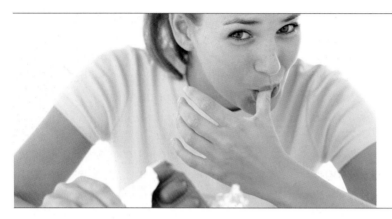

Comer chocolate es un excelente antidepresivo.

### Huevos de codorniz

Son excelentes reconstituyentes físicos, abundantes en vitaminas y proteínas. Su consumo es relajante y muy eficaz contra el insomnio, el estrés y la fatiga mental.

### Almendra

Entre cinco y diez almendras diarias nos aportan sus magníficas propiedades nutricionales y refuerzan el sistema nervioso. Rica en vitaminas del complejo B y minerales como el cobre, el hierro, el fósforo, el calcio y el potasio.

### Semillas de girasol

Son ricas en vitaminas B y E. Son muy favorables para el corazón y el sistema nervioso.

### Chocolate negro

Antidepresivo, calmante, relajante y produce sensación de bienestar.

### Germen de trigo

Compensa las carencias de vitamina B y vitamina E, y posee mucho hierro, fósforo, magnesio, cobre y potasio. Es muy beneficioso para el sistema nervioso.

### Brécol

Es rico en vitamina C y vitaminas del complejo B, así como magnesio, hierro, potasio, calcio y cobre.

### Espinacas

Poseen abundante vitamina A. Son muy nutritivas y excelentes para el sistema nervioso.

### Ostras

Constituyen un tónico cardiaco y son eficaces contra la ansiedad, la irritabilidad y el insomnio.

### Minerales

El estrés reduce el nivel de calcio en el organismo, pero también la ingesta de calcio reduce el estrés. Es un mineral básico para el buen funcionamiento del corazón y la coagulación normal de la sangre. Por lo que debemos aumentar la absorción de calcio por parte del organismo mediante la ingesta de vitamina C y D, proteínas y azúcares naturales.

### Alimentos ricos en calcio

Leche, queso, yogures, verduras y hortalizas (cebolla, berro, espinacas, col, cardo, acelga, grelos, brócoli), legumbres (lentejas, soja, judías blancas, garbanzos), pescados, mariscos y crustáceos (salmón, sardinas, lenguado, besugo, boquerones, berberechos, mejillones, gambas y camarones, vieira, percebes, pulpo, ostras, langostinos, almejas), frutos secos.

Cuando se une al calcio la correcta ingesta de fósforo se logra un mayor equilibrio nervioso y se mejora la capacidad mental. El fósforo participa en la división y crecimiento celular, es un componente muy importante del ADN, forma parte de las membranas celulares, sobre todo en los tejidos cerebrales, nutriendo el cerebro, mejorando la memoria y participando en casi todos los procesos metabólicos y energéticos del cuerpo, además aumenta la resistencia y mejora la condición física y mental.

Ambos minerales deben encontrarse en equilibrio en el organismo ya que el exceso o la falta de uno de ellos perjudican la capacidad de que el organismo absorba el otro.

Alimentos ricos en fósforo
Algas, marisco, salmón, atún, polen, miel, jalea real, frutas y frutos secos, legumbres, cereales o huevos.

Una deficiencia de magnesio produce irritabilidad, nerviosismo y depresión. El corazón lo necesita para latir con regularidad. El calcio necesita del magnesio para ser correctamente asimilado por el organismo, y viceversa. El magnesio tiene la propiedad de ser un tranquilizante natural.

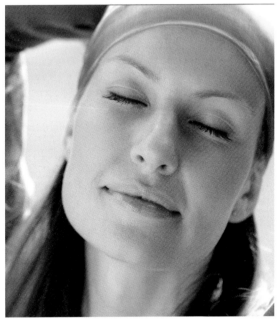
El magnesio tiene la propiedad de ser un tranquilizante natural.

Alimentos ricos en magnesio
Frutos secos (almendras, avellanas, nueces, pipas de girasol, sésamo y pistacho), cereales (germen de trigo, levadura, mijo, arroz y trigo), legumbres (alubias, garbanzos y lentejas) y germinados.

El hierro es un mineral fundamental contra el estrés y la depresión, ayuda a transportar el oxígeno de los pulmones a las células nerviosas.

Alimentos ricos en hierro
Frutos secos (almendras, nueces, pasas, avellanas, pipas de girasol), cereales (avena, cebada, arroz, trigo), verduras verdes (alcachofa, coles, espinacas), legumbres (lentejas, frijoles, habas, guisantes), marisco (bogavantes, calamares, mejillones, almejas, gambas, cigalas).

Sin embargo, el hierro sólo se absorbe junto con el cobre, que es un mineral esencial para el sistema nervioso, que se halla en el cerebro, los riñones y el hígado.

Alimentos ricos en cobre
Frutos secos (anacardos, avellanas, nueces, pasas, pipas de girasol, pistachos), cereales (avena, cebada, arroz, trigo), legumbres (frijoles, habas, lentejas, guisantes), marisco (bogavantes, calamares, mejillones, almejas, gambas, cigalas, ostras).

## Alimentos generadores de estrés

En frecuente el consumo de productos dañinos para el sistema nervioso y el corazón, y que son causa de estrés. Una de las sustancias que más estrés genera cuando se consume en demasía es la cafeína. Se encuentra en el café, el té, especialmente en el negro, en el chocolate y en los refrescos de cola. Como sustituto de la cafeína podemos tomar té de hojas de frambuesa, poleo, menta, manzanilla, romero, salvia, etc.

Asimismo, para controlar los niveles de estrés hay que evitar la comida rápida y procesada, el azúcar, la nicotina y los estimulantes, los fritos y rebozados, los refrescos azucarados, la bollería y los aperitivos, así como comer fuera de los horarios habituales.

## El descanso

El descanso es el tiempo que necesitamos para poder estar bien física y psíquicamente, para disfrutar de la vida y ampliar nuestras perspectivas sociales y personales. Pero la cuestión es que mucha gente no sabe descansar.

Hoy en día es bastante frecuente padecer estados de ansiedad y estrés, debido al ritmo frenético de la sociedad. Este estilo de vida es causa de irregularidades físicas y psíquicas. La búsqueda de relajación y de descanso se ha vuelto una necesidad perentoria.

Podemos entender como descanso el tiempo de reposo entre ritmos de actividad. Son momentos de desconexión de las situa-

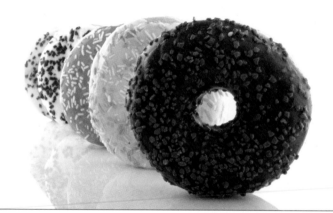

Para controlar los niveles de estrés hay que evitar la comida rápida y procesada.

ciones cotidianas, de reposo renovador, de alivio del cansancio y la fatiga, de la tensión nerviosa y muscular y de las zozobras del día a día.

Como veremos, para reponernos del cansancio no es preciso mucho tiempo de descanso, sino que breves momentos bien elegidos son suficientes, en condiciones normales, para revitalizarnos.

Acostarse temprano y descansar las horas necesarias tiene un enorme beneficio sobre el organismo, incluso lo podemos comprobar en la piel, que se vuelve más tersa y vital. Lo ideal es descansar unas ocho horas todos los días. Pero cuando las necesidades diarias nos exigen descansar menos, surge la tensión y el estrés.

Tratar de recuperar el sueño perdido el fin de semana no es muy efectivo, y aunque descansemos mucho un día, no es lo mismo que dormir lo que corresponde cada día. De esta manera se va generando un estado de cansancio crónico que afecta a las funciones motoras y a nuestros biorritmos.

Para optimizar la calidad del sueño, hay bastantes cosas que podemos hacer:

Ejercicio regular. Un mínimo de media hora diaria, pero nunca tres horas antes de acostarnos.

No consumir café, té o bebidas alcohólicas al menos tres horas antes de acostarnos.

Es mejor no comer al menos dos horas antes de ir a la cama, especialmente carbohidratos.

Tomar un baño caliente, meditar, leer o escuchar música relajante pueden ayudarnos a conciliar el sueño.

Un buen somier, colchón y almohada en un lugar geofísicamente favorable son los mejores aliados para un descanso profundo y regenerador.

## Sexualidad sana

La actividad sexual es un ejercicio sano y completo. Al producirse el deseo sexual se liberan hormonas: estrógenos y progesterona en la mujer y testosterona en el hombre, así como adrenalina que eleva la frecuencia cardiaca y estimula la circulación sanguínea aumentando el flujo de oxígeno a las células, y feromonas, que tienen un efecto vasodilatador.

Conforme la excitación aumenta se segregan endorfinas, hormonas que generan la sensación de placer y de euforia que conduce hacia el orgasmo. En este momento, la mujer libera oxitocina, hormona que reduce

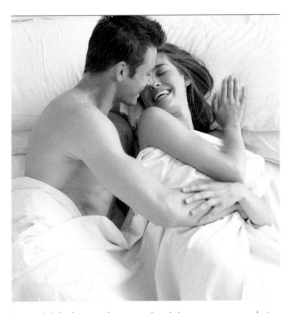

La actividad sexual es un ejercicio sano y completo. Al producirse el deseo sexual se liberan hormonas que tienen un efecto vasodilatador.

la posibilidad de sufrir cáncer de mama y hace que aumente la intensidad del placer y las células nerviosas del cerebro producen descargas eléctricas, hasta llegar a la fase de relajación física y mental.

Además, sirve para perder peso, ya que durante la relación sexual se eliminan entre cien y trescientas calorías, y para reducir la celulitis, ya que mejora la circulación sanguínea, lo que contribuye a eliminar toxinas y líquido.

Una práctica sexual regular eleva los niveles de inmunoglobina y la producción de anticuerpos que combaten infecciones, virus y bacterias.

Durante la práctica sexual liberamos hormonas, como es el caso de los estrógenos, que producen un aumento de la secreción de agua y aceites nutritivos que hidratan la piel por la transpiración de las glándulas sudoríparas, lo que contribuye a mantener la piel hidratada, relajada y suave, y a que el pelo esté más sano y brillante. La práctica sexual está recomendada en casos de dermatitis, erupciones y manchas.

En el momento del orgasmo se produce un mayor bombeo de oxígeno a los tejidos con lo cual se produce un mayor flujo de sangre y por lo tanto de nutrientes a las células cutáneas. Por lo que tras el orgasmo es mejor esperar un rato antes de ducharse para que se produzca su absorción.

La práctica sexual es quizás el mejor tratamiento de belleza que existe, que además mejora el humor, combate la depresión y el estrés, estimula la memoria y la autoestima y produce una sensación de bienestar generalizado.

Los besos ayudan a salivar y a limpiar los dientes, así como a disminuir la cantidad de ácido que debilita el esmalte.

Este aumento de los estrógenos en la mujer durante el acto sexual sirve para fortalecer los huesos, y en el momento del orgasmo se eleva la producción de la hormona del crecimiento (DHEA), que hace que el aspecto sea más lozano. En el caso del hombre la testosterona previene la osteoporosis y mejora su masa muscular. En la práctica sexual se ejercitan especialmente los glúteos, el pecho, el abdomen, las piernas y la zona pélvica y en general la mayoría de los músculos del cuerpo.

Llevar una vida sexual activa y satisfactoria conlleva muchos beneficios al organismo: fortalece el sistema inmunológico, previene problemas cardiacos y determinados cánceres y en los hombres se reduce el riesgo de padecer cáncer y otras enfermedades de la próstata, especialmente si eyacula al menos cuatro veces por semana.

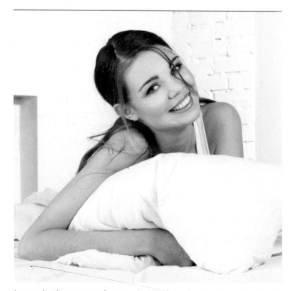

La práctica sexual es quizás el mejor tratamiento de belleza que existe.

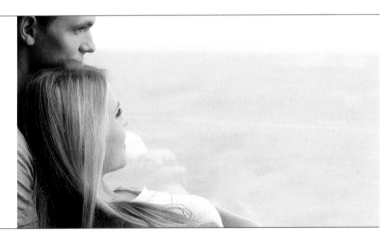

Llevar una vida sexual activa y satisfactoria conlleva muchos beneficios al organismo.

Sin embargo, la sexualidad no es sólo sexo, placer, erotismo, sino también intimidad, confianza, psique y espiritualidad.

## Alimentos para aumentar la libido

**Aguacate:** posee antioxidantes que mejoran la función sexual. Es rico en vitamina E y ácido fólico.

**Ajo:** es un afrodisíaco natural. Además, es un excelente tónico para la pérdida de energía y el agotamiento, para la debilidad y la impotencia sexual.

**Almendra:** posee argininga, un derivado proteico que mejora la circulación pélvica. Libera neurotransmisores en el cerebro, dopamina y endorfina, que favorecen el deseo sexual.

**Borojó:** es un fruto con excelentes efectos afrodisíacos. Es altamente energético, con un alto contenido de sólidos solubles, proteínas y aminoácidos esenciales.

**Canela:** tiene un efecto vasodilatador que eleva el flujo sanguíneo en la zona de la pelvis. Estimula el sistema nervioso central y la libido.

**Cava:** El gas carbónico de sus burbujas favorece el paso del alcohol a la sangre, consumido con moderación tiene un efecto desinhibidor y de mejora del deseo sexual.

**Cebolla:** aumenta el deseo sexual y es un afrodisíaco natural que eleva la libido.

**Chocolate negro:** contiene triptófano, un componente de la serotonina, considerado un potente estimulador sexual. Descarga dopamina y endorfina en el cerebro, que favorecen el deseo sexual.

**Granada:** posee antioxidantes que favorecen la erección del pene y aumenta el vigor sexual.

**Maca:** es una planta rica en proteínas, aminoácidos esenciales, carbohidratos, fibras, vitaminas y minerales. Tiene propiedades energéticas y antiestrés y mejora el deseo sexual.

**Vainilla:** posee propiedades digestivas, tranquilizantes, antipiréticas y afrodisíacas, que despiertan el impulso sexual.

Para más información:
*Afrodisíacos.*
Ediciones B. Txumari Alfaro.

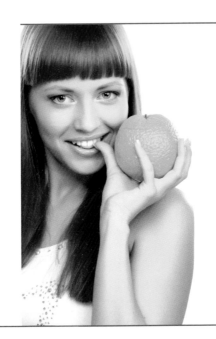

# CAPÍTULO 3

*Aprender a nutrirse*

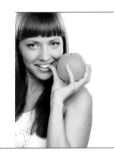

## CAPÍTULO 3

# Aprender a nutrirse

Todo lo que ingerimos provoca una reacción en el organismo que puede ser positiva o negativa. El propósito de comer debe ser suministrar la energía necesaria al cuerpo para llevar una vida sana y plena mediante una dieta equilibrada con los carbohidratos, proteínas, grasas, vitaminas, minerales y oligoelementos necesarios para cubrir nuestras necesidades.

Una dieta desequilibrada se basa en el exceso y la escasez:
   – Exceso de calorías.
   – Exceso de alimentos de origen animal.
   – Exceso de grasas.
   – Exceso de proteínas.
   – Escasez de hidratos de carbono.
   – Escasez de fibra.

Una formación en cómo y qué comer es necesaria para tener unos buenos hábitos alimentarios.

Cuanto antes empecemos, mejor, ya que las preferencias nutricionales del presente marcan las del futuro, y eso es especialmente importante en la niñez y la adolescencia.

Una vida sedentaria, una mala alimentación y unos malos hábitos van malogrando nuestra calidad de vida.

Con los años, nuestro cuerpo pierde masa muscular y acumula más grasa corporal. Sin embargo, hay ciertos alimentos que ayudan a suavizar la acumulación de grasa en el cuerpo.

## Fibra

Los alimentos ricos en hidratos de carbono complejos son la base principal de energía y nutrientes para el organismo. Los cereales integrales, el salvado, las frutas y las hortalizas son alimentos ricos en fibra, que permite reducir el riesgo de padecer muchas enfermedades, equilibrar el peso y el colesterol en la sangre y regular el funcionamiento del intestino.

Las mujeres que llevan una alimentación rica en fibra queman más grasa al hacer ejercicio y más si concentran los carbohidratos en el desayuno, que las que se alimentan con más carbohidratos refinados.

Poca carne y muchos vegetales son la clave para reducir los riesgos de padecer un amplio abanico de enfermedades entre las que se encuentra el cáncer de colon.

La fibra la podemos encontrar en los granos de cereales integrales, leguminosas, verduras, frutas y frutos secos. Estos alimentos suministran las cantidades de fibras (celulosa, pectina) necesarias para el correcto funcionamiento del organismo.

Ejemplos de alimentos ricos en fibra:

**Cereales:** cebada, trigo, avena o arroz.

**Legumbres:** espinacas, guisantes, lentejas, puerros, maíz, habas o habichuelas.

**Frutas:** albaricoques, ciruelas, manzanas, melocotones, naranjas o sandías.

**Frutos secos:** almendras, pasas, nueces o dátiles.

La mejor dieta es la que se basa en el consumo de frutas, verduras, cereales integrales, legumbres y frutos secos.

El consumo regular de esta fibra alimenticia favorece que el intestino se active y por tanto se elimine el estreñimiento y sus negativas secuelas, al igual que controla y previene la diabetes, la hipercolesterolemia y el cáncer de colon.

El consumo de alimentos integrales contribuye a que el organismo tenga más vitaminas, sales minerales y fibra que si los tomamos refinados, ya que éstos impiden la correcta absorción de hierro, zinc, magnesio y calcio.

El buen equilibrio de calcio, magnesio, sodio y potasio favorece el tono muscular y la función nerviosa.

Igualmente, para poder llevar una dieta correcta debemos tomar cada día al menos tres veces verduras y frutas crudas. Con medio kilogramo de frutas y verduras variadas obtendremos todas las vitaminas esenciales que demanda el cuerpo.

Las verduras son más saludables si las preparamos en ensaladas, sopas, purés, batidos y zumos. Y si las cocinamos, mejor al vapor.

Las frutas nos aportan las necesidades de hidratos de carbono, y es mejor consumirlas en forma directa o en zumos, batidos y macedonias.

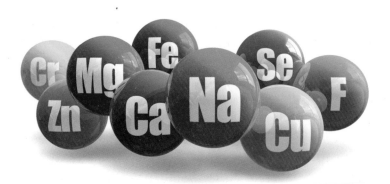

El buen equilibrio de calcio, magnesio, sodio y potasio favorece el tono muscular y la función nerviosa.

Entre los alimentos con mayores propiedades terapéuticas destacaremos la col y el ajo, las judías, la calabaza, la uva, los cítricos, los frutos del bosque, los cereales integrales o el jengibre. Además una dieta basada fundamentalmente en los vegetales reduce ostensiblemente el riesgo de padecer hipertensión, estreñimiento, cálculos de vesícula y de riñón, osteoporosis, caries dental, diabetes y obesidad.

Además, si ingerimos más calorías de las que gastamos, almacenamos grasas. Así pues, reduzcamos los alimentos ricos en calorías, sal, azúcar refinado, colesterol y grasas saturadas.

## Grasas

Nuestro organismo necesita el consumo de grasa para realizar correctamente muchas funciones. La cuestión es qué tipo de grasas tomamos.

Las grasas se dividen en varios tipos:

### Grasas saturadas
Los alimentos que contienen grasas saturadas o hidrogenadas aumentan los niveles de colesterol malo (LDL) en la sangre, haciendo que se endurezcan las arterias, y propiciando la aparición de infartos, trombosis, hipertensión, obesidad, arteriosclerosis, hipercolesterolemia o hipertrigliceridemia. Este tipo de grasas las encontramos especialmente en productos de origen animal, como carnes, de res y aves, tocino, embutidos, conservas, yema del huevo, margarina, manteca, mantequilla, leche, queso, así como en helados, sebo, bollería, y

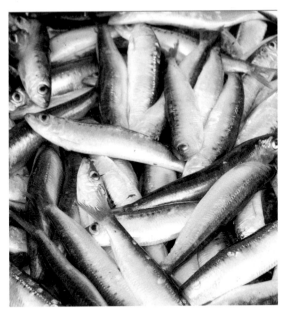

Las grasas insaturadas, como las del pescado azul, son protectoras del corazón, ya que disminuyen el nivel de colesterol LDL en la sangre

en vegetales como el aceite de coco y de palma.

Los productos que llevan la palabra *hidrogenado* en su etiqueta indican que se ha utilizado un proceso para endurecer los aceites vegetales líquidos, que pasan de ser una grasa insaturada favorable, a ser una grasa saturada nociva.

### Grasas insaturadas
Proceden fundamentalmente de los vegetales, aunque también se encuentra ácido graso omega 3 en los pescados de carne grasa, como el azul. Son protectoras del corazón, ya que disminuyen el nivel de colesterol LDL en la sangre.

Esta grasa se usa poco en la elaboración industrial de alimentos ya que es más cara y tiene menos ventajas de uso práctico que las saturadas.

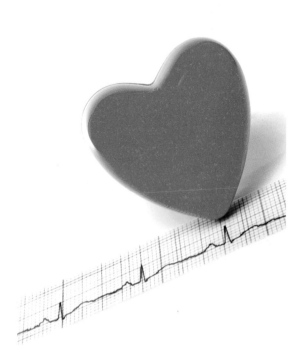

Las grasas insaturadas previenen las enfermedades cardiovasculares.

Las grasas insaturadas ayudan a reducir el nivel de colesterol malo en la sangre.

*Existen dos tipos de grasas insaturadas:*
**Monoinsaturadas:** aceite de oliva, aceite de canola, de semillas o de cacahuete. Olivas, colza, frutos secos (pistachos, almendras, avellanas, nueces, anacardos, cacahuetes), aguacates y sus aceites.
**Poliinsaturadas:** aceites de pescado, azafrán, girasol, maíz, soja.

A su vez, las grasas poliinsaturadas se subdividen en distintas clases, entre las que destacan: las omega 3 y las omega 6.

Las grasas omega 3 se encuentran en pescados azules (atún, trucha, sardinas, anchoas, salmón, caballa), así como en vegetales, frutas y frutos secos (lechuga, soja, espinacas, pepino, coles, piñas, fresas, almendras, nueces, semillas de lino) y en aceites (de linaza, de nuez, de soja, de germen de trigo).

*Beneficios de las grasas omega 3:*
Previenen las enfermedades cardiovasculares.
Ayudan a regular la hipertensión arterial.
Elevan los niveles del colesterol bueno.
Reducen los triglicéridos.
Impiden la obstrucción arterial.
Mejoran el rendimiento intelectual.
Ayudan en casos de asma, psoriasis o artritis.

Las grasas omega 6 se encuentran principalmente en los aceites vegetales (de girasol, de maíz, de soja, de cacahuete, de sésamo y de calabaza), así como en las semillas de cáñamo, en la grosella, carnes, huevos, etcétera.

*Beneficios de las grasas omega 6:*
Acción antiinflamatoria.
Cardioprotectoras.
Reducen el colesterol malo.

Las grasas poliinsaturadas tienen propiedades beneficiosas. Sobre todo su consumo conlleva efectos cardioprotectores:
– Reduce los niveles de colesterol total y los triglicéridos en sangre.
– Reduce el riesgo de formación de coágulos sanguíneos: trombosis y accidentes cardiovasculares-cerebrovasculares.
– Produce vasodilatación de los vasos sanguíneos.

Las semillas, los frutos secos y el aceite de oliva y otros aceites vegetales son una buena manera de nutrir el organismo con grasa de buena calidad. Son un excelente complemento alimenticio que debe tomarse a diario.

El organismo necesita unos veinte gramos al día de ácidos grasos esenciales. Los podemos encontrar en los frutos secos, semillas oleaginosas y aceites prensados en frío y naturales.

Aceites recomendables: de oliva, de girasol, de lino, de nuez, de mostaza, de pipas de calabaza, de almendra, de cardo, de germen de maíz y de germen de trigo.

Entre las semillas destacaremos:

Las semillas de sésamo tienen un alto contenido de ácidos grasos poliinsaturados y lecitina. Posee más del doble de calcio que la leche, y sin sus contraindicaciones, y una gran cantidad de hierro, magnesio y fósforo. Son ricas en proteínas, aminoácidos y vitamina E.

Las semillas de girasol poseen un elevado valor nutritivo y grasas poliinsaturadas de excelente calidad, y tienen más proteínas que la carne. Son ricas en calcio, fósforo, hierro y vitaminas A, D y E.

Las semillas de calabaza contienen un alto índice de proteínas y grasas poliinsaturadas, hierro, fósforo, magnesio, calcio, zinc y vitamina A y B.

## Calorías

Si reducimos la media de las calorías que tomamos, veremos notables beneficios en nuestra salud. La memoria mejora sensiblemente en cuanto reducimos las calorías, asimismo, mejora la capacidad cerebral y se envejece mejor, además de mantener un peso conveniente y es un tratamiento complementario frente a la diabetes, la hipertensión o la artrosis.

## Vitaminas

Las vitaminas son nutrientes esenciales que en su mayoría no pueden ser sintetizados por el organismo, salvo la vitamina $D_3$, la

Las semillas de girasol poseen un elevado valor nutritivo y tienen más proteínas que la carne.

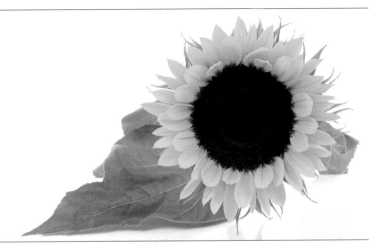

vitamina K y el ácido nicotínico, y, por tanto, han de ingerirse con la alimentación. Sin embargo, hay hábitos y factores, como el estrés, que destruyen y neutralizan la acción positiva de las vitaminas: consumo de tabaco, alcohol y ciertos medicamentos como laxantes y antibióticos, especialmente vitaminas B, C y E. Un cigarrillo, por ejemplo, consume veinte miligramos de vitamina C.

### Vitamina A o retinol

Es un antioxidante natural que previene el envejecimiento celular y la aparición de cáncer, ya que elimina los radicales libres y protege al ADN. Es una vitamina necesaria para el crecimiento y desarrollo óseo. Previene las enfermedades infecciosas y eleva la capacidad inmunológica.

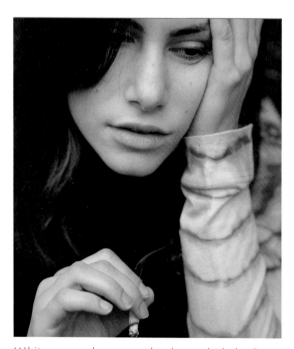

Hábitos como el consumo de tabaco, alcohol y ciertos medicamentos como laxantes y antibióticos, destruyen y neutralizan la acción positiva de las vitaminas.

Se encuentra en los lácteos, la yema de huevo y el aceite de hígado de pescado, en los vegetales amarillos, rojos y verdes oscuros como la zanahoria, batata, calabaza, espinacas, lechuga, brócoli, col, tomate, espárrago o melón, papaya o mango.

### Vitamina B$_1$ o tiamina

Contribuye al mantenimiento del sistema nervioso y muscular, eleva la capacidad de aprendizaje y favorece la digestión de algunos alimentos, sobre todo azúcares, almidón y alcohol. Su carencia puede provocar trastornos del sistema nervioso y problemas cardiovasculares, estreñimiento, dolores abdominales, alteraciones cardiacas.

El consumo de tabaco, alcohol y café disminuye su absorción, y la podemos encontrar en carnes, verduras o cereales, habas, harina de maíz, judías, lentejas o garbanzos y especialmente en alimentos integrales.

Los alimentos hervidos tienen grandes pérdidas de vitamina B$_1$, pero en el proceso de congelación no.

### Vitamina B$_2$ o riboflavina

Esta vitamina es importante en la transformación de los alimentos en energía, favorece la absorción de las proteínas, grasas y carbohidratos, permite que las células usen el oxígeno e interviene en los procesos enzimáticos relacionados con la respiración celular, influye en la integridad de la piel, las mucosas y para la buena visión y favorece la absorción de oxígeno en la sangre y la producción de glóbulos rojos.

Su carencia puede causar anemia, fatiga y problemas oculares, bucales, cutáneos y hepáticos. Se reduce por el estrés, dietas desequilibradas, alcoholismo, drogadicción, diabetes, hipertiroidismo, exceso de actividad física, lactancia artificial, etc.

Se encuentra en carnes y lácteos, cereales, levaduras y vegetales verdes.

### Vitamina B₃ o niacina

Es fundamental para obtener energía de los alimentos que comemos, y para el correcto funcionamiento cerebral.

Su carencia produce alteraciones del sistema nervioso, diarrea, dermatitis y demencia, trastornos digestivos, fatiga, problemas de piel, úlceras bucales.

La deficiencia de niacina afecta a todas las células del cuerpo.

Ayuda en casos de esquizofrenia, psicosis, estrés y depresiones.

Se encuentra en carnes, hígado y riñón, lácteos, huevos, cereales integrales, levadura de cerveza, frutos secos, legumbres y algas marinas.

### Vitamina B₅ o ácido pantoténico

Es fundamental para el buen funcionamiento del sistema nervioso y del inmunológico, así como del metabolismo celular.

Su carencia provoca estrés, fatiga, acné,

Se encuentra en el pescado, huevo, hígado, riñón, lácteos, levadura, calabaza, pimiento, tofu, arroz integral, cacahuetes, almendras y semillas de girasol.

### Vitamina B₆ o piridoxina

Esta vitamina es esencial para el metabolismo de grasas y proteínas, la actividad muscular y la generación de energía y en la formación de glóbulos rojos, células sanguíneas y hormonas.

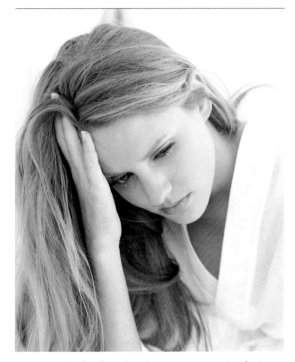

La carencia de vitamina B₅ provoca estrés, fatiga y acné.

Ayuda a disminuir los trastornos de la menopausia y premenstruales, en convulsiones y calambres musculares y en el buen funcionamiento de las células nerviosas.

Se encuentra en la yema de huevo, carnes, hígado, riñón, pescado, lácteos, granos integrales, levaduras y frutas secas, germen de trigo, legumbres, coliflor, plátanos, judías verdes, pan integral y verduras.

### Vitamina B₁₂ o cianocobalamina

La vitamina B₁₂ es fundamental en el buen funcionamiento de las células cerebrales y en la calidad de la sangre. Previene la anemia y ayuda a mantener y mejorar la memoria.

Se encuentra en carnes (conejo, liebre, hígado de ternera, cordero, pollo), pescado

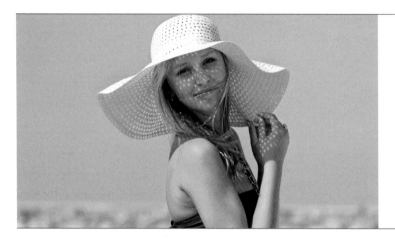

La vitamina D se sintetiza especialmente con la exposición al sol.

(sardina, boquerón, salmón, atún, bacalao), huevos y lácteos.

### Vitamina C o ácido ascórbico

La vitamina C es un potente antioxidante y un ingrediente indispensable en los procesos metabólicos del organismo. Protege las células cerebrales y la médula espinal, estimula el sistema inmunológico y disminuye la presencia de coágulos en la sangre.

Se encuentra especialmente en los cítricos, tomate y pimiento rojo.

### Vitamina D o calciferol

Se sintetiza especialmente con la exposición al sol. Aunque también se encuentra en lácteos, yema de huevo y aceites de hígado de pescado.

Su carencia es causa de problemas óseos, dentales y metabólicos. Participa en el crecimiento y la maduración celular, y vigoriza el sistema inmunológico.

### Vitamina E o tocoferol

La vitamina E es un potente antioxidante que mantiene activo el sistema inmune frente a los radicales libres y es fundamental para el buen funcionamiento del sistema nervioso y el sistema cardiovascular. Protege contra la anemia y el cáncer.

Se encuentra en la yema de huevo, aceites vegetales germinales (soja, cacahuete, arroz, algodón y coco) y vegetales de hojas verdes, así como cereales y pan integrales.

### Vitamina F

Ayuda en el transporte de oxígeno por la sangre, regula el índice de coagulación sanguínea, dispersa el colesterol depositado en las venas y nutre las células de la piel, protegiéndola y ayudando a la curación de enfermedades cutáneas.

Se encuentra en los aceites vegetales (girasol, maíz, soja), frutos secos y aguacates.

### Vitamina K o fitomenadiona

Esta vitamina facilita la coagulación de la sangre e impide las hemorragias de los vasos sanguíneos dañados. Colabora en el metabolismo óseo, aumentando la densidad ósea y ayudando a evitar fracturas en personas con osteoporosis.

Se encuentra en los vegetales verdes (judías, espinaca, col verde o rizada, brócoli, lechuga, perejil, espárragos, repollo), aceites vegetales (soja, oliva, semillas de algodón) y cereales integrales.

## Minerales

Los minerales son elementos químicos inorgánicos necesarios para el mantenimiento y buen funcionamiento del organismo. Forman parte de enzimas y hormonas, moléculas esenciales para la vida, y de huesos y dientes, y controlan la composición de los líquidos celulares.

Hay tres grupos de minerales: macroelementos, microelementos y oligoelementos, que se miden respectivamente en gramos, miligramos y microgramos.

### Calcio

Un déficit en calcio puede provocar huesos y dientes débiles, osteoporosis, calambres musculares, irritabilidad, y es fundamental en la formación y estructuración de los huesos y dientes, en la contracción muscular, el crecimiento, la conexión de los nervios, en la sangre y la permeabilidad a las membranas celulares.

Hay que aumentar el consumo de calcio durante el embarazo, lactancia, crecimiento, obesidad, estrés o alcoholismo.

Se encuentra en verduras y hortalizas (brócoli, espinacas, col rizada, cebolla, berro, nabo, cardo, acelga), legumbres (lentejas, judías blancas, garbanzos) pescados y mariscos (salmón, sardinas, lenguado, besugo, boquerones, berberechos, mejillones, gambas, camarones, vieira, percebes, pulpo, ostras, langostinos, almejas, chirlas), leche de cabra, de oveja y de vaca, queso, yema de huevo, tofu, chocolate y frutos secos.

### Cobre

La falta de cobre produce anemia, fatiga, fragilidad ósea, etc.

Se encuentra en las vísceras, hígado, riñones, sesos, aves de corral, marisco, nueces, semillas, pasas, ciruelas, setas, champiñones, patatas, cereales de grano entero, cacao y legumbres.

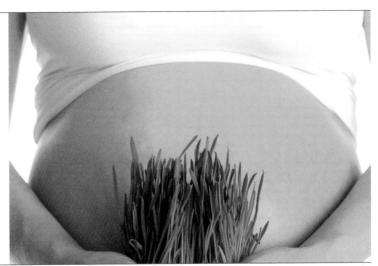

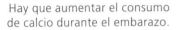
Hay que aumentar el consumo de calcio durante el embarazo.

## Fósforo

La falta de fósforo provoca pérdida de apetito, cansancio y desmineralización ósea. Es fundamental para la formación y estructuración de huesos y dientes, en la absorción y transporte de nutrientes y en la estructura del RNA y DNA.

Se encuentra en los cereales (avena, harina de trigo, arroz, pasta, pan integral), verduras y hortalizas (guisantes, alcachofas, champiñón, col, perejil), legumbres (lentejas, judías, habas, garbanzos), frutas (coco, ciruela, higos y dátiles secos), frutos secos (avellana, castaña, pistacho, almendra, cacahuete, nueces, piñones), pescado (gambas, truchas, langostinos, lenguado, salmón, sardinas, mejillón, almejas, atún, arenque, besugo), carne (pavo, pato, caballo, buey, gallina, conejo), huevos, lácteos y derivados.

## Hierro

La falta de hierro puede provocar irritabilidad, apatía, anemia, confusión, fatiga, digestiones pesadas, etc.

El hierro ayuda a formar las proteínas de los músculos, la hemoglobina y los huesos y a transportar el oxígeno que necesita el organismo para producir energía.

En los alimentos, el hierro se encuentra de dos maneras: el hierro *hemo* presente en alimentos de origen animal como vísceras, carnes, pescados y mariscos (almejas, ostras); y el hierro *no hemo*, que se encuentra en los alimentos vegetales como legumbres, frutos secos, verduras verdes, cereales o la yema de huevo.

## Magnesio

Un déficit de este mineral puede provocar cansancio, irritabilidad, alteraciones musculares, sirve para la relajación muscular y la correcta conexión entre los nervios o la adaptación al frío.

Se reduce con el estrés y el consumo de drogas, alcohol y el exceso de fibra.

Se encuentra en los vegetales verdes, guisantes, espinacas, arroz, pan y harina integral, gambas, almejas, ostras, hígado, cacao en polvo, nueces.

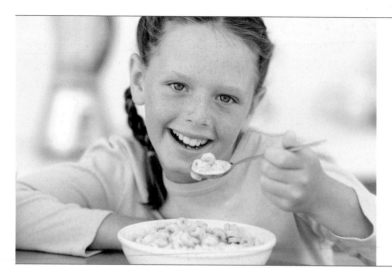

El fósforo es fundamental para la formación y estructuración de huesos y dientes.

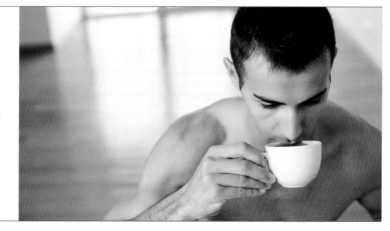

El consumo excesivo de café, té, alcohol y azúcar incrementa la pérdida de potasio.

### Sodio

Un exceso de sodio en la alimentación puede causar fatiga, náuseas, confusión, calambres musculares, etc.

Alimentos con exceso de sal: pescado, verduras, hortalizas y frutas en conserva, aceitunas, todo tipo de bollería, precocinados, congelados, frutos secos salados, marisco, etcétera.

### Yodo

La falta de yodo provoca cansancio, aumento de peso, etc. Regula la energía del organismo usada a través de la tiroxina y en el metabolismo basal.

Se encuentra en verduras y hortalizas (ajo, remolacha, acelgas, judías verdes, cebolla, champiñón), habas secas, soja en grano, moras, piña, leche y huevos, y pescados como arenque, gambas, langostinos, bacalao, mero, mejillones, salmón, lenguado.

### Potasio

La falta de potasio genera debilitamiento muscular, dificultades respiratorias, digestiones pesadas y tensión elevada.

Se encuentra en los vegetales, las frutas, las legumbres, los huevos, los lácteos y las carnes. El aguacate es el alimento que contiene más potasio, y también el plátano y la berenjena. Asimismo, podemos tomar frutas como el pomelo, la naranja, la manzana, el limón o verduras como el tomate, la zanahoria o el brócoli. El consumo excesivo de café, té, alcohol y azúcar incrementa la pérdida de potasio.

### Zinc

La falta de zinc provoca cansancio y fatiga, retraso en el crecimiento y en la maduración sexual, cicatrización lenta de heridas, pérdida de olfato, de gusto y de apetito, trastornos en el hígado, riñón y corazón, esterilidad, impotencia y acné, alteraciones oculares, debilidad del sistema inmune, aumento del nivel de colesterol sanguíneo, diarrea, etc.

Favorece la síntesis de colágeno, mejora la respuesta frente al estrés y la capacidad inmunológica del organismo.

Se encuentra en alimentos de origen animal como carnes (carne magra de ternera, cordero, hígado, aves), mariscos (cigala, gamba y camarón, langostinos, ostras) y yema de huevo, y de origen vegetal como levadura de cerveza, algas, lentejas, legumbres, setas, lecitina de soja, judías blancas o pintas y cereales integrales.

### Manganeso

La falta de manganeso puede ser causa de diabetes, pérdida de tonicidad muscular y de peso, dermatitis, náuseas, vómitos y trastornos cardiacos. Favorece el crecimiento y la formación de cartílagos y huesos e interviene en la coagulación de la sangre. Está relacionado con la actividad de muchas enzimas y proteínas del metabolismo. Forma parte de la llamada superóxido dismutasa, un complejo enzimático generado por el organismo y que opera como antioxidante, resguardándonos de la acción nociva de los radicales libres.

Se encuentra en frutos secos (nueces), cereales integrales, semillas de girasol y de sésamo, salvado y germen de trigo, yema de huevo, legumbres y verduras de hoja verde, aguacates, arándanos, piñas, algas y yemas de huevo.

### Selenio

Su carencia puede provocar problemas en la piel (envejecimiento prematuro, falta de elasticidad, manchas, psoriasis, caspa y seborrea capilar), así como degeneración macular, cataratas, trastornos cardiacos, etcétera.

Fortalece el sistema inmune y eleva la producción de anticuerpos y reduce la toxicidad de metales pesados presentes en el medio ambiente por la contaminación como el cadmio, mercurio y arsénico.

Protege el sistema cardiovascular previniendo la trombosis.

Se encuentra en el brécol, repollo, apio, ajo, levadura de cerveza, champiñones, cebollas, frutos secos y cereales integrales.

### Cromo

La falta de cromo puede provocar problemas cardiovasculares, alta concentración o baja de glucosa en sangre, resistencia a la insulina, y alteraciones del metabolismo de los aminoácidos, ansiedad, fatiga, retraso en el crecimiento, etc.

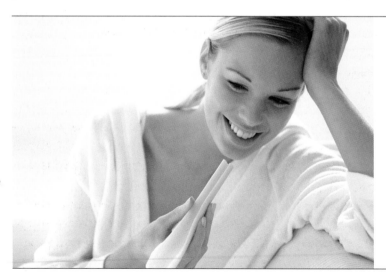

El selenio protege el sistema cardiovascular previniendo la trombosis.

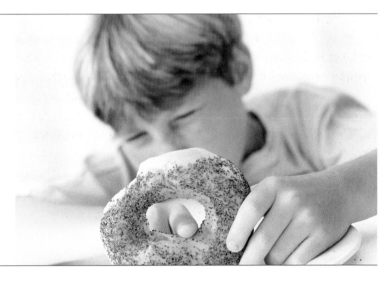

Una de las claves de una buena salud es eliminar los productos manufacturados, procesados industrialmente y las comidas preparadas y enlatadas.

## Una buena dieta

Una buena dieta lleva productos naturales y frescos que se consumen en parte crudos.

Los antioxidantes de las frutas y las verduras frescas de temporada aportan el equilibrio nutricional que necesita el organismo para mantener su sistema inmunológico dinámico. Pero ya que necesitamos más de cuarenta diferentes nutrientes para mantener la salud debemos llevar una dieta variada.

Asimismo, es mejor elegir productos de la zona en la que vivimos, que son los más apropiados a la demanda de nuestro organismo en su aclimatación al medio en que está.

Los alimentos orgánicos han vivido un proceso natural, y tienen un olor, color y sabor naturales, y se conservan más tiempo aunque el aspecto exterior pueda no ser aparentemente tan perfecto como otros productos modificados artificialmente y tratados y conservados con procesos y productos insanos y tóxicos.

La agricultura ecológica produce alimentos sanos y al mismo tiempo nutre y fertiliza la tierra, detiene la desertización, reduce el gasto de agua, no contamina las aguas subterráneas, fomenta la biodiversidad y mantiene el hábitat de los animales, respeta los ciclos naturales y favorece la vida rural sostenible.

Los alimentos orgánicos son sanos (aportan más cantidad de fibra y vitaminas) y respetuosos con el medio ambiente y los ciclos de la naturaleza, y colaboran en la preservación de los recursos naturales.

## Comida industrial

Una de las claves de una buena salud es eliminar los productos manufacturados, procesados industrialmente y las comidas preparadas y enlatadas.

Muchos de estos productos procesados contienen elevados índices de sal y sirope de maíz con alto contenido de fructosa, y los enlatados contienen ftalatos y bisfenol

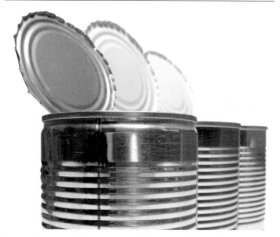

Los métodos de conservación modifican las propiedades originales de los alimentos.

A, problema que se agudiza si se calientan las latas. Ingerir estos productos conlleva un elevado riesgo de trastornos en la salud y de obesidad.

Los métodos de conservación modifican las propiedades originales de los alimentos. En ese proceso se usan productos químicos tóxicos.

Además de que la cocción y conservación de los alimentos les priva de buena parte de los nutrientes.

Hay que reducir el consumo de productos refinados: harina blanca, azúcar o sal, y derivados como: pastas, sémola, fécula o bollería.

Los cereales refinados no deben tomarse ya que desmineralizan el organismo al contener demasiado almidón y poca fibra.

Las comunidades que se alimentan más de alimentos procesados que de alimentos naturales y frescos tienen una mayor incidencia de trastornos alérgicos, quizá debido a la menor cantidad de antioxidantes y a la presencia de conservantes y aditivos.

## Transgénicos

Los alimentos transgénicos proliferan por todas partes y suponen un riesgo para la salud y el medio ambiente. Su consumo conlleva nuevos riesgos, como la aparición de nuevas alergias, así como el uso de más productos tóxicos en la agricultura, caso de los pesticidas, contaminación de la tierra, destrucción de biodiversidad o contaminación genética de otros campos cercanos y no tan cercanos.

Muchos de los riesgos de los transgénicos aún son poco conocidos, lo que sí sabemos es que los alimentos orgánicos han sido consumidos durante toda la historia de la humanidad y conocemos bien sus benéficos efectos sobre nuestra salud.

Además, los cultivos transgénicos destruyen la agricultura familiar y agravan el problema del hambre y la injusticia en el mundo.

## Carne

Hay que considerar el aspecto ecológico de la elección de lo que comemos.

Para producir un kilogramo de carne se necesitan catorce kilogramos de cereales. En una hectárea de tierra cultivable se pueden producir ciento cuarenta kilogramos de buey o veinte mil de patatas.

Para producir una caloría de origen cárnico se consume nueve veces más energía y un tercio más de combustible que para producir una caloría de origen vegetal, además de una cantidad ingente de agua.

De cualquier forma, la única carne que

podemos aceptar es la de animales que han sido tratados correctamente con una buena alimentación, que han vivido en un entorno favorable y que gozan de una buena salud, que además presentan mayor cantidad de omega 3 y 6, así como nutrientes que reducen el riesgo de padecer cáncer.

La ganadería ecológica no tiene a los animales encerrados en condiciones bárbaras, sino que procura darles la mayor libertad de movimiento posible, además de que no se practican inseminaciones artificiales y se respeta el crecimiento natural del animal, se alimentan con leche materna, pastos naturales, piensos y forrajes ecológicos. Este tipo de carne está libre de antibióticos y de hormonas del crecimiento.

Es importante que la carne tenga un etiquetado con la información identificativa del grado de bienestar de los animales, incluso en el caso de la procedencia de los huevos, algo que raramente se tiene.

Es evidente que cuanta más información poseamos más correctamente podremos elegir los productos que deseamos. Es necesaria, pues, una información veraz y precisa.

En el proceso de transporte y matanza hay que procurar no estresar al animal y de minimizar su sufrimiento.

En el traslado, además del consumo de energía y materias primas, está el estrés que se produce en los animales y su impacto en la calidad de la carne, aparte de la mortandad que se da en el camino.

Un trayecto corto ya genera una elevación de la concentración de ciertas hormonas, caso de las catecolaminas.

Es obvio, que el bienestar de los animales influye en la calidad de la carne y en el aspecto moral. Si uno decide comer carne, debe pensar en las condiciones en que ha vivido y ha sido sacrificado el animal.

Una alternativa a la dieta carnívora es el pescado y el marisco, que está ligada a un menor riesgo de padecer trastornos cardiacos o cáncer de mama y en general a un aumento de la esperanza de vida, aunque lo más eficaz es disminuir el consumo de

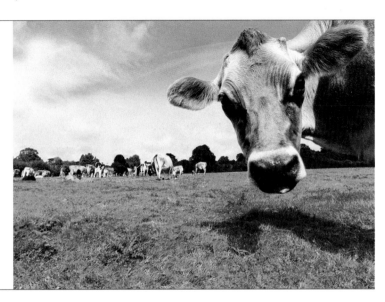

La ganadería ecológica respeta el crecimiento natural del animal, se alimentan con leche materna, pastos naturales y ecológicos.

carne y aumentar el de legumbres, verduras, frutas y frutos secos.

## Azúcar

Gran parte de los alimentos al ser ingeridos se transforman en glucosa en el organismo. Es una sustancia esencial para el cerebro, el sistema muscular, y para todo el organismo. Sin embargo, el azúcar refinado no contiene minerales naturales y no aporta nada a nivel nutritivo, y sí que sustrae al organismo nutrientes esenciales, vitaminas (especialmente vitaminas del grupo B) y minerales (calcio, sodio, potasio y magnesio) y acaba perjudicando a todos los órganos del cuerpo.

El azúcar refinado disminuye la capacidad de respuesta del sistema inmunológico, y deja al organismo más indefenso ante virus, bacterias, toxinas, y debilita el sistema nervioso, así como el sanguíneo y el linfático. Afecta al funcionamiento cerebral y causa entumecimiento, falta de vitalidad y pérdida de memoria. Tiene un efecto adictivo y lamentablemente es una forma de crear hábitos de consumo. Se encuentra en muchos productos alimenticios envasados de gran consumo: zumos, refrescos y bebidas azucaradas, bollería, pan, mermeladas, helados, conservas, espárragos, pimientos, mayonesa, kétchup, alimentos infantiles, etcétera.

Para contrarrestar este efecto nocivo lo primero es suprimir el azúcar y llevar una dieta equilibrada basada en carbohidratos complejos como los que aportan los cereales integrales y las verduras ecológicas.

Por sus efectos negativos sobre la salud debemos evitar el azúcar blanco, así como la sacarina o el aspartamo. La fructosa, consumida con moderación, sería aceptable. Es más saludable usar azúcar moreno, jarabes naturales o miel de abeja, pero con moderación, o miel de arroz, de cebada, de trigo o de maíz, así como remolacha, caña, canela, jarabe o sirope de arce, concentrados endulzantes de cereales o de frutas, como el de manzana, y azúcar de caña, que aportan minerales naturales al organismo.

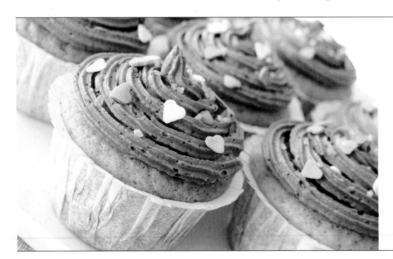

El azúcar refinado disminuye la capacidad de respuesta del sistema inmunológico, y deja al organismo más indefenso.

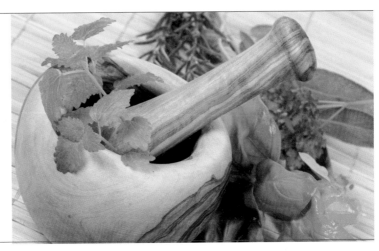

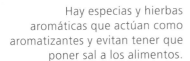

Hay especias y hierbas aromáticas que actúan como aromatizantes y evitan tener que poner sal a los alimentos.

## Sal

La sal es una sustancia necesaria para que nuestro organismo funcione correctamente. Para ello son precisos entre doscientos y quinientos miligramos diarios, el equivalente a lo que cabe en una cucharilla, aunque la sal está contenida en todos los alimentos.

Pero un consumo excesivo de sal puede causar serios trastornos en el organismo, como retención de líquidos y elevación de la presión arterial.

Los productos procesados industrialmente llevan gran cantidad de sal añadida. Para elegir los que menos llevan podemos mirar la información de las etiquetas.

Es importante no consumir un exceso de sal para entre otras cosas no elevar la tensión arterial y retener líquidos. Sólo necesitamos unos tres gramos extra diarios de sal, ya que las verduras y frutas crudas aportan la mayoría de las necesidades de sodio.

Una reducción media de tres gramos de sal diarios en la dieta de las personas adultas reduciría el veintidós por ciento de los infartos y el dieciséis por ciento de las enfermedades crónicas del corazón.

Cómo reducir el consumo de sal:
- Sustituirla por mezclas de hierbas y especias.
- Reemplazar los alimentos preparados y envasados (comida congelada, sopa en lata e instantánea, carne en conserva, etc.) por alimentos frescos.
- Tomar productos sin sal añadida.

También podemos condimentar la comida con sal marina, preparados de algas, hierbas aromáticas y ajo.

Hay especias y hierbas aromáticas que actúan como aromatizantes y saborizantes que evitan tener que poner sal y salsas grasas a los alimentos.

Una comida sana puede ser despojada de sus propiedades dietéticas si se le añade salsas y aliños muy calóricos, grasos o salados.

Una sencilla y sabrosa salsa hecha con zumo de limón, ajo, perejil y huevo es muy ligera y perfecta para aderezar el arroz, la pasta o las ensaladas de patatas.

Otra fórmula es la que está hecha de: perejil, perifollo, estragón y cebollino picados finamente.

**Hierbas aromáticas:** tomillo, romero, salvia, albahaca, laurel, hinojo, mejorana, anís, anís estrellado, menta, mostaza, estragón, hierbaluisa, ajedrea, cardomomo, hierbabuena, melisa, orégano, vainilla.

**Condimentos:** azafrán, bergamota, caléndula, canela, cilantro, comino, eneldo, hinojo, limón, mejorana, pimentón.

**Otros aliados son:** ajo, escalonias, puerros, cebolla, cebollino, cebolletas, vinagre y limón.

## Lácteos

La leche es un producto glandular propio de los mamíferos, destinado a alimentar a sus

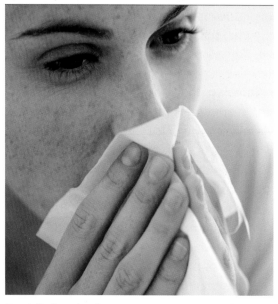

Tras eliminar los lácteos por completo de la dieta, muchas personas alérgicas al polen, al yodo y a ciertos alimentos y medicamentos, mejoran sensiblemente.

crías en las primeras etapas de su vida hasta que pueden alimentarse de forma autónoma, salvo el ser humano, que sigue consumiéndola después y además la de otras especies distintas a la suya. La mayoría de los niños pierden, a medida que crecen, la enzima que permite digerir la lactosa de la leche.

Evidentemente, no todas las leches son iguales ni están hechas para los mismos metabolismos; por ejemplo, el contenido de grasas y proteínas de la leche de vaca es desmedido para las personas. Además, no se consume leche en estado original, sino que son productos sometidos a múltiples procesos de conservación y transformación.

Los lácteos, especialmente los derivados de vaca, son la principal causa de las alergias alimentarias y están relacionados con muchas enfermedades: respiratorias (asma, laringitis, bronquitis...), digestivas (colon irritable, gastritis...), de la piel, infecciosas, endocrinas, obesidad, diabetes y formación de placas ateroscleróticas que pueden conllevar trastornos cardiacos, etc. Esta leche procede de animales tratados con antibióticos y hormonas, que hace que los consumidores de su carne y su leche sean cada vez más resistentes a los medicamentos y que el número de casos de pubertad precoz se eleve alarmantemente.

Actualmente es difícil encontrar pan de molde, galletas, bollería que no lleven leche o derivados como nata, proteínas de leche, leche en polvo, etc.

Tras eliminar los lácteos por completo de la dieta, muchas personas alérgicas al polen, al yodo y a ciertos alimentos y medicamentos, etc., mejoran sensiblemente.

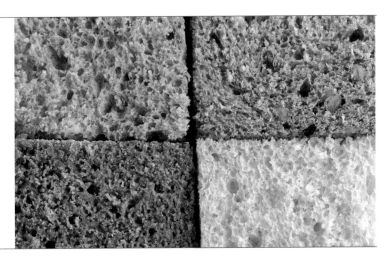

El pan blanco ni alimenta ni nutre apropiadamente al organismo. Los cereales integrales poseen más fibra, vitaminas y minerales y son más saciantes que el pan blanco refinado.

Como alternativas tenemos las leches vegetales, como la leche de soja, la de avena, de arroz, de almendras o de avellanas o la sabrosa horchata de chufa.

Asimismo, se pueden cambiar los derivados lácteos por otras opciones más saludables. Hay margarinas totalmente vegetales, hechas con aceites vegetales, no hidrogenados, como los de palma y coco. Los yogures, natillas y helados pueden elaborarse de leches vegetales, como la de soja, con la que también se produce el tofu.

## Pan

Consumir pan blanco puede llegar a ocasionar daños en el organismo, especialmente estomacales. El pan blanco utiliza productos químicos para acelerar la fermentación de la masa. En el proceso de industrialización del pan se pierden nutrientes. El pan blanco es un producto insípido y químico que contiene menos minerales, vitaminas y fibra que el pan ecológico y además lleva sustancias químicas artificiales que son difíciles de digerir para el estómago y perjudiciales para el organismo.

El pan blanco ni alimenta ni nutre apropiadamente al organismo, ya que es un producto desnaturalizado, deficientemente elaborado y cocido. En ese proceso de desnaturalización sólo queda el almidón, pero no tiene vitaminas y minerales como las que contiene el salvado.

Aunque buena parte de los panes que se venden como integrales son casi tan perjudiciales como el blanco. El proceso de elaboración es el mismo.

Un pan biológico puede estar elaborado de cereales, centeno, malta, trigo, avena o cebada. Los cereales integrales poseen más fibra, vitaminas y minerales y son más saciantes que el pan blanco refinado.

Para la elaboración de la harina, el pan integral conserva el salvado, la cascarilla del grano del cereal, que es la parte más externa y rica en fibra, y no se realiza el proceso de refinado de la harina, como en el caso del pan blanco, lo cual garantiza más vitaminas, minerales y fibra.

La gruesa corteza del pan integral prote-

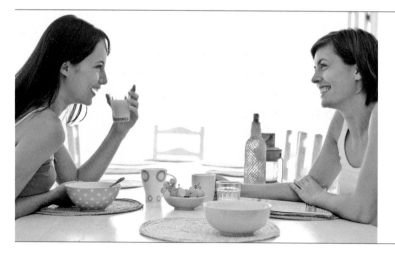

Unas buenas costumbres ante la mesa nos permiten conservarnos sanos. Son sólo unos minutos que nuestro cuerpo y nuestro equilibrio emocional agradecerán.

ge la miga y hace que el tiempo de conservación sea mayor.

No es fácil encontrar hoy en día pan libre de tóxicos y productos químicos y que contenga los nutrientes necesarios para el cuidado de la salud. Para que un pan sea realmente un alimento sano y nutritivo es importante que la fermentación se realice con masas madre elaboradas con harinas biológicas. De esta forma el organismo puede asimilar correctamente los nutrientes del pan, no engorda, ni provoca gases, lo contrario que con las levaduras industriales, que llevan glúcidos en su composición que pueden convertirse en grasas al ser ingeridas y pueden contener antimohos y otros muchos productos químicos.

También podemos hacer nosotros mismos el pan para garantizar que es un alimento sano, natural y bien hecho. Para ello necesitaremos un horno adecuado, de gas o eléctrico, y una buena harina integral. El horno es mejor con termostato para mantener una temperatura de cocción constante.

Para más información:
www.flordecereal.es

## Costumbres saludables

Unas buenas costumbres ante la mesa no sólo nos permiten mantener el peso correcto sino conservarnos sanos.

No deberíamos comer de pie o andando, a pesar de las películas que nos muestran a gente de éxito tan atareada que no encuentra ni un solo momento para sentarse a comer. A la hora de comer, debemos hacerlo sentados. Son sólo unos minutos para desayunar, almorzar o comer, que nuestro cuerpo y nuestro equilibrio emocional agradecerán.

Mientras comemos, es preferible no ver la televisión, escuchar la radio o usar el ordenador para no tener distracciones que nos aparten de ese momento tan importante del día. De esta forma podremos estar concentrados en lo que comemos, en la cantidad, la calidad y el tipo de alimentos.

El tamaño de la porción, la forma y dimensión del plato, la variedad de alimentos y la presencia de otras personas pueden aumentar la cantidad de alimentos que tomamos, sin que seamos conscientes.

Concentrémonos en la comida, masticando lentamente, así se saliva más y se facilita la digestión al estar el alimento más triturado y además sentimos antes que el apetito se aplaca. Incluso podemos hacer un alto en la comida para comprobar si el apetito se mantiene.

Es mejor comer varias veces al día (desayuno, almuerzo, comida, merienda y cena) en pequeñas cantidades que darse un par de grandes atracones.

Es mejor quedarse con apetito que hartarse.

Mantengamos un horario regular y sólo comamos cuando tengamos apetito.

La variedad es una de las claves de una alimentación sana y equilibrada. Necesitamos hidratos de carbono y grasas para obtener energía, así como proteínas, vitaminas y minerales, pero moderemos el consumo de grasas, azúcar y sal.

En todas las comidas hay que intentar introducir frutas y verduras.

Para estimular los jugos gástricos es mejor comer primero la fruta o la ensalada.

Disfrutemos comiendo: comer no es un suplicio o una pérdida de tiempo, puede ser agradable y placentero.

Es mejor comer lo más frecuentemente posible en un lugar especialmente elegido para ello.

Es mejor no beber durante las comidas: es preferible hacerlo media hora antes o al terminar.

Eliminar las bebidas azucaradas. Se pueden cambiar, por ejemplo, por agua con limón.

Un día a la semana podemos hacer una limpieza del organismo ayunando o tomando sólo zumos, frutas o infusiones y bebiendo un mínimo de dos litros de líquido.

## El ayuno terapéutico

Cuando los animales se sienten enfermos, ayunan de forma instintiva para que el cuerpo se purifique y sane. El ser humano ha olvidado esta forma natural de autocuración y en general sólo suele usarse como método de adelgazamiento y rejuveneci-

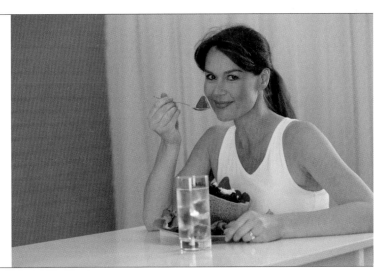

Para estimular los jugos gástricos es mejor comer primero la fruta o la ensalada.

miento. Pero, el objetivo fundamental del ayuno no es adelgazar o rejuvenecer, aunque sean unos de los efectos más evidentes.

Si decidimos hacer un ayuno terapéutico y regenerativo, es muy importante para disminuir las toxinas y la sal inorgánica del cuerpo beber únicamente agua libre de tóxicos y minerales inorgánicos. El ayuno tradicionalmente se basa en no consumir más que agua durante determinados días, aunque el ayuno también puede consistir en no ingerir sólidos y beber zumos de frutas, infusiones de hierbas, jugos o caldos vegetales, etc., siempre que sean de cultivo biológico.

Estos resultados se pueden optimizar cuando estamos en un lugar geofísicamente

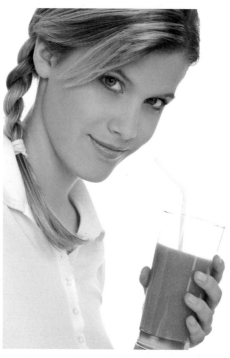

Son innumerables los beneficios que experimenta nuestro organismo con el ayuno. Los sentidos se interiorizan y nos concentramos más en nuestro propio ser y en nuestras necesidades.

estable y fomentamos el ritmo de secreción de melatonina. Para el aumento de la síntesis y de la secreción de melatonina, el frío es un buen aliado, tal como se observa en los animales de climas fríos. Éstos poseen una mayor cantidad de melatonina en comparación a los animales de climas cálidos. El ayuno, igualmente, aumenta la producción de melatonina; por este motivo, en muchos casos, es recomendable practicarlo, correctamente controlado, ya que aumenta las defensas del organismo.

Si acompañamos el ayuno con ejercicio, paseos, sol y descanso potenciaremos sus beneficios.

Son innumerables los beneficios que experimenta nuestro organismo con el ayuno, ya que además de su limpieza al eliminar toda clase de toxinas, nuestro estado mental experimenta también un cambio. Los sentidos se interiorizan y nos concentramos más en nuestro propio ser y en nuestras necesidades. De este modo, estamos más receptivos para resolver viejos problemas, aclarar ciertas dudas y solucionar viejas heridas.

Hay muchos tipos de ayunos dependiendo de lo que queramos lograr. Los hay que duran un día o varias semanas, y se hacen ingiriendo sólo líquido: agua o zumos de frutas, jugos o caldos de verduras, infusiones de hierbas, sirope de savia, etc.

Tipos de ayuno:
- Consiste en no tomar nada más que agua y sólo cuando se tiene sed.
- Se toma zumo de una combinación de verduras o frutas frescas.
- Se bebe el zumo de una sola clase de fruta, verdura, etc.

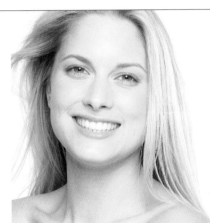

En su proceso depurativo, el organismo elimina lo que no es útil para su funcionamiento: las toxinas, la grasa sobrante, el colesterol, etc.

El ayuno da un necesario descanso al organismo y al sistema digestivo (estómago, intestinos, hígado, páncreas...) en su proceso constante de digerir, asimilar y eliminar los alimentos. La energía que economizamos en el proceso digestivo, de asimilación de nutrientes y de desecho, el organismo la aprovecha para la depuración y la autosanación.

En su proceso depurativo, el organismo primero elimina lo que no es útil para su funcionamiento: las toxinas, la grasa sobrante, el colesterol acumulado en los vasos sanguíneos, etc. En este proceso de desintoxicación pueden aparecer síntomas como náuseas, vómitos, dolores de cabeza, debilidad, estreñimiento, etc., que indican que el organismo se está depurando satisfactoriamente debido a que al eliminar la grasa sobrante pueden liberarse sustancias tóxicas atrapadas en ella.

Antes de comenzar un ayuno hay que valorar los últimos alimentos que vamos a ingerir, ya que tendrán un mejor efecto si son nutritivos y de fácil digestión y evacuación: acelgas, espinacas o arroz integral hervido, sopa de verduras cocidas y galletas de arroz con mermelada de ciruelas. Incluso podemos tomar un laxante natural para eliminar sustancias tóxicas acumuladas.

Gracias al ayuno se eliminan las grasas innecesarias y se previenen enfermedades digestivas derivadas del agotamiento digestivo y la acumulación de toxinas, así como la hipertensión, cardiopatías, asma, diabetes, artritis, artrosis y depresión, se tiene mayor lucidez mental, más vigor y ánimo y se elevan las defensas contra infecciones.

En general, y salvo excepciones, el ayuno entre uno y tres días es suficientemente beneficioso para la mayoría de las personas y los objetivos terapéuticos deseados, aunque en algunos casos se puede prolongar bajo un estricto control.

Para romper el ayuno sólo de agua lo mejor es beber por la mañana un zumo de fruta bien colado de la estación del año y del lugar donde vivimos. Un par de horas después, se puede comer una o dos piezas de fruta dulce como manzanas o peras, y por la tarde una taza de arroz hervido o una ensalada fresca.

Al día siguiente sigamos comiendo cosas ligeras, evitando tomar carnes, pescado,

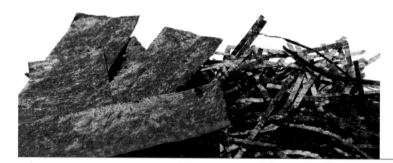

Las algas poseen magníficas propiedades terapéuticas, refuerzan el sistema inmunitario y contienen más fibra dietética que ningún otro vegetal.

queso, leche y toda clase de lácteos y huevos. Podemos tomar legumbres frescas cocidas, sopa de verduras, arroz integral hervido, nueces o almendras, galletas de arroz, manzanas asadas o hervidas sin piel.

Es importante seguir dos días de alimentación vegetariana e integral por cada día de ayuno.

En caso de hacer un ayuno a base de zumos de frutas, caldos de verduras o infusiones de hierbas, los ingredientes deberían ser preferentemente de cultivo orgánico para no introducir en el organismo sustancias tóxicas de los pesticidas, herbicidas, etc.

Para muchas personas es difícil hacer un ayuno sólo con agua, por lo que según los casos hay que saber que puede ser incluso más efectivo realizarlos con zumos, caldos o infusiones.

## Las algas

Las algas poseen magníficas propiedades terapéuticas.

- Estimulan el metabolismo y las glándulas secretoras, la limpieza del sistema linfá-

tico, la eliminación de ácido úrico, de la grasa superflua y de toxinas de la sangre.
- Refuerzan el sistema inmunitario.
- Son ricas en proteínas vegetales que aportan todos los aminoácidos esenciales.
- No contienen colesterol, grasas saturadas, pesticidas ni hormonas.
- Estimulan, revitalizan y nutren la piel y el cabello.
- Son diuréticas, combaten la pesadez de piernas y la mala circulación.
- Son ricas en vitamina E, $B_{12}$ y provitamina A o betacaroteno.
- Poseen más fibra dietética que ningún otro vegetal.
- Regulan los niveles de colesterol y previenen la obesidad, el estreñimiento, las hemorroides, el cáncer colorrectal y otros trastornos digestivos.

## La zumoterapia

La zumoterapia es una forma de alimentarse con determinados jugos y zumos de frutas y verduras con un fin terapéutico.

Al tomar las frutas y verduras licuadas, el organismo asimila más eficaz y rápidamente los nutrientes, vitaminas y minerales, y se eliminan toxinas y desechos en el organismo.

Se toman como sustitutos de las principales comidas por un tiempo determinado, sin olvidar que nuestro organismo precisa fibra y grasas.

Lo más eficaz es comprar fruta y verdura ecológica y hacer nosotros mismos los zumos y tomarlos en el momento para aprovechar mejor sus propiedades. En caso de que se compren envasados hay que comprobar que lleven sólo zumo, sin aditivos químicos o azúcar añadido u otros edulcorantes que eleven las calorías.

El alto contenido de frutas y verduras en vitaminas, minerales y nutrientes como los bioflavonoides potencian el sistema inmunitario.

Poseen potentes propiedades desintoxicantes, ya que estimulan la actividad hepática y renal.

## Las virtudes de las frutas y verduras

**Aguacate:** protege de daños hepáticos, reduce el riesgo de cáncer bucal y los niveles del colesterol malo.

**Albaricoque:** es diurético, regenerador celular, equilibrador del sistema nervioso, se usa contra la alergia y la anemia. Contiene fósforo, hierro, calcio, flúor y cobalto y vitamina A y $B_1$.

**Apio:** es un excelente tónico del sistema nervioso y de las glándulas suprarrenales y un depurativo de los riñones, el hígado y los pulmones. Se usa contra el estrés y es remineralizante y adelgazante. Contiene sales minerales como sodio, calcio y potasio.

**Calabaza:** reduce el riesgo de padecer cáncer de pulmón y próstata, así como de inflamaciones y protege las articulaciones contra la poliartritis.

**Ciruela:** es astringente y se usa contra el estreñimiento, las hemorroides, el colesterol. Protege contra la pérdida ósea y de

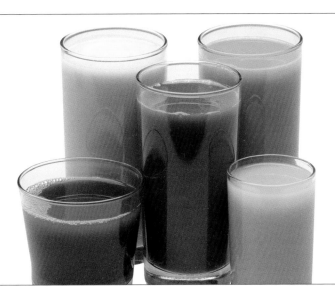

Al tomar las frutas y verduras licuadas, el organismo asimila más eficaz y rápidamente los nutrientes, vitaminas y minerales, y se eliminan toxinas y desechos en el organismo.

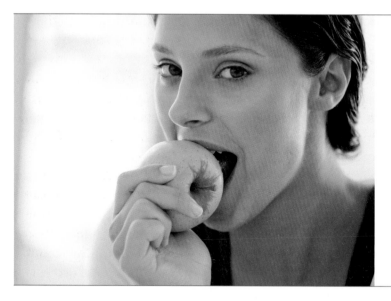

Manzana: ayuda a eliminar toxinas y se usa para prevenir y tratar el colesterol, el estrés y el insomnio.

posibles daños del ADN. Contiene gran cantidad de antioxidantes, vitamina A y C, manganeso, celulosa y azufre.

**Col blanca:** se usa como cicatrizante de las mucosas intestinales y como regenerador celular, favorece la producción de hemoglobina y de orina. Es remineralizante y depurativa. Contiene clorofila, hidratos de carbono y fibra, y es rica en potasio, calcio y magnesio, provitamina A, folatos y vitamina C.

**Col verde:** facilita la coagulación sanguínea, reduce el riesgo de cáncer de próstata, de colon, mama y de ovario, y es un poderoso desintoxicante.

**Frambuesa:** es laxante, diurética y antiinflamatoria. Contiene vitamina A y C y ácido salicílico y hierro.

**Fresa:** se usa en casos de anemia, artritis y previene la caries. Protege contra el alzheimer, reduce el colesterol malo y el riesgo de cáncer de colon, próstata y boca. Contiene vitamina A, C, E, K, hierro, ácido oxálico y fórmico.

**Limón:** se usa como depurativo y limpia y nutre la piel, y contra el estreñimiento, el escorbuto, la inapetencia, el cansancio y catarros y para potenciar el sistema inmunitario y el sistema nervioso. Contiene minerales como el calcio, fósforo, hierro, magnesio y zinc, vitamina A, $B_1$ y C, azufre y ácido fólico.

**Mango:** se usa en cardiopatías y es laxante y diurético. Potencia el sistema inmunológico, reduce el colesterol malo y protege las arterias. Contiene vitamina C, fósforo, hierro y fibras.

**Manzana:** es diurética, estimulante, hemostática, ayuda a eliminar toxinas y se usa para prevenir y tratar el colesterol, el estrés y el insomnio. Eleva la capacidad inmunológica, previene el cáncer de pulmón y de próstata y reduce el riesgo de alzheimer. Contiene potasio, pectina y vitaminas A, $B_1$, $B_2$ y C.

**Melocotón:** es suavemente laxante y diurético. Contiene vitaminas A, B y C y oligoelementos.

**Naranja:** se usa contra el estreñimiento y la presión alta, para potenciar el sistema inmunitario y el sistema nervioso. Reduce los niveles de colesterol malo y el riesgo de cáncer de boca, garganta, pecho y estómago, así como de leucemia infantil. Contiene minerales como el calcio, fósforo, hierro, magnesio y zinc, vitamina A, $B_1$ y C, ácido fólico y pectina, que inhibe el apetito.

**Pera:** se usa contra la tos, la congestión pulmonar, la gastritis y la úlcera gastrointestinal, el acné, la hipertensión, eccemas y psoriasis. Contiene vitamina A, $B_1$ y C.

**Piña:** se usa contra la depresión, la celulitis, la obesidad y es un excelente tónico cerebral. Aumenta la capacidad de regeneración del organismo y reduce la inflamación del asma. Contiene vitamina A, $B_1$, $B_6$ y C.

**Plátano:** se usa en casos de diarreas, hipertensión arterial o trastornos de los vasos sanguíneos y del corazón, regula el tránsito intestinal, protege de la leucemia, del cáncer de colon y del de riñón, estimula la capacidad inmunológica y reduce los síntomas del asma en los niños Contiene potasio, magnesio, zinc, taninos, ácido fólico y vitaminas A y C.

**Pomelo:** se usa como protector hepático, activa la digestión y la eliminación de líquidos. Contiene vitamina C y minerales.

**Rábano:** estimula la función de la vesícula biliar y tiene efecto diurético y digestivo y es un excelente depurativo hepático y antiséptico de la sangre y los bronquios. Tiene una potente acción antioxidante y aumenta la secreción de bilis en el hígado y facilita el evacuación de la vesícula biliar.

Contiene azufre orgánico, hidratos de carbono y fibra, vitamina C, folatos, potasio y yodo, calcio y fósforo.

**Uva:** se usa para prevenir la arteriosclerosis, la anemia, catarros, la fatiga y estimula el sistema inmunitario. Contiene flavonas, azufre, yodo y vitamina A, $B_1$, $B_6$ y C.

No obstante todas estas virtudes, hay que tener cuidado ya que las frutas y verduras, que no sean ecológicas, contienen plaguicidas y productos químicos que causan alteraciones en el sistema nervioso y en el sistema endocrino, mayor riesgo de cáncer, irrita-

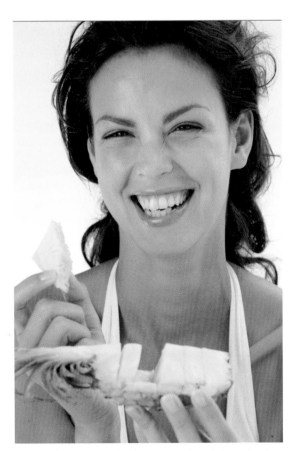

Piña: se usa contra la depresión, la celulitis, la obesidad y es un excelente tónico cerebral.

ción en la piel, los ojos y los pulmones. Las frutas y verduras que más químicos contienen son:

Frutas: cereza, fresa, manzana, melocotón, pera y uva.

Verduras: apio, berza, calabacín, col verde, espinacas, judías verdes, lechuga, patatas, pepino, pimientos y zanahorias.

## La apiterapia

Gracias a la apiterapia podemos usar los diferentes productos de las abejas: miel, polen, jalea real, propolis, cera y veneno de abeja para distintos tratamientos de salud y belleza.

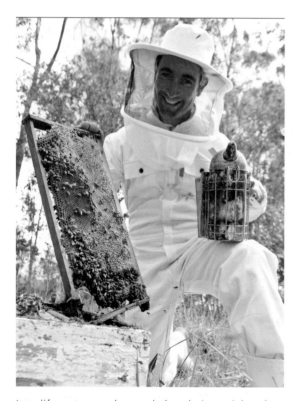

Los diferentes productos de las abejas: miel, polen, jalea real, propolis, cera y veneno de abeja, tienen propiedades bactericidas y antioxidantes.

### El polen

Tiene propiedades bactericidas y antienvejecimiento. Regula los intestinos y estimula el sistema nervioso.

Gracias a su alto contenido en proteínas vegetales, está especialmente recomendado para deportistas, personas mayores y convalecientes.

### La jalea real

La jalea real es un regalo de la naturaleza. Rica en oligoelementos y vitaminas, es estimulante, equilibrante y un excelente reconstituyente. Se recomienda en casos de hipertensión y de arteriosclerosis.

Mejora el apetito, reduce la ansiedad y la depresión. Se usa también para tratar los eccemas.

### El propolis

Posee propiedades antioxidantes y neutraliza los radicales libres responsables del envejecimiento celular. En uso tópico tiene propiedades regenerativas en la piel, y se usa contra la caries dental y en las inflamaciones de las encías.

### La miel

Más de tres cuartas partes de su composición es azúcar, mientras que el resto son aminoácidos, vitaminas y minerales, que favorecen la asimilación por parte del organismo del calcio y el magnesio. En general, cuanto más oscuro es su color, más cantidad de minerales contiene.

Se usa en casos de cansancio físico y psíquico, anorexia, falta de apetito, trastornos digestivos y úlceras gástricas.

Posee magníficas propiedades bacterici-

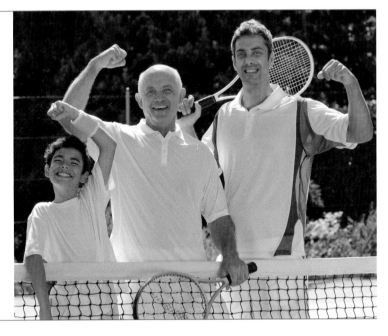

Los deportistas y las personas que necesitan aportes energéticos de forma instantánea tienen en la miel un gran aliado.

das y antibióticas, por lo que se usa en tratamientos de infecciones, como laringitis y bronquitis.

Tiene una buena capacidad cicatrizante en heridas y problemas cutáneos.

Los deportistas y las personas que necesitan aportes energéticos de forma instantánea tienen en la miel un gran aliado. Sus azúcares poseen un gran valor energético y son fácilmente asimilados por el organismo ayudando en la digestión de los alimentos.

Variedades de miel y sus propiedades

**Acacia:** calmante, reconstituyente, reguladora intestinal.

**Brezo:** antirreumática, y en casos de anemia, fatiga, convalecencia y afecciones de las vías urinarias y cálculos biliares.

**Castaño:** Mejora la circulación sanguínea y la disentería.

**Colza:** favorece la función del aparato circulatorio y cardiovascular.

**Espino blanco:** en casos de calambres, contracturas, y tiene propiedades antiespasmódicas.

**Eucalipto:** antiséptica de vías respiratorias y urinarias.

**Lavanda:** antiséptica de la garganta. Se usa es caso de gripe, tos, asma y úlceras varicosas.

**Naranjo:** calma el nerviosismo, reduce el insomnio.

**Pino:** enfermedades respiratorias, bronquitis.

**Romero:** aumenta la secreción biliar, es estimulante hepático, y se usa en casos de asma y úlceras.

**Tilo:** sedante, calmante, combate las migrañas, los dolores estomacales y las enfermedades cardiacas.

**Tomillo:** antiséptico general, facilita la digestión y mejora el tono muscular y físico.

Para más información: www.lineavital.es

# CAPITULO 4

*Helioterapia*

# CAPÍTULO 4

## Helioterapia

### Helioterapia

La helioterapia es el uso de la radiación solar como prevención y terapia para distintas dolencias.

La disminución de la capa de ozono hace que los rayos solares sean más intensos por lo que hay que ser prudentes, ya que la luz solar tiene un efecto sobre nuestra salud, que sea positivo o negativo depende de la intensidad, del tiempo climático, de la época estacional, de la inclinación de los rayos solares y de la dosis recibida. Podemos dividirla en tres rangos: UVA (320-400 nanómetros), UVB (320-290) y UCV (290-200), siendo esta última la que puede causar mayores efectos en el organismo por su mayor frecuencia y energía, aunque sólo una pequeña cantidad llega a la superficie terrestre.

### Beneficios de la radiación ultravioleta

No hay que olvidar que el sol es una fuente de efectos benéficos en la salud y el bienestar. El primero es que el organismo sintetiza más eficazmente la vitamina D, gracias a la acción de la radiación solar. En la piel se encuentra la provitamina D que, bajo la luz solar, se convierte en vitamina D, y esta vitamina es necesaria para acopiar el calcio de los alimentos.

El primer efecto se produce en la piel e inmediatamente se traslada progresivamente a todo el organismo. Se eleva la temperatura local, aumenta la circulación periférica de la sangre, la sudoración y la pigmentación.

Aunque es sabido que el exceso de exposición a los rayos solares causa envejecimiento y ciertos tipos de melanomas, una investigación realizada en el King's College de Londres con dos mil ciento sesenta mujeres de entre dieciocho y setenta y nueve años ha demostrado que la vitamina que produce el organismo al exponerse al sol ayuda precisamente a reducir el envejecimiento celular y a protegernos contra una amplia gama de enfermedades.

Las mujeres que, gracias a dicha exposi-

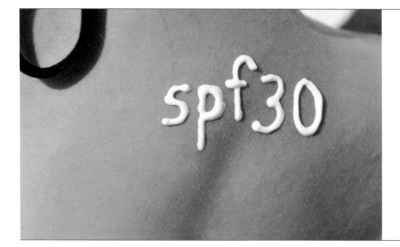

Antes de exponernos al sol, debemos usar productos de protección solar de acuerdo al tipo de piel.

ción, habían logrado niveles más altos de vitamina D, tenían un menor envejecimiento en su ADN. De hecho, las personas con deficiencia de vitamina D tienden a tener más debilidad muscular y a perder masa ósea.

Un niño finlandés tiene cuatrocientas veces más probabilidades de desarrollar diabetes que uno venezolano. Según expertos de la Universidad de California (EE.UU.), la respuesta está en su menor exposición al sol, principal fuente de vitamina D.

Igualmente, el aumento de casos de autismo en los últimos tiempos se ha asociado al nefasto consejo de evitar el sol. Las evidencias son concluyentes:

– Unos bajos niveles de vitamina D durante la gestación alteran el desarrollo cerebral del feto.
– Hay más casos de autismo en latitudes con poco sol.
– Niños con raquitismo, que padecen una carencia de vitamina D, desarrollan marcadores de autismo que desaparecen tras el tratamiento con vitamina D.

Asimismo, se ha comprobado en casos de niños gemelos idénticos que el que más se había expuesto al sol tenía menor riesgo de sufrir esclerosis múltiple. Al aumentar la producción de vitamina D, la exposición al sol estimula el sistema inmunitario y reduce el riesgo de sufrir esta enfermedad.

Prevención en casos de baja exposición solar: exponer cuello, piernas y brazos al sol del mediodía sin protección durante unos diez minutos cada día y hasta veinte en casos de piel oscura. En épocas y zonas donde no sea posible tomar el sol podemos exponernos a luz artificial que emita entre dos mil y diez mil lux. También es importante tomar alimentos y suplementos ricos en vitamina $D_3$, como son la yema de huevo o el aceite de hígado de pescado.

## Riesgos de la radiación ultravioleta

Se calcula que la radiación solar es la causa del diez por ciento de todos los tumores y que ésta se encuentra en el noventa por ciento de los tumores de piel no melánicos. El nivel de riesgo depende en gran medida del tipo de piel y de la presencia de tejidos patológicos, cicatrices, verrugas o callos óseos.

Se ha comprobado, sin embargo, que las personas con un régimen alimenticio sano y equilibrado tienen muchas menos probabilidades de contraer cáncer, a pesar de que estén expuestos al sol durante más tiempo.

Es conveniente evitar las sobreexposiciones a las radiaciones ultravioleta, incluso cualquier tipo de exposición innecesaria, ya sea artificial o natural. Con respecto a la desaparición de la capa de ozono, las estadísticas prevén que por cada uno por ciento de reducción, aumentará el cáncer de piel hasta en un seis por ciento y el melanoma cutáneo en un uno y medio por ciento.

También podemos relacionar la radiación ultravioleta con el desarrollo de cataratas, conjuntivitis, queratitis, quemaduras, envejecimiento cutáneo o fotofobia. Otra característica negativa de la radiación ultravioleta, al igual que del resto de las radiaciones electromagnéticas, es que sus efectos son acumulativos, es decir, que se van sumando progresivamente hasta llegar a límites patológicos.

Debido a estas circunstancias es aconsejable, salvo carencias patológicas, no exponerse al sol entre las doce y las cuatro de la tarde. Las mejores horas son las primeras de la mañana o las últimas de la tarde, y utilizar cremas con un factor de protección elevado, tanto para los rayos UVB como para los UVA.

El uso de cabinas para el bronceado artificial es una modalidad que puede acarrear peligrosas consecuencias, especialmente cuando la persona se somete a varias sesiones anuales, lo cual puede comportar alteraciones cutáneas que, incluso, se relacionan con el desarrollo de melanomas.

## Protección

Si no vamos a hacer una sesión de helioterapia, antes de exponernos al sol, debemos usar productos de protección solar de acuerdo al tipo de piel, y proteger los ojos y la cabeza. La cabeza debe ir cubierta con gorra, sombrero, sombrilla y los ojos protegidos con gafas de sol adecuadas.

Hay que evitar a toda costa la sobreexpo-

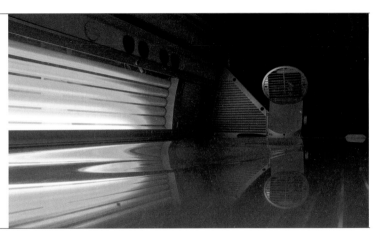

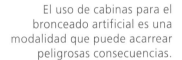
El uso de cabinas para el bronceado artificial es una modalidad que puede acarrear peligrosas consecuencias.

sición y la insolación que puedan dejar secuelas en la piel y en los ojos, y llegar a ser irreversibles. Sol, sí, pero sin excesos.

Antes de aplicar un protector solar hay que elegir uno que sea adecuado a nuestro tipo de piel: graso, seco o mixto. Para mejorar el efecto, lo más eficaz es extenderlo media hora antes de salir y renovarlo periódicamente, salvo que vayamos a hacer una sesión de helioterapia, ya que muchos estudios prueban que tomar el sol sin protección, entre diez y treinta minutos diarios, asegura la dosis necesaria de vitamina D para defendernos de la osteoporosis y de distintos tipos de cáncer y enfermedades crónicas, sin elevar el riesgo de padecer cáncer de piel.

El protector solar debe incorporar filtros de protección contra los rayos UVB y UVA. Hay protectores solares especiales para resistir al agua durante una hora.

Hay que evitar las horas de mayor intensidad solar, especialmente en verano, que son las horas más cercanas al mediodía. Sin embargo, podemos aprovechar las primeras horas de la mañana o las últimas de la tarde, cuando el sol es más agradecido.

La exposición al sol debe ser progresiva. Los primeros días, quince minutos puede ser suficiente. Después, conforme la piel se vaya bronceando iremos elevando el tiempo de exposición, que es una protección natural de la piel frente a las radiaciones ultravioletas.

Los niños son especialmente sensibles a la radiación solar, por lo que hay que adoptar con ellos medidas más prudentes: menos exposición y más protección.

Una forma de saber que ya hemos sobre-

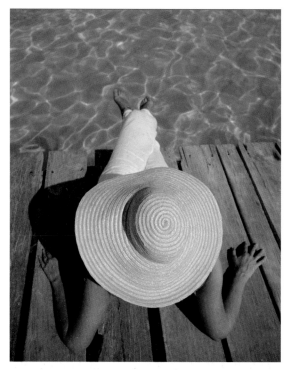

La exposición al sol debe ser progresiva. Los primeros días, quince minutos pueden ser suficiente. Después, iremos elevando el tiempo de exposición.

pasado el límite aconsejable es la sensación de cansancio. Un baño de sol debe ser estimulante, por lo que si notamos algún signo de cansancio es que nos hemos excedido.

Cuanto más clara sea la piel más protección debemos adoptar. La mejor es cubrirse con ropa y sombrero, no exponerse a las horas de máxima radiación, incluso aunque esté nublado, ya que las nubes que no son muy gruesas no filtran los UVB, principales responsables de las quemaduras, y usar las cremas protectoras adecuadas.

Hay que evitar exponerse al sol con perfumes, colonias o productos perfumados, especialmente los que contengan en su composición bergamota y almizcle.

## Las dosis

Para tomar el sol, no es necesario tumbarse completamente desnudo, se puede recibir una buena dosis de sol mientras caminamos, aunque ocasionalmente sí que es conveniente que los rayos solares lleguen a todos los rincones de nuestro cuerpo.

La helioterapia se realiza en forma progresiva. Al principio, las primeras sesiones deben ser de corta duración, en dosis pequeñas, y poco a poco ir aumentando el tiempo de exposición; al inicio de la cura no se debe superar los quince minutos diarios para luego ir elevando progresivamente el tiempo.

A su vez, la superficie corporal expuesta debe ser cada día mayor, hasta cubrir todo el cuerpo.

El mejor momento para usar el sol como aliado de la salud es a las primeras horas de la mañana o a las últimas de la tarde, cuando el sol no es demasiado intenso, especialmente si estamos en verano y en zonas especialmente calurosas o de altitud elevada.

## Las diferentes exposiciones

No todos los lugares son iguales a la hora de tomar una sesión de helioterapia, ya que según dónde estemos se producen diferentes efectos sobre el organismo.

En la montaña las radiaciones del sol son más intensas y se produce una menor presión atmosférica, el aire es más puro y aumenta la sequedad ambiental.

El efecto de los rayos ultravioletas es más potente conforme aumentamos la altura, lo que significa que cuando no estemos realizando una sesión de helioterapia debemos protegernos más eficazmente. Cuanto más verticalmente incidan los rayos del sol sobre la piel, más peligrosos son y más precauciones deberemos tomar.

La montaña es la mejor zona para tratar las enfermedades pulmonares, como es la tuberculosis, las de la sangre y todos los trastornos de origen inmunológico y los estados convalecientes de buen número de enfermedades al activarse más eficazmente las defensas. Lo primero que se advierte es

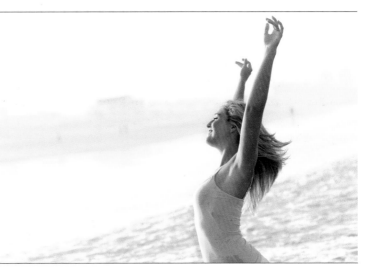

Se puede recibir una buena dosis de sol mientras caminamos a primeras horas de la mañana o a las últimas de la tarde.

una mayor capacidad pulmonar y que el apetito se estimula, y pronto se advierte que el organismo es más resistente y tiene más vitalidad.

Cerca del mar el clima es más estable y la humedad elevada. En ese ambiente de intensa luminosidad y con una especial propagación de la luz, las radiaciones ultravioletas son muy intensas. El agua refleja los rayos solares un cincuenta por ciento y la arena un treinta y cinco por ciento. Por ello, el tratamiento de las afecciones de la piel tienen en este ambiente su mejor aliado: la sequedad de la piel, la descamación, las lesiones ulcerosas, las heridas mal cicatrizadas, las cicatrices, la pigmentación, el prurito, la psoriasis o la dermatitis y el eccema atópicos.

La exposición solar genera una irritación de las capas superficiales de la piel, que dilata los capilares elevando la cantidad de sangre circulante.

La fusión de las radiaciones solares y el medio marino permite sintetizar eficazmente la vitamina D en el organismo a través de la piel, por lo que se mejora la fijación del calcio en el tejido óseo.

Al igual que en la montaña, la helioterapia marina favorece el equilibrio psicológico. En este ambiente, el estrés, la ansiedad, la depresión y la neurosis mejoran sensiblemente. De hecho, es sabido que los habitantes de las zonas costeras calurosas tienden a ser más alegres y optimistas. El efecto de la luz intensa anima y estimula, y por ello se ha utilizado la helioterapia como cura para los trastornos de estrés, depresión y ansiedad.

## Climatoterapia

Cada persona según su edad, constitución física, estado psíquico o predisposición genética tiene unos climas que le favorecen más y otros que no le son tan propicios.

Esta interrelación entre el clima y el ser humano es conocida desde la antigüedad y basándose en ella se trataban múltiples dolencias, especialmente las relacionadas con los pulmones y la vitalidad.

La climatoterapia es un método terapéutico que intenta prevenir y curar enfermeda-

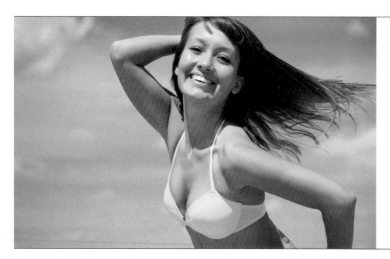

La fusión de las radiaciones solares y el medio marino permite sintetizar la vitamina D a través de la piel, por lo que se mejora la fijación del calcio en el tejido óseo.

des a través de la exposición a determinadas condiciones climáticas, de la situación geográfica, composición del suelo y condiciones atmosféricas, grado de humedad, pureza del aire, irradiaciones solares, vientos dominantes, etc.

Los diferentes climas pueden tener efectos relajantes, tonificantes, estimulantes o depresivos.

Una persona que padece reumatismo no debe vivir en una zona de terreno arcilloso por la humedad que se genera en el ambiente debido a la impermeabilidad al agua. Lo más adecuado es vivir en zonas más secas, de suelo arenoso, que es permeable al agua.

La astenia tiene peor tratamiento en un clima cálido, que tiende a debilitar el organismo.

En la montaña hay menos presión atmosférica y menos oxígeno. Para compensar estos cambios del clima de montaña, el organismo estimula la capacidad cardiorrespiratoria y la producción de los glóbulos rojos de la sangre para transportar más oxígeno y compensar su falta en el aire. Si pasamos del nivel del mar a la montaña podemos notar dolores de cabeza, de estómago, insomnio, cansancio, mareos o náuseas, que desaparecen pasadas unas horas o unos pocos días. Está especialmente indicado en casos de anemia, astenia y agotamiento físico y mental, y para convalecientes de enfermedades crónicas y graves. Cuando la zona es seca y soleada está indicada para quienes padecen asma, bronquitis crónica y tuberculosis ósea o pulmonar.

El clima marino combina varias posibilidades terapéuticas: exposición al aire am-

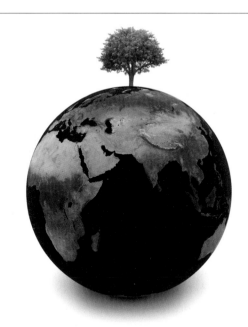

Los diferentes climas pueden tener efectos relajantes, tonificantes, estimulantes o depresivos.

biente y a las radiaciones solares y baños de agua salada.

Uno de los mayores beneficios de esta combinación es su efecto tonificante, estimulante y reconstituyente. En este ambiente se produce una profunda desintoxicación del organismo, aumento de apetito, mejor funcionamiento del ritmo cardiaco, intestinal y gástrico, así como de la circulación sanguínea, mayor producción de glóbulos rojos, amplificación y mejora pulmonar y oxigenación del organismo.

Las planicies son apropiadas para aquellas personas que no soportan las zonas altas o los cambios bruscos de medio. Es un ambiente estable, que modera la actividad orgánica, especialmente para quienes padecen trastornos nerviosos y psíquicos.

En climas de altas temperaturas se eleva la frecuencia cardiaca y respiratoria, sudamos

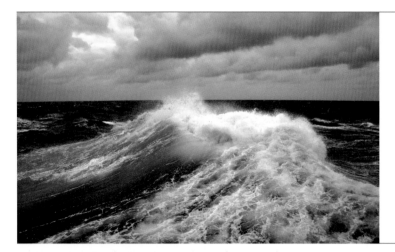

Durante los días en que soplan vientos con alta carga iónica, personas con ansiedad, irritabilidad o depresión ven aumentar más fácilmente sus síntomas.

para que al enfriarse el sudor refrigere el cuerpo, al igual que al dilatarse los vasos sanguíneos superficiales. Alta humedad y temperatura unidas al aumento del ozono troposférico es una peligrosa combinación para nuestra salud. En estos casos es conveniente tomar muchos líquidos, preferentemente agua, evitando la cafeína, el alcohol y los refrescos azucarados, ya que pueden incrementar la deshidratación. En este clima la sombra es el mejor aliado, así como vestirse con prendas amplias, de tejidos naturales y colores claros.

Por el contrario, ante una temperatura fría el cuerpo reacciona con vasoconstricción de la piel y tiritando. De esta forma logra llevar más sangre a los órganos. Frío, humedad y un incremento de los contaminantes que provoca en esas épocas el uso masivo de la calefacción, como óxido de azufre y de nitrógeno, es muy peligroso para la salud, especialmente para las personas que padecen asma o reuma.

La meteorosensibilidad hace a muchas personas sensibles a ciertos vientos, especialmente a los ionizantes, es decir a los que transportan una gran carga de iones positivos. En estos casos, y en general ante un cambio barométrico, la persona puede notar dolores articulares, alteraciones de comportamiento, irritabilidad, etc., que desaparecen con la llegada de la lluvia.

Quienes son más sensibles a estos fenómenos son aquellos que padecen ansiedad, que durante esos días deben adoptar medidas de precaución, así como realizar prácticas de relajación. Durante los días en que soplan vientos con alta carga iónica, caso del levante, el siroco o la tramontana, se altera el sistema nervioso y las personas con ansiedad, irritabilidad o depresión ven aumentar más fácilmente sus síntomas.

El clima también tiene un efecto determinante en las personas que padecen alergias. Los ataques de asma se disparan antes de una tormenta ya que la elevada humedad hace que los pólenes de las gramíneas se abran y las partículas de almidón que generan se inhalen muchas veces mezcladas con partículas originadas por la polución ambiental. Existe una interacción entre las alergias (rinitis, asma, conjuntivitis, bronquitis...) y la contaminación del aire procedente de la quema de combustibles fósiles, como son el dióxido de azufre, el dióxido de nitrógeno, el monóxido de carbono y el ozono, generado por la acción solar sobre los gases de los vehículos.

## Piel sana en cualquier clima

Los rayos del sol pueden provocar manchas y otro tipo de problemas de mayor gravedad en la piel, así como el tabaco, la contaminación ambiental, el sedentarismo y una alimentación inadecuada.

La piel se renueva cada veintiocho días, por lo que precisa un constante aporte de nutrientes esenciales para el desarrollo y aspecto de la piel.

Una de las mejores cosas que podemos hacer por nuestra salud y nuestra piel es mantener una dieta sana, variada y equilibrada rica en líquidos, vitaminas como la A, B, C y E, y minerales como el selenio, el zinc o el hierro. Gracias a su efecto antioxidante,

estas sustancias contrarrestan en buena medida la acción negativa de los radicales libres. Además, son excelentes nutrientes de la piel, y mejoran su aspecto y vigor.

Estos antioxidantes los podemos encontrar principalmente en alimentos vegetales: frutas, legumbres, verduras, hortalizas, frutos secos y cereales integrales.

Agua y zumos naturales mantienen la piel bien hidratada, así como una dieta que aporte los nutrientes necesarios para que la piel se mantenga perfectamente. Sin olvidar que la mayoría de verduras y frutas son en su mayor parte agua.

El aceite de oliva, de girasol, maíz y soja, el aguacate, los frutos secos como las nueces, almendras, avellanas o pistachos y el pescado azul, son alimentos ricos en ácidos grasos insaturados como el ácido oleico, linoleico y linolénico, que son necesarios para mantener una piel sana y vital.

Para más información:
www.vidasanaweb.com

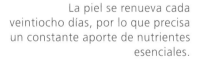

La piel se renueva cada veintiocho días, por lo que precisa un constante aporte de nutrientes esenciales.

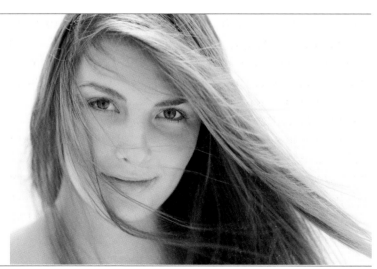

# CAPÍTULO 5

*Cronobiología*

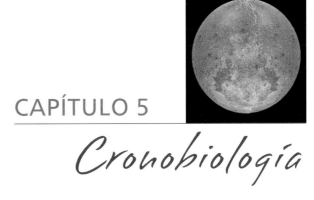

## CAPÍTULO 5

# Cronobiología

Nuestro organismo posee un reloj biológico que está sincronizado a los ritmos de la naturaleza, y que tiene una gran influencia en la segregación de hormonas y en la capacidad inmunológica. Asimismo, regula las funciones fisiológicas y bioquímicas, así como el sueño, el descanso y la actividad física, intelectual, emocional y sexual.

Si somos capaces de acomodarnos a estos ritmos naturales para descansar, alimentarnos, estudiar, trabajar, etc., nuestra propia naturaleza se verá muy beneficiada y seremos capaces de mantener mayor atención, desplegar más energía, descansar más profundamente y alimentarnos más eficazmente, entre otras muchas cosas.

Para nuestro organismo, lo mejor es comer todos los días a las mismas horas y tratar de tomar aquellos alimentos más asimilables según la cronobiología.

También los síntomas y dinámicas de muchas enfermedades varían durante el transcurso del día, así como con ciclos lunares y estacionales. Es bien sabido que la luz es un regulador de nuestro organismo. De hecho, la presencia o ausencia de luz activa o inhibe la segregación de distintas sustancias endógenas. Estos ciclos son diarios o también estacionales. Con la llegada del otoño muchas personas se encuentran más desanimadas, depresivas y bajas de energía, lo mismo que sucede cuando se vive en zonas con poco sol. Sin embargo, con la llegada de la primavera estos síntomas remiten y aparece el optimismo y se eleva la energía.

Los ataques cardiacos, las jaquecas, las migrañas son más frecuentes entre las seis y las doce de la mañana; los de asma y los partos, entre la medianoche y las seis de la mañana.

Hay ciclos diarios (veinticuatro horas), y otros muchos que van desde menos de un segundo de los ritmos cerebrales al segundo de los cardiacos, los seis de la respiración o la hora de ciertas secreciones hormonales, así como anuales o estacionales. Todo en nuestro organismo está sujeto a ciclos: el comportamiento, la fisiología, la biología celular o los procesos moleculares.

Es fácil observar cómo la rotura de algunos tipos de ciclos produce una desincronización, por ejemplo, los vuelos aéreos largos o los trabajos nocturnos o en turnos rotativos.

Conocer estos ritmos hará que podamos llevar una vida más saludable y logremos interpretar mejor nuestra respuesta hormonal e inmunológica.

## Ciclos diarios

Nuestro organismo lleva a cabo la desintoxicación del hígado a partir de las once de la noche durante un par de horas, fenómeno fisiológico que es mucho más eficaz si estamos en la fase de sueño profundo que si estamos despiertos. A partir de ese momento, mejor si seguimos en ese estado de sueño profundo, se produce la desintoxicación de la vesícula biliar, asimismo durante unas dos horas, entre la una y las tres de la madrugada. A continuación, comienza la fase de desintoxicación de los pulmones, entre las tres y las cinco. No debemos sorprendernos si, cuando el organismo lo necesita, durante ese tiempo nos despertamos con un acceso de tos. Es una forma de limpieza pulmonar. Entre las cinco y las siete de la mañana, es fácil que queramos ir al baño, es la hora de la desintoxicación del colon.

Al amanecer, entre las cinco y las nueve de la mañana, nuestro organismo y nuestra mente empieza a desentumecerse de la fase del sueño y comienza a salir de su letargo. Es cuando se despierta el apetito. Son las mejores horas, según la crononutrición, para tomar calcio, hidratos de carbono, lípidos: pan y cereales integrales, leche y queso de oveja o de cabra, etc., debido a los biorritmos, a la segregación de ciertas enzimas y a las necesidades de calorías. Hay horas del día en que nuestro organismo asimila más eficazmente las calorías que en otras.

Entre las siete y las nueve de la mañana, es el mejor momento para desayunar: el organismo absorbe más eficazmente los nutrientes en el intestino delgado. En caso de estar enfermos, es mejor no esperar a esa hora y adelantar el desayuno entre las seis y las seis y media.

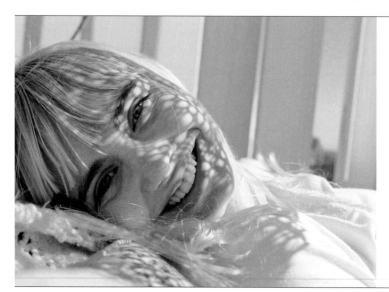

Todo en nuestro organismo está sujeto a ciclos. Conocer estos ritmos nos hará llevar una vida más saludable e interpretar mejor nuestra respuesta hormonal e inmunológica.

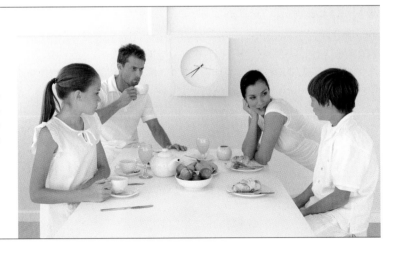

Nuestro reloj biológico nos indica qué tipo de alimentación es la más adecuada según el gasto calórico que realiza dependiendo de la hora del día.

El desayuno a una hora temprana, antes de las ocho, es muy beneficioso para el organismo, pero hasta las diez de la mañana podemos hacerlo con buenos beneficios para nuestra salud.

Nuestro reloj biológico nos indica qué tipo de alimentación es la más adecuada según el gasto calórico que realiza dependiendo de la hora del día. Precisamente, una de las formas de optimizar la ingesta de calorías es según las necesidades horarias de nuestro organismo. Si seguimos este criterio horario de aporte calórico, aprovecharemos al máximo la energía consumida y no tendremos problemas de sobrepeso. En general, entre las cinco de la mañana y las cinco de la tarde, consumimos más calorías y empleamos más energía.

La mejor hora para caminar o hacer ejercicio es antes de las diez de la mañana, y antes de desayunar, con lo que se produce una mayor eliminación de las grasas acumuladas.

Sobre las diez ya estamos activados y nos encontramos en un estado de máxima atención, y la memoria a corto plazo está en su nivel más álgido. Es un momento apropiado para ingerir algo de hidratos unidos a proteínas, almidón, féculas y azúcar. Unas buenas piezas de fruta contienen la suficiente cantidad de azúcar natural.

La digestión empieza a prepararse antes de que llegue el mediodía. Nuestro organismo sabe que llega la hora de comer, y prepara los jugos gástricos para facilitar la digestión. Al mediodía, el organismo tiene la sensación de más apetencia de azúcar, con lo que debemos introducir en la dieta una amplia variedad de fruta y de verduras, que pueden ir acompañadas de cereales integrales, pescado y, en todo caso, carne de origen ecológico.

Una hora después, entramos en una fase de lasitud que nos indica que es el momento para hacer un respiro; por ejemplo, una siesta o al menos un breve receso en nuestra actividad.

Los romanos eran fieles seguidores de la siesta. De hecho, la palabra proviene del latín *sixta*, que significa «la sexta hora del día». La siesta es reposo. Puede ir asociada a dormir o simplemente a relajarse un rato antes de continuar las tareas cotidianas.

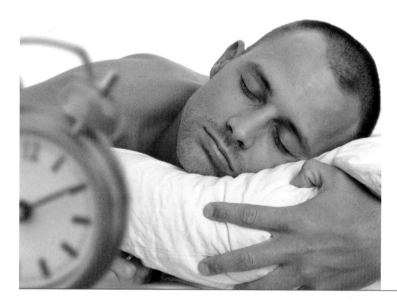

La siesta mejora la creatividad, la atención, la eficacia, la vitalidad, los reflejos, así como la sensación de bienestar.

Es un regalo para el organismo disponer de aunque sea unos pocos minutos para relajarse tras la comida, como un punto de inflexión en el día, y más si la comida ha sido abundante. La siesta regula los ritmos biológicos y reduce el riesgo de alteraciones cardiovasculares.

Cuanto menos tiempo se tiene para hacer un alto en el ajetreo cotidiano, más necesaria es la siesta. Hay momentos de presión laboral, familiar o personal que hace que la mente esté más alborotada de lo habitual. Es un aviso de que nuestro sistema nervioso está demandando una tregua, y qué mejor que reposar unos instantes, cerrar los ojos, respirar profundamente y dejar de pensar por un momento en los problemas y tareas pendientes.

La siesta mejora la creatividad, la atención, la eficacia, la vitalidad, los reflejos, así como la sensación de bienestar.

## Tipos de siesta

**Relámpago.** Su duración es inferior a cinco minutos. Aunque dure tan poco, permite aminorar el cansancio y el estrés, y eleva la vitalidad para poder afrontar eficazmente el resto del día. Cerramos los ojos y tratamos de relajarnos distendiendo los músculos, inspirando profundamente y expirando lentamente. La ventaja de este tipo de descanso es que lo podemos hacer en cualquier momento y lugar: en la parada del autobús, antes de un examen o en una pausa en el trabajo.

**Relax.** Dura entre cinco y treinta minutos. Se puede practicar sentado o preferentemente tumbado después de haber comido.

**Regia.** Dura más de media hora y se hace acostado en cualquier superficie cómoda, desde un sofá a una cama. Es muy positiva tras una jornada dura o ante un estado de cansancio o estrés. Tiene la ventaja de que permite acceder a todos los niveles del sueño, incluyendo el profundo y la persona llega incluso a soñar.

Después de este descanso, podremos afrontar lo que queda del día con mayor energía y humor. Pero para recargarnos de energía, la siesta no es imprescindible, un buen paseo relajante, una meditación a la luz de la primera hora de la tarde ayuda a superar el sopor de después de comer y eleva nuestra energía.

De hecho, la mejor hora desde el punto de vista físico es entre las trece y las diecisiete horas. Nada mejor que dedicarlas a alguna ocupación física, recreativa o deportiva.

A partir de las cinco de la tarde y hasta las cinco de la mañana, el organismo entra en un proceso de regeneración y de reposo.

El mejor momento para el estudio es entre las dieciocho y las veinte horas. En ese tiempo, la capacidad de concentración aumenta y somos más capaces de rendir y de asimilar cualquier actividad intelectual. La memoria se encuentra al máximo. Sin embargo, con la caída del sol, ese estado de atención disminuye, el organismo funciona más lentamente y segrega menos enzimas digestivas y la digestión es más lenta, y es cuando es más fácil caer en la depresión o la ansiedad. Para contrarrestarlo, un par de horas antes de acostarnos, una cena ligera a base de verduras será lo más adecuado.

Entre las nueve y las once de la noche, nuestro sistema linfático lleva a cabo el proceso de eliminación de sustancias tóxicas acumuladas en el organismo. Es un buen momento para relajarse y prepararse para dormir.

## La influencia de la Luna

Todo nuestro planeta y los seres que lo habitamos estamos sometidos a la fuerza de gravedad del Sol y especialmente de la Luna, ya que ésta al estar más cerca de la Tierra ejerce una mayor fuerza de atracción que la gran masa solar.

La Luna gira alrededor de nuestro planeta en una órbita elíptica, se acerca y aleja, y cuando está más cerca achata la ionosfera.

El perigeo es cuando la Luna está más cerca de nosotros y la fuerza gravitacional que ejerce es algo mayor que durante el apogeo, que es cuando está más lejana. Este ciclo influye en las mareas, en el crecimiento de las plantas, en los animales y en el ser humano.

El mes lunar tiene veintinueve días y medio aproximadamente, y, por tanto, al año hay trece meses lunares.

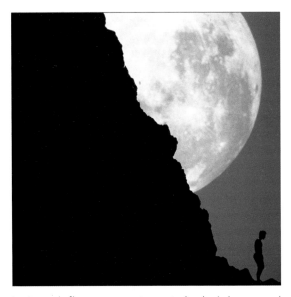

La Luna influye en nuestro estado de ánimo, en el comportamiento, en la capacidad intelectual y en las emociones.

De la misma forma que la Luna ejerce esta influencia sobre las aguas marítimas, lo hace sobre el ser humano probablemente por estar compuesto fundamentalmente de agua.

Su influencia queda patente en la circulación de la savia en los vegetales y de igual manera en la circulación de los fluidos humanos como es la circulación de la sangre.

La Luna influye en nuestro estado de ánimo, en el comportamiento, en la capacidad intelectual y en las emociones.

La observación y comprensión de los ciclos lunares nos proporciona la oportunidad de hacer ciertas actividades cuando es más propicio y nos permite vivir en armonía con los ritmos cósmicos.

Las fases lunares señalan fases alternas de actividad (crecimiento) y descanso (mantenimiento), que aprovecharemos según lo que queramos realizar.

Si lo que pretendemos lograr es un cambio o un crecimiento en alguna faceta de nuestras vidas, debemos hacerlo en los días al comienzo de la luna creciente hasta antes de la luna llena. Y si lo que queremos es mantener o eliminar algo, lo haremos en los días posteriores a que la Luna haya llegado a su apogeo.

Las enfermedades infecciosas y el peligro de contagio aumentan durante la luna llena. En esos días se multiplican las bacterias y otros microorganismos patógenos.

En determinados ciclos, se producen desequilibrios hormonales especialmente en las mujeres, que pueden llevar a cambios de humor. Para ayudar a restablecer el equilibrio hormonal, algunos alimentos poseen un alto contenido de fitoestrógenos, compuestos químicos similares a los estrógenos humanos. Las almendras, las fresas o las semillas de lino serán en estas fases un excelente aliado.

La Luna da trece vueltas alrededor de nuestro planeta cada año. Cada ciclo lunar de veintinueve días, se divide en dos fases

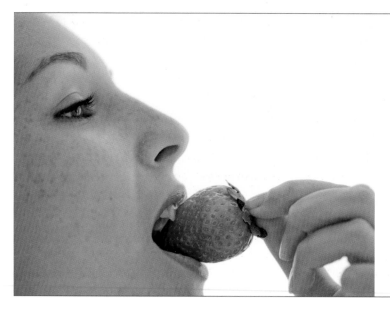

En determinados ciclos, se producen desequilibrios hormonales. Para restablecer el equilibrio hormonal, las almendras, las fresas o las semillas de lino serán un excelente aliado.

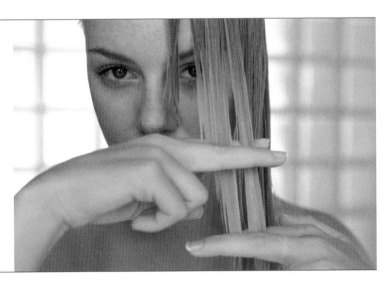

El pelo crece más vital y rápidamente con la Luna en fase creciente.

principales: luna creciente hasta llegar a la luna llena y luna menguante hasta la luna nueva. Dentro de estos dos ciclos hay otros que van desde luna nueva a cuarto creciente, de cuarto creciente a luna llena, de luna llena a cuarto menguante y de cuarto menguante a luna nueva.

## Luna nueva

La luna nueva es el comienzo de un nuevo ciclo. Dura apenas un par de días. Su efecto se nota un día antes y otro después.

Si el cambio de energía de luna menguante a creciente nos perturba y nos crea confusión y estrés durante los primeros días del ciclo ascendente, es mejor no tomar decisiones importantes, ni asumir responsabilidades hasta el tercer día del ciclo ascendente. Podemos aprovechar estos días para planificar y meditar sobre lo que vamos a emprender. Son días para planear lo que queremos poner en marcha durante los siguientes días con la luna creciente.

Ese estado de cambio puede crearnos una predisposición a discutir. Así que, sabiéndolo, tratemos de mantener la calma.

La luna nueva es ideal para renovar nuestra energía, abandonar viejos hábitos, eliminar toxinas, para bajar de peso y para hacer o empezar un ayuno y para acumular energía.

Es la fase recomendada para el recogimiento, para hacer acopio de energía y vitalidad y prepararse bajo el influjo de la inspiración para comenzar algo nuevo.

## Luna creciente

Bajo el influjo de la luna creciente, el organismo presenta una predisposición natural a interesarse por las cosas y a aprender más y más rápido. La mente está más ágil, más clara, circunstancias que podemos aprovechar para que nuestro esfuerzo nos lleve al éxito de lo preparado en la fase anterior. También es buena luna para aprender nuevas cosas o iniciar nuevos

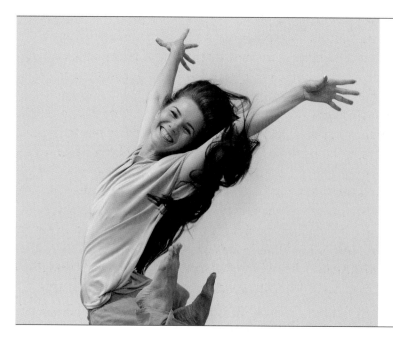

En luna llena nuestra energía está en su punto álgido, así como la excitación y la euforia.

proyectos. Durante estos días se exterioriza más fácilmente y somos más objetivos y más productivos en lo que hacemos. Esta fase dura alrededor de trece días y es propicia para muchos asuntos. Es la hora de cerrar los temas inconclusos, a pesar de las dificultades que puedan surgir. Agilicemos las gestiones pendientes mientras la Luna está creciendo.

Es una fase para comenzar proyectos y de crecimiento y desarrollo. Buen momento para introducir cambios en nuestros hábitos y modos de pensar y actuar. El organismo obtiene el máximo provecho de todo lo que recibe, sea alimento, sol o energía del medio ambiente. Pero si tenemos predisposición a engordar hay que ser comedidos durante esa fase lunar.

El pelo crece más vital y rápidamente con la Luna en esta fase, y favorece más las hemorragias que cuando está menguante. Así pues, una intervención quirúrgica o una extracción dental no deberían hacerse en cuarto creciente.

## Luna llena

La Luna, en sus puntos de máximo acercamiento a nuestro planeta, hace que la ionosfera terrestre se aproxime más a la masa de la Tierra y aumente el número de iones positivos en la superficie de la Tierra.

En luna llena nuestra energía está en su punto álgido, así como la excitación y la euforia.

El porcentaje de asesinatos y suicidios aumenta espectacularmente en períodos de luna llena, así como el número de partos, abortos o infartos. En los hospitales es bien sabido que durante estos días el trabajo se multiplica. Los tribunales ingleses de hace dos siglos concedían a los llamados «criminales de luna llena» circunstancias atenuantes cuando cometían su crimen durante ciertas fases lunares. Shakespeare ya decía que los hombres se vuelven locos cuando la Luna se acerca a la Tierra.

El sueco Svante Arrhenius, premio Nobel de Química, comprobó que cada veintisiete días y medio se producía un aumento significativo del número de asesinatos, coincidiendo con los ciclos sinódicos lunares.

Las personas desequilibradas y agresivas se vuelven más desequilibradas y agresivas con luna llena.

La Luna influye notablemente en las enfermedades psicosomáticas, especialmente en aquellas que inciden en el estómago y el tubo digestivo. En las personas nerviosas provoca una hipersecreción gástrica que les produce espasmos y úlceras gástricas, además de diarreas y gastritis que se agudizan en las fases lunares más cercanas a la Tierra. En general, se producen alteraciones en el equilibrio orgánico y emocional.

Se comprueba que el porcentaje de fallecimientos de ancianos aumenta durante estos ciclos lunares.

Los efectos de la luna llena duran un día antes y otro después de su punto álgido. Son momentos de crecimiento, plenitud y coraje que hay que aprovechar para lograr lo que hemos preparado con anterioridad y en los que vemos resultados positivos.

Es una fase de expansión en la que somos más receptivos y sociales.

Si quieres difundir algo, debes realizarlo ocho horas antes o después de esta fase.

Son momentos de exaltación y excitación, buenos para el amor.

La luna llena favorece la vigilia y poder hacer actividades nocturnas y ocupaciones creativas, pero de igual manera es más fácil padecer insomnio.

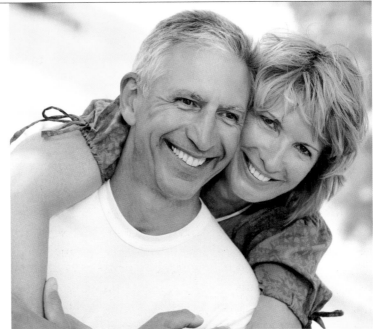

En luna menguante los días son buenos para planificar y consolidar las relaciones establecidas, para relajarse y descansar.

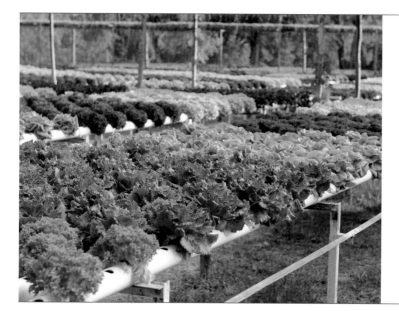

La sabiduría popular indica que la época que va desde luna nueva a cuarto creciente es propicia para sembrar lechugas, perejil, espinacas, pepinos, espárragos, brécol, repollo, coliflor, cereales y granos.

## Luna menguante

También esta fase dura trece días y es la mejor para la interiorización, la reflexión y la espiritualidad, en la cual nos preparamos para la fase más activa.

La luna menguante significa crecimiento interior y desapego de lo mundano. Son tiempos para la trascendencia y la evolución personal.

Estos días son buenos para planificar y consolidar las relaciones establecidas, para relajarse y descansar, aunque hay que acabar los asuntos inconclusos para poder empezar lo nuevo sin desorden.

Buen momento para hacer un ayuno largo o un régimen depurativo y para la desintoxicación del organismo.

Las conservas, confituras y mermeladas es mejor prepararlas en luna menguante para su mejor conservación.

La piel responde mejor en estos días a los tratamientos para el acné y otros problemas de la epidermis y las cicatrices y marcas dejan menos huella en el rostro.

Los mejores días para intervenciones quirúrgicas son con luna menguante.

Para la depilación, elegiremos cuando la luna esté menguante para que el efecto dure más y el pelo se debilite.

Si cortamos el pelo en estos días, crecerá más lento, pero fuerte y con más volumen.

Es la mejor época para hacer una desinfección contra las plagas de insectos.

## La Luna y nuestro huerto

La agricultura ancestral siempre ha tenido en cuenta las fases de la Luna a la hora de la siembra, la recolección o la poda.

Es difícil dar consejos universales para todo tipo de plantas ya que unas especies reaccionan de una forma y otras de manera bien diferente, pero la sabiduría popular indica que la época que va desde luna nueva a cuarto creciente es propicia para sembrar lechugas, perejil, espinacas, pepinos, espárragos, brécol, repollo, coliflor, cereales y granos.

En esta luna, las plantas que están germinadas tienen un crecimiento más rápido y homogéneo.

La época que va desde cuarto creciente a luna llena es la mejor para sembrar melones, sandías, pimientos, calabazas, tomates, habichuelas, guisantes, berenjenas, cereales, granos y toda clase de semillas de flores. No es buena época para sembrar estacas o esquejes, pero sí para hacer trasplantes y sembrar árboles frutales, tres o cuatro días antes de llegar al plenilunio.

Desde luna llena a cuarto menguante podemos sembrar nabos, cebollas, remolacha, zanahoria, achicoria, patatas, rábanos, tubérculos y toda clase de semillas de germinación lenta.

La mejor época para la poda es en luna menguante, especialmente en cuarto menguante. De esta manera se minimiza el daño que se causa al árbol y la cicatrización de las partes podadas es más rápida. También la tala de árboles, especialmente los de hoja caduca, debería realizarse en esta fase para evitar la podredumbre y otros problemas futuros de la madera. Sin embargo, la leña para el fuego es mejor cortarla en cuarto creciente, que es cuando está más seca y quema mejor.

El césped es mejor cortarlo en luna menguante si lo que queremos es que no crezca demasiado deprisa, y en luna creciente si lo que queremos es lo contrario.

En el periodo que abarca cuarto menguante a luna nueva podemos preparar la tierra y quitar las malas hierbas, y sembrar semillas de germinación rápida los dos últimos días antes de luna nueva y el mismo día de luna nueva: arroz, fríjol, maíz y hortalizas.

En general, se afirma que el cuarto creciente es el mejor momento para sembrar lo que crece encima y el cuarto menguante para lo que crece debajo.

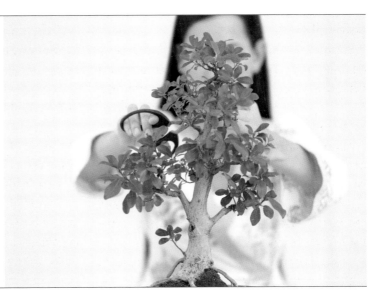

La mejor época para la poda es en luna menguante, especialmente en cuarto menguante, se minimiza el daño que se causa al árbol y la cicatrización es más rápida.

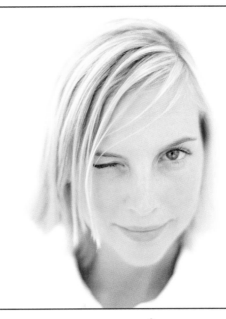

# CAPÍTULO 6

## Salud y belleza

# CAPÍTULO 6

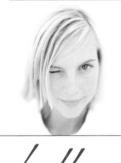

## Salud y belleza

### Cosmética natural

La piel es el órgano más extendido del cuerpo y tiene muchas e importantes funciones. Por ello, es, asimismo, importante que la tratemos y cuidemos correctamente. La salud de la piel depende de lo que consumimos, de los alimentos sólidos y los líquidos, del aire que respiramos y también de los productos que aplicamos sobre ella: jabones, cremas, lociones, aceites, tintes, pinturas cosméticas, etc.

Muchos de estos productos cosméticos contienen aditivos, colorantes y conservantes tóxicos y potencialmente cancerígenos. Su uso frecuente causa un efecto de desequilibrio bioquímico y un estrés acumulativo en la capacidad de depuración y eliminación de toxinas a través del hígado y los riñones.

La alimentación puede convertirse en el mejor cosmético. Asimismo, los cosméticos caseros pueden ser tan efectivos o más que los de los laboratorios, sin los efectos tóxicos de muchos de ellos y además más económicos y éticos.

La cosmética natural está elaborada por sustancias de origen natural, especialmente del mundo vegetal. Con ellas podemos elaborar jabones, cremas, lociones y champús. Sus virtudes para la salud son cuantiosas en comparación con los productos tradicionales, especialmente para el cuidado de la piel. Están libres de productos químicos, y no son agresivas para los consumidores ni dañinas para el medio ambiente. Al contrario de los cosméticos con colorantes y excipientes no son nocivas para la piel.

Para diferenciar unos productos de otros, los naturales no tienen colores estridentes, no son de color rojo, fucsia o brillan luminosamente. No huelen de forma provocadora, ni como las frutas de las que muchos cosméticos dicen estar hechos: manzana, melón, fresa o sandía.

Deberíamos evitar cosméticos que hayan sido experimentados con animales. No podemos considerar un buen producto aquel que esté asociado al sufrimiento de otros seres ni aquel que no sea respetuoso con la naturaleza y que no proceda de cultivos autóctonos, sostenibles y ecológicos.

Claves para mantener la juventud de la piel:
- Una dieta sana y equilibrada, basada en frutas y verduras.
- Ejercicio físico.
- Hidratar y nutrir la piel.
- Evitar el consumo de alcohol y tabaco.
- Protegerse del sol y tomarlo con prudencia.
- Evitar el estrés.

## Alimentos cosméticos

**Los cereales** poseen valiosas propiedades nutritivas y energéticas. El trigo, además, tiene proteínas vegetales, aminoácidos, vitaminas y oligoelementos. El maíz actúa contra los metales pesados tan comunes hoy en día debido a las diferentes contaminaciones.

**El tomate** es un poderoso hidratante y reduce los efectos negativos del exceso de sol.

Contiene un noventa y tres por ciento de agua, además de oligoelementos, vitaminas A, B y C, ácido láctico, y muchas sales minerales: calcio, magnesio, potasio y fósforo.

**Los cítricos**, gracias a la vitamina C, palian la acción negativa de la contaminación del aire o de las radiaciones solares. Esta vitamina es muy importante ya que participa en la formación de colágeno, el componente que confiere elasticidad a la piel. La podemos encontrar en buenas dosis en naranjas, mandarinas, limones, pomelo, kiwis, fresas o mango.

**El aguacate** es un excelente hidratante y suaviza las irritaciones de la piel.

**El aceite de oliva** es un magnífico alimento para la salud y la belleza. Se puede usar para cocinar y para aliñar. La opción en crudo es la mejor para mantener la lozanía y la calidad de vida, y evitar el deterioro del organismo, además de proteger de trastornos cardiovasculares, de la osteoporosis, hipertensión, aliviar los síntomas de la menstruación y la menopausia, todo ello gracias a los ácidos grasos monoinsaturados y a los polifenoles que posee en su composición química. Tres cucharadas soperas dia-

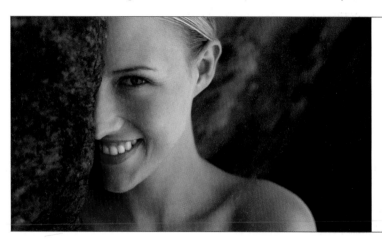

Claves para una piel joven:
Dieta sana, ejercicio, hidratación, nutrición y protección...

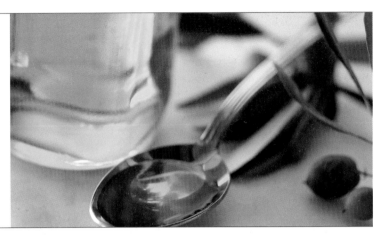

El aceite de oliva es un excelente alimento para la salud y la belleza. La opción en crudo es la mejor para mantener la lozanía y la calidad de vida.

rias, entre lo que usamos para cocinar y para aliñar son suficientes para notar pronto sus benéficos efectos. Asimismo, por su acción emoliente, se añade al champú, para aportar brillo e hidratación al cabello, o también después del baño como aceite corporal.

**El aceite de germen de trigo,** obtenido de la primera presión en frío, es muy favorable para la salud y la piel debido a su elevado contenido en ácidos grasos insaturados y en vitamina E. Una cucharadita diaria durante treinta días, un par de veces al año mejorará la tonalidad de la piel y ayudará a mantener el pelo sano.

**Las nueces** son un alimento muy energético y beneficioso para la salud, gracias a su alto contenido en ácidos grasos omega 3, ácido fólico, vitamina E y betacarotenos. Un par de nueces al día son suficientes para retrasar el envejecimiento celular y proteger el corazón.

**La miel** tiene la propiedad de retener el agua, por lo que se usa para hidratar la piel y como acondicionador de la piel y el cabello.

**El regaliz** es mucho más dulce que el azúcar. Se usa para trastornos digestivos y como protector hepático. En cosmética se emplea por su capacidad antiinflamatoria y para cutis sensibles.

**El té verde, rojo, blanco o negro** contienen elevadas cantidades de antioxidantes. Un par de tazas diarias ayuda a retrasar el proceso de envejecimiento.

**La uva** es un alimento muy completo y del cual nada se desperdicia. Las pepitas son ricas en taninos y su aceite contiene muchos ácidos poliinsaturados, que son unos magníficos hidratantes. La pulpa posee vitaminas del grupo B, azúcares, potasio, calcio y otros muchos minerales. En la piel encontramos polifenoles, extraordinarios eliminadores de radicales libres.

*Alimentos reductores de las arrugas*

**Arándanos:** son ricos en una amplia variedad de vitaminas y minerales, y tienen propiedades antioxidantes y antiinflamatorias.

**Papaya:** aumenta la producción de colágeno, y por sus propiedades antioxidantes y la gran cantidad de vitamina C que posee ayuda a combatir las arrugas y mantener la flexibilidad de la piel.

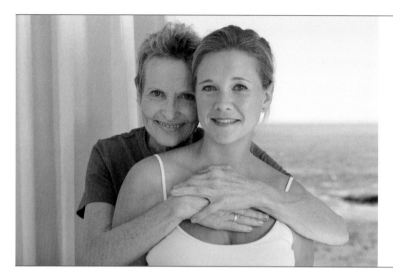

Alimentos como los arándanos, la papaya o las setas son considerados reductores de arrugas.

**Setas:** elevan la capacidad del sistema inmunológico, y ayudan a prevenir enfermedades degenerativas, y son antiinflamatorias. Ayudan a reducir las arrugas, las manchas, la hinchazón y a hidratar la piel.

*Alimentos eficaces contra el envejecimiento de la piel*

**Aceite de oliva:** poderoso antioxidante, rico en coenzima Q10 y vitamina E, reduce la presencia en el organismo de los radicales libres.

**Arroz:** gracias a sus propiedades antioxidantes, el arroz neutraliza los radicales libres y reduce el envejecimiento. El aceite y las proteínas de arroz son ricos en vitamina E, gamma-oryzanol, fitoesteroles y nutrientes para la piel.

**Chocolate negro:** el cacao posee abundantes antioxidantes que aumentan notablemente el flujo sanguíneo, caso de los flavanoles, que tienen propiedades beneficiosas para el metabolismo de la glucosa y en el control de la diabetes y la tensión arterial.

**Espinacas:** poseen abundantes fitoquímicos, llamados carotenoides, que elevan la capacidad de la piel de protegerse del sol, además de que son excelentes antioxidantes.

**Granada:** aumenta la capacidad de protección solar, y posee muchos antioxidantes y estimulantes de las células de la piel.

**Plátano:** astringente, antioxidante y repara y da flexibilidad a la piel, y ayuda a proteger de los radicales libres.

**Té verde:** antiinflamatorio, antioxidante, repara, vigoriza y mejora la elasticidad de la piel, y ayuda a reparar los daños de la exposición solar.

## Dieta

Es un hecho que reducir las calorías que consumimos al día retrasa el proceso de envejecimiento.

Una dieta equilibrada y baja en calorías reduce las concentraciones de una hormona tiroidea conocida como T3, que aumenta la producción de radicales libres, y de los niveles del factor de necrosis tumoral.

La combinación de bajos niveles de ambos factores ralentiza el envejecimiento y eleva la longevidad.

Consumir pocas calorías es una de las claves para mantenerse saludables y retrasar el envejecimiento durante más tiempo. Pero esto no quiere decir comer poco o en vez de un par de hamburguesas comerse una, sino seguir una dieta nutritiva y sana eliminando calorías.

Esta limitación calórica permite mantener el peso adecuado, al igual que la grasa corporal, gracias a una dieta rica en verduras, legumbres, frutas y cereales, consumir pescado con moderación y pocas grasas saturadas y muchas insaturadas, y reducir o eliminar los lácteos, la carne, productos hechos con harina blanca, refinados y procesados o las bebidas azucaradas y artificiales.

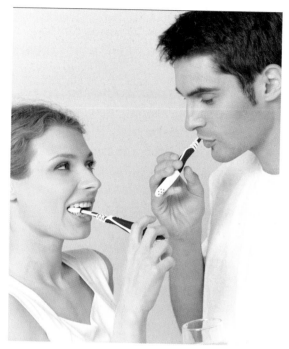

El bicarbonato se puede usar como pasta de dientes y como enjuague bucal, elimina el mal aliento y además es un buen remedio para las llagas bucales.

## Higiene

Hay gran número de sustancias químicas habituales en los productos de higiene que tienen efectos negativos para nuestra salud y para el medio ambiente. Hay que evitar el cloruro de metileno y el tolueno, que provoca asma y es neurotóxico, así como los geles y champús que lleven en la etiqueta: *glycol, PEG, oxynol, paraben, hyroxybenzoate, isothiazolinone, formaldehyde, parfum, phenylenediamine, propylene glycol, resorcinol*. Y por el contrario son aceptables los productos que llevan en la etiqueta: *glucoside* (glucosa) y plantas como *Lavandula*

*officinalis* (lavanda), *Thymus* (tomillo), *Rosmarinus officinalis* (romero).

El talco inhalado es muy tóxico y usado en las ingles puede provocar cáncer de ovario.

Podemos usar el bicarbonato como desodorante para mitigar los efectos del sudor en los pies, las axilas o en otras zonas de la piel. Como cosmético, en casos de caspa, se frota cada día con energía sobre el cabello mojado un puñado de bicarbonato y después se lava. Al cabo de una semana se notan los resultados. Asimismo, se usa diluido en agua como limpieza de la piel de la cara: elimina los poros y evita el acné. Y si lo mezclamos con avena se convierte en un excelente exfoliante de la piel.

Para aliviar las molestias de las picaduras de mosquitos y otros insectos, así como de quemaduras del sol se aplica una pasta mezcla de agua y bicarbonato.

El bicarbonato se puede usar como pasta de dientes y como enjuague bucal, elimina el mal aliento y además es un buen remedio para las llagas bucales.

Hay que tener en cuenta que los empastes dentales pueden provocar asma, eccemas o alergias alimentarias, debido a la presencia de sustancias y metales tóxicos, especialmente cuando hay distintos metales en la boca o cuando la persona está sometida a campos eléctricos o electromagnéticos, ya que en ambas situaciones se puede producir una corriente galvánica que libere iones de mercurio de los empastes, que pueden provocar inicialmente otros síntomas como insomnio, mareos, migrañas, nerviosismo,

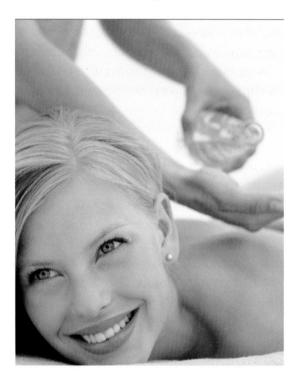

Los aceites se usan como cosméticos naturales, suavizando, nutriendo y dando elasticidad a la piel.

estrés, entre otros muchos trastornos. Cada día más personas están sufriendo una intoxicación difícil de diagnosticar y de tratar, así como los efectos nocivos de empastes dentales fabricados con componentes altamente tóxicos, caso del mercurio. En estas situaciones hay que realizar una desintoxicación profunda del organismo. Es mejor utilizar resinas o porcelanas libres de componentes metálicos y de sustancias tóxicas.

## Aceites naturales para cosmética

Los aceites se usan como cosméticos naturales y para dar masajes como alternativa a los productos hechos de grasas procedentes del petróleo y grasas animales. Se obtienen de frutos o semillas de plantas oleaginosas con propiedades dermatológicas: son muy hidratantes y se absorben con facilidad por la piel, suavizándola, nutriéndola y dándole elasticidad.

Asimismo, hay que evitar los productos que llevan parafina líquida, que es un residuo de aceites minerales, y la piel no puede absorberla y se queda cubriéndola y formando una película que impide la correcta transpiración, la termorregulación y el drenaje de toxinas. Y si se mezcla con aceites naturales para que penetren mejor en la piel puede causar alergias y dermatitis.

Propiedades de los aceites naturales más indicados para el cuidado de la piel:

**Aceite de almendras:** rico en vitaminas y minerales. Posee unas magníficas cualidades hidratantes y suavizantes de la piel, y su mayor eficacia es en las pieles normales y secas, así como para los cabellos secos,

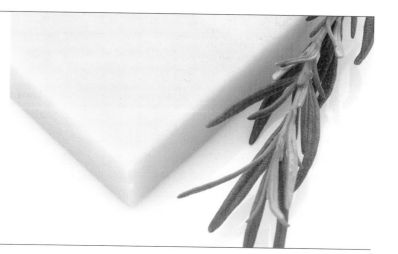

Los jabones hechos con aceites esenciales son muy recomendables, ya que ayudan a relajar.

nutriéndolos y dándoles luminosidad y suavidad.

**Aceite de coco:** humectante, protector y limpiador de la piel, especialmente de las pieles sensibles y congestionadas.

**Aceite de germen de trigo:** abundante en tocoferoles posee propiedades antioxidantes y antiarrugas.

**Aceite de jojoba:** humectante de la piel, previene las arrugas, da tersura y luminosidad a la piel. Es especialmente efectivo como tratamiento cosmético en las pieles grasas.

**Aceite de rosa mosqueta:** excelente regenerador de la piel, regenera incluso las cicatrices y las estrías. Especialmente indicado para pieles secas y sensibles, disminuye las arrugas y las marcas de acné, y posee una acción nutritiva sobre la piel de todo el cuerpo.

## Jabón

Hay varios tipos de jabones: líquidos, gelatinosos y sólidos.

El olor intenso de los jabones sólidos suele ser un indicio de su toxicidad. El olor tiene un origen artificial y su composición suele irritar la piel. Podemos afirmar que cuanto más olor tienen, más sustancias químicas llevan. Podemos sustituir estos jabones tóxicos por otros a base de glicerina o lanolina que sí son aconsejables. Aunque podemos encontrar muchos jabones hechos de vegetales, no todos son adecuados para la piel.

Hay diferentes clases de jabones naturales más o menos adecuados según el tipo de piel.

Los jabones hechos con sebo de grasa animal secan la piel y pueden provocar irritaciones y complicaciones en la piel. Los jabones naturales neutros tienen un pH similar al de la piel y no tienen estos inconvenientes.

Los mejores jabones humectantes suelen estar hechos de aceites vegetales de oliva y avellana, entre otros.

Los jabones hechos con aceites esenciales son muy recomendables, ya que además de su cualidad de limpieza ayudan a relajar, caso de la lavanda, o vigorizar, caso del eucalipto, la menta o la hierbabuena.

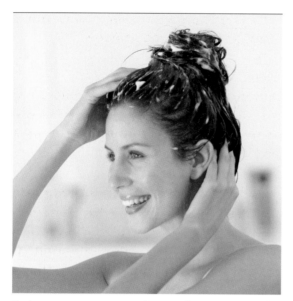

Podemos encontrar excelentes champús naturales libres de componentes tóxicos, y también podemos elaborar nosotros mismos el champú sano y natural más apropiado a nuestro tipo de pelo.

*Jabón de fresas:*
Para hacer un sano y nutritivo jabón de fresas, usaremos unas cuantas gotas de aceite esencial de fresa disueltas en un vaso de agua libre de tóxicos, ciento cincuenta gramos de fresas limpias y cien gramos de jabón neutro. Ponemos las fresas en una cacerola con el agua del vaso al baño maría, y las dejamos hasta que la pulpa se deshaga; las colamos, y añadimos el jabón rallado y volvemos a poner la mezcla al baño maría. Cuando la pasta esté bien disuelta, apagamos el fuego, y añadimos la esencia y revolviéndola hasta que sea homogénea. La dejamos reposar durante un día, y ya lo podemos usar.

*Jabón de áloe vera:*
Usamos dos barras de jabón de glicerina, dos tallos de áloe vera y unas seis gotas de aceite esencial de áloe vera. Quitamos la piel y las espinas y dejamos sólo la pulpa de la planta, la licuamos y la ponemos al baño maría junto a los jabones de glicerina. Cuando la mezcla esté líquida, apagamos el fuego y añadimos las gotas de aceite esencial.

## Champú

Hay muchas causas que hacen que el cabello se caiga o esté seco, graso o estropeado. Por una parte, factores internos: ansiedad, nerviosismo, tensión cervical, problemas hormonales o carencia de nutrientes; y, por otra parte, factores externos: tintes, permanentes, planchas y secadores. Podemos encontrar excelentes champús naturales libres de componentes tóxicos, y también podemos elaborar nosotros mismos el champú sano y natural más apropiado a nuestro tipo de pelo.

**Pelo normal:** de ortiga con manzanilla, de miel o de equiseto y jabonera.
**Pelo seco:** de romero y árnica, de aguacate o de jabonera y saúco.
**Pelo graso:** de romero y huevo o de menta y salvia.
**Contra la caspa:** ortiga.

El aceite de jojoba es hidratante y libera la grasa de la piel. Los champús que contienen jojoba dan más brillo y suavidad al cabello, ayudan en su regeneración y actúan contra la grasa y la sequedad cutánea. El ácido linoleico que contiene actúa en la regeneración celular, y las proteínas queratínicas, en la nutrición del cuero cabelludo.

## Cremas

Las cremas naturales son una forma de cuidar nuestro cuerpo y especialmente nuestra piel.

### Crema para la cara

**Crema de almendra, yogur, miel y lavanda:** mezclamos dos cucharadas soperas de yogur y dos de polvo de almendras en un recipiente y añadimos dos cucharillas de miel y otras dos de aceite esencial de lavanda. Aplicamos la mezcla en el rostro y el cuello, masajeando y dejándola actuar durante unos minutos, antes de retirarla suavemente.

### Crema para los labios

**Para labios agrietados:** ponemos al baño maría manteca de cacao, aceite de coco y aceite de calabaza.

**Para labios resecos:** ponemos al baño maría cera de abeja y aceite de almendras.

### Cremas para las manos

**Crema de leche y limón:** mezclamos el zumo de un limón con la misma cantidad de leche e impregnamos las manos con la mezcla durante unos minutos.

### Limpieza de cutis

Se licúa un pepino de tamaño mediano y se mezcla con una taza de leche. Se aplica suavemente sobre el cutis, y se deja actuar unos minutos.

El aceite de jojoba es, en realidad, una cera que funciona contra el envejecimiento de la piel, como hidratante de las pieles secas y como nutritivo del pelo y la piel. Es rico en ceramidas, moléculas que hacen de cemento, facilitando la unión entre las células de la piel y formando una barrera que mantiene la hidratación, cohesión y protección de los labios, así como en vitamina E, que actúa como antioxidante y protege a la piel de los radicales libres. Su uso frecuente facilita la regeneración celular y la elasticidad, suavidad y firmeza de la piel.

Para más información:
*La belleza entra por la boca.*
Txumari Alfaro. Ediciones B.

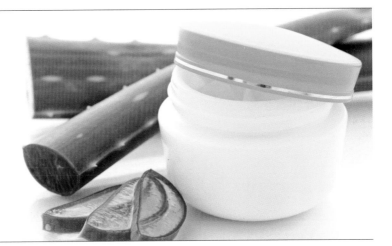

Las cremas naturales son una forma de cuidar nuestro cuerpo y especialmente nuestra piel.

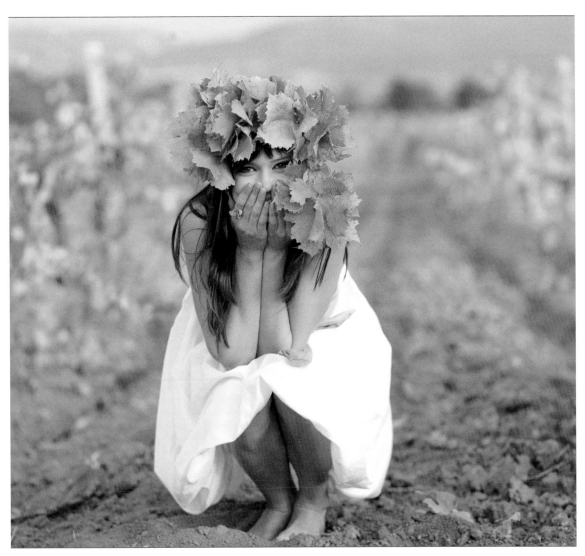

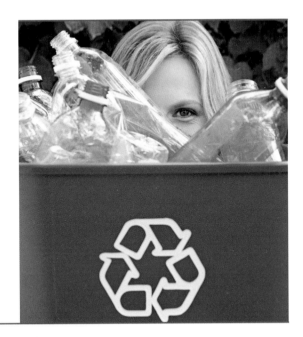

# CAPÍTULO 7

*Ecología en casa*

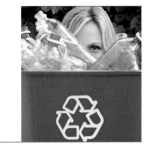

# CAPÍTULO 7
## Ecología en casa

## Consumo responsable

Gran parte de la basura que generamos se quema en las incineradoras, emitiéndose gases muy contaminantes y tóxicos a la atmósfera que, posteriormente pasan, en forma de cenizas, a la tierra y a las aguas continentales y subterráneas. La mayor parte del volumen de las basuras se compone de latas, plásticos, aerosoles, vidrio y papel que tiramos en cuanto consumimos el producto. Una mayor concienciación por nuestra parte reduciría drásticamente el volumen de residuos domésticos. La contaminación del tratamiento de residuos, su incineración o los propios vertederos son un peligroso foco polucionante.

El consumo irresponsable y el limitado reciclaje llevan a dilapidar más materias primas, muchas de ellas cuyo origen son recursos no renovables.

De toda la basura que generamos en nuestro país sólo se recupera un diez por ciento aproximadamente, cuando en otros países de nuestro entorno, con procedimientos de recogida similares, llega a tasas muy superiores, desde el sesenta y cinco por ciento de Francia, al noventa por ciento de Bélgica y Alemania.

Para elevar este porcentaje, debemos concienciarnos en separar la basura desde donde se genera: el hogar, la oficina, la escuela, etc., pero sobre todo tratando de consumir menos productos que lleven envoltorios. Asimismo, las instituciones deben ampliar el número de contenedores y reducir el tiempo de recogida.

Todos los edificios, viviendas, oficinas, escuelas, tiendas, etc., deberían diseñarse teniendo en cuenta las necesidades de reciclaje de cada uno de ellos. El diseño de los edificios con sistemas de recogida de residuos permitiría que los porcentajes de reciclaje fuesen muy superiores.

Nosotros mismos podemos crear nuestro rincón de reciclaje para separar los residuos de forma selectiva. Pero lo más importante que podemos hacer por el medio ambiente

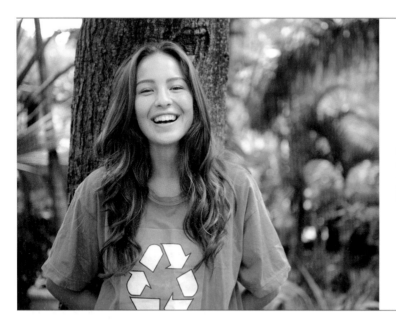

De toda la basura que generamos en nuestro país sólo se recupera un diez por ciento cuando en otros países llega a tasas superiores al sesenta y cinco por ciento.

y el gran impacto que causamos es consumir menos y más responsablemente.

Sistemas compartimentados para recoger residuos:

Cubos con pedal.

Cubos de plástico con tapa manual.

Cubos bajo el fregadero.

Cubos en columna.

Tienen varios compartimentos y suelen ser de distintos colores para diferenciar el tipo de residuo. Muchos están fabricados con plástico reciclado; los de acero inoxidable son fáciles de limpiar, no retienen olores y tienen una vida útil muy superior a la de los de plástico.

Hay que evitar que los residuos de alta toxicidad acaben en la basura o en el desagüe: bombillas, cartuchos de tinta, medicamentos caducados, aceites, pinturas, pilas, móviles. Estos productos tóxicos no deben ir con la bolsa de la basura ni echarlos a la pila o al váter, sino que deben llevarse a un punto de recogida especializado.

**Contenedor azul.** Papel y cartón limpios.

Cerca de la mitad del papel y del cartón acaba en la basura con lo que se impide el necesario reciclaje que evita la tala masificada de árboles, así como la importación de papel, y consigue obtener nuevos productos de papel con tres cuartas partes menos de emisiones contaminantes y evita buena parte de la contaminación que se produce en la fabricación de papel nuevo y contamina menos el agua.

**Contenedor verde.** Botellas y envases de vidrio.

El vidrio se obtiene al fundir arena a temperaturas muy elevadas, lo que supone un importante gasto energético y una gran contaminación atmosférica. La ventaja del vidrio es que es una materia reciclable y mejor aún reutilizable. Es mejor que compremos productos en envases de vidrio retornable, ya que antes que el reciclaje del vidrio la mejor solución es la reutilización.

Hay que evitar meter en este contenedor bombillas, vidrio pirex o cristales de ventanas.

Con este tipo de reciclado se evita el consumo de toneladas de arena y se gasta un tercio menos de energía y la mitad de agua que si se usan materias primas.

Con la energía que logramos ahorrar al reciclar un envase de vidrio podemos tener encendida una bombilla durante varias horas.

### Contenedor amarillo. Envases metálicos y de plástico.

En este contenedor se recogen embalajes, envases, botellas y bolsas de plástico en general, bandejas de porexpan, envases de cartón tipo tetrabrik, etc. También latas de conserva, de refrescos, tapas de botes, etc., que estén fabricados con hierro, zinc, hojalata o aluminio.

Con el reciclaje de los plásticos desechados se pueden fabricar envases que no sean para alimentos, mobiliario o bolsas de plástico.

Debemos evitar el uso de bolsas de plástico lo máximo posible. Es mejor llevar de casa una bolsa rehusada de plástico, una de tela, una cesta o un carro.

### Contenedor marrón o naranja. Materia orgánica.

En este contenedor podemos poner restos de comida. Se utiliza para hacer compost, que se puede usar en agricultura para restituir los nutrientes a la tierra. Este tipo de residuo debería recogerse en bolsas de plástico compostable.

### Contenedores de ropa

Todos los días llegan a la basura toneladas de tejido, ropa y retales que recicladas podrían usarse para confeccionar nuevas prendas de vestir, cortinas o trapos de limpieza y material de relleno.

Las fibras sintéticas proceden de derivados del petróleo y en el proceso de fabricación se genera una gran contaminación.

El algodón es el material más usado en la confección, pero al igual que otras fibras naturales muchas veces en su fabricación se emplean técnicas y productos químicos per-

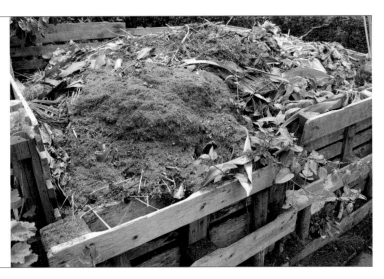

Los restos de comida se utilizan para hacer compost, que se puede usar en agricultura para restituir los nutrientes a la tierra.

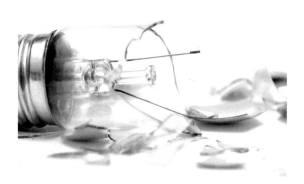

Uno de los problemas de muchas bombillas radica en que contienen mercurio, por lo que una vez gastadas deberían ser recogidas como residuo tóxico.

judiciales para el medio ambiente: tintes, recubrimientos, blanqueo, etc.

Además, el algodón se obtiene del cultivo de una planta que consume mucha agua. Al igual que fertilizantes y pesticidas.

En cuanto a la seda y a la lana hay que comprobar que procedan de prácticas agrícolas y ganaderas sostenibles y ecológicas.

**Punto verde.** Residuos peligrosos.

Aquí deberíamos llevar aceites, aerosoles, pinturas, tintas, componentes electrónicos, pilas, etc.

El aceite usado puede reutilizarse para fabricar jabones, cosméticos, barnices y pinturas naturales, incluso biodiésel.

Más de la mitad de las pilas acaba en el contenedor con la consiguiente contaminación con mercurio y metales pesados. Utili-

zar pilas y baterías recargables reduce el despilfarro en materiales y energía para fabricar otras nuevas. Una pila convencional requiere cincuenta veces más energía para su fabricación que la que genera a lo largo de su vida útil, y se obtiene cincuenta veces más energía de una pila recargable que la que cuesta fabricarla. Por tanto, conseguimos dos mil quinientas veces más energía de una pila recargable que de una de un solo uso.

En sólo cinco cargas de una pila recargable ya hemos amortizado la compra y evitamos que metales como níquel, cadmio o mercurio acaben contaminando el medio ambiente.

Uno de los problemas de muchas bombillas radica en que contienen mercurio, metal pesado muy contaminante, por lo que una vez gastadas deberían ser recogidas como residuo tóxico.

**Contenedor de desecho.** Todo lo sobrante.

Este contenedor debería ser el que menos llenáramos, aunque lamentablemente es el que más.

## Electrodomésticos en la cocina

Elegir un electrodoméstico eficiente es una de las mejores cosas que podemos hacer por el medio ambiente y por nuestra economía y nuestra salud. Aunque algunos puedan ser algo más caros, la diferencia de precio se amortiza en pocos años.

La etiqueta energética de los electrodomésticos indica su consumo de energía, nivel de ruido y consumo de agua. Hay siete categorías de eficiencia que van desde la letra A a la G, siendo la A la de mayor eficiencia energética.

Los electrodomésticos más eficientes (frigoríficos, lavadoras, lavavajillas y horno) son los de clase A+ y A++.

### Ahorro energético

Existen muchas formas sencillas y fáciles para ahorrar energía en las viviendas.

Además de sustituir los viejos electrodomésticos por otros más eficientes y elegir las mejores opciones de electrodomésticos eficientes, reducir el gasto energético en casa sólo requiere unos buenos hábitos.

En los últimos años, los electrodomésticos han ido evolucionando hacia una mayor eficiencia energética. Pero, por otra parte, la tecnificación de los edificios conlleva una demanda creciente de electricidad y, por tanto, mayores emisiones de $CO_2$.

Al cambiar un electrodoméstico, debemos asegurarnos de que no termina en un vertedero. Hay que llevarlo al lugar adecuado para la eliminación de material altamente contaminante o comprobar que el comerciante que nos venda el nuevo electrodoméstico se hará cargo del viejo y lo depositará correctamente.

### *Cocinas y hornos*

Las cocinas de gas despiden formaldehído, por lo que es aconsejable que tengan una buena ventilación directa o una campana potente; además se pueden poner algunas plantas que lo absorban: drácena, ficus o hiedra, que ayudarán a eliminar la presencia de este gas, que en estas dependencias se acumula más por la presencia de contrachapados, aglomerados, adhesivos y plásticos.

La cocina de gas y la vitrocerámica de inducción tienen un consumo reducido en comparación con otras opciones.

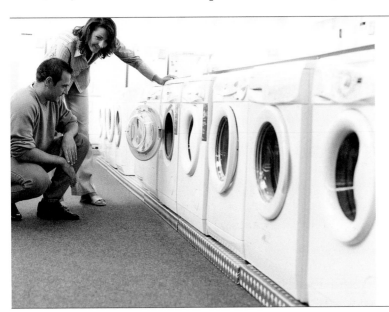

Elegir un electrodoméstico eficiente es una de las mejores cosas que podemos hacer por el medio ambiente y por nuestra economía y nuestra salud.

La cocina solar permite cocinar con la energía gratuita del sol de una forma sana y natural. También hay sistemas para cocinar aprovechando el calor retenido. Ésta es una técnica que permite aprovechar el calor acumulado en un recipiente aislado térmicamente durante la cocción de los alimentos para que terminen su elaboración sin más gasto energético.

Para ahorrar cerca de un tercio del consumo energético de la cocina podemos hacer lo siguiente:

– Cocinemos con recipientes cuyo fondo sea mayor que el fogón. Al cocinar, para evitar la pérdida de calor debemos usar un recipiente adecuado: mejor cuanto más pequeño considerando la cantidad de comida a cocinar, siempre que su diámetro no sea inferior al de la placa o fogón, ya que esto supone un desperdicio de energía.

– Podemos apagar la cocina o el horno antes de que se acabe la cocción y aprovechar el calor residual para concluirla, especialmente en las placas eléctricas y las vitrocerámicas que continúan emitiendo calor bastante tiempo después de que las apaguemos.

– Si usamos cocina de gas, podemos bajar el fuego cuando esté hirviendo el alimento.

– Usemos cazos con tapadera y tapémoslos bien al cocinar. Se ahorra mucha energía al tapar los pucheros, cacerolas y ollas de cocción y si evitamos abrir la puerta del horno hasta haber finalizado. No hay que abrir la puerta del horno a menos que sea necesario.

– Los recipientes de cocina de fondo grueso son más eficientes ya que difunden y aprovechan mejor el calor.

– Usemos todo lo que podamos la olla exprés. Las ollas a presión aceleran el tiempo de cocción y suponen un ahorro de energía de hasta el setenta y cinco por ciento.

– No es conveniente usar el microondas. Su consumo energético es muy elevado y sus riesgos también.

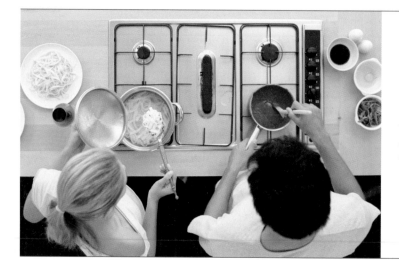

Usemos cazos con tapadera y tapémoslos bien al cocinar. Se ahorra mucha energía al tapar cacerolas y ollas de cocción.

## El horno microondas

La velocidad y las prisas a las que, aparentemente, nos obliga nuestra forma de vida, han encontrado en aparatos como el microondas, un sustituto de la cocina tradicional, paciente y nutritiva.

Los microondas domésticos e industriales operan a unas frecuencias de 2.450 megahercios y 915 megahercios.

Las microondas se generan en el magnetrón, dispositivo que transforma la energía eléctrica en un campo electromagnético, que al aplicarse a los alimentos, la polaridad del campo electromagnético que se origina cambia de dirección varios millones de veces por segundo. En este ambiente electromagnético, el agua y las sales minerales, especialmente, intentan orientarse con ese campo electromagnético, y se generan fricciones y choques entre las moléculas que dan lugar a un aumento de la temperatura en el interior del alimento, hecho que diferencia el calentamiento con microondas de los tratamientos térmicos tradicionales.

La falta de uniformidad en la distribución de la temperatura en el interior del alimento es uno de los aspectos más negativos en la calidad del alimento sometido a microondas. En las zonas que quedan más frías la destrucción microbiana es incompleta, y pueden producir intoxicaciones alimentarias, debido a la supervivencia de organismos como la listeria o la salmonella, y en las que quedan más calientes pueden tener lugar degradaciones térmicas que afecten al valor nutritivo del alimento.

Por ello, se acusa a los hornos microondas de destruir las vitaminas y de desvitalizar los

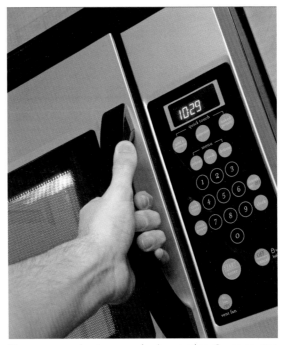

No es conveniente usar el microondas. Su consumo energético es muy elevado y sus riesgos también.

alimentos. Para comprobar el efecto que puede provocar sobre el organismo, podemos hervir un poco de agua en el microondas y otro poco con el sistema convencional, y las dejamos enfriar. Una vez frías, reguemos con esas aguas dos grupos de tallos de flores; al cabo de unos días, comparemos el efecto que una y otra agua ha tenido sobre los tallos.

Otro peligro añadido que presenta el microondas es la alteración que puede sufrir el envase que contiene los alimentos. Los materiales deben ser inalterables, como por ejemplo el vidrio o la cerámica. Otros materiales, como los plásticos, se descomponen y modifican la composición original de los alimentos, pasando, en ocasiones, a formar parte de ellos, provocando un grave riesgo de intoxicación.

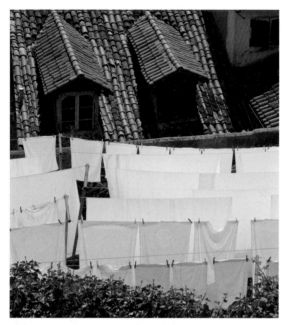

La forma eficiente de secar la ropa es al aire libre, además de que sirve para la desinfección de los tejidos.

### Lavadoras

Los electrodomésticos de grandes motores giratorios como los de los lavavajillas, la lavadora o la secadora son los que más energía consumen.

Usar las dosis adecuadas de detergente y evitar los agresivos y olorosos, que si bien consiguen eliminar las manchas dejan un perfume a base de productos químicos muy agresivos que dañan la piel.

En la lavadora deberíamos usar detergentes ecológicos fabricados con aceites vegetales en lugar de derivados del petróleo, zeolitas en vez de fosfatos, enzimas cultivadas en vez de sintéticas y aceites esenciales naturales.

Existen unas bolas de goma con piedras cerámicas o zeolitas, que se introducen en la lavadora sin detergente ni suavizante. Este sistema reproduce parte de las funciones químicas del detergente dejando la ropa limpia sin necesidad de más gasto, y dura años.

Elegir preferentemente los programas de lavado a menor temperatura o en frío. Al lavar con agua fría se gasta menos agua y electricidad, y se mantienen mejor los colores y la ropa no encoge ni se deforma.

Evitar los programas de prelavado y usar los programas de lavado más cortos.

Sólo pongamos la lavadora cuando esté llena.

### Secadoras

La única forma eficiente de secar la ropa es al aire libre, además de que sirve para la desinfección de los tejidos. También se pueden secar las prendas pequeñas poniéndolas junto a los radiadores en invierno.

Las secadoras consumen varias veces más de lo que lo hace la lavadora por el mismo volumen de ropa, pero si son precisas, por el tamaño de la casa o no tener dónde colgarla al exterior, es mejor elegir una de gas, ya que gastan mucha menos energía que las eléctricas. Si elegimos una eléctrica, que sea del modelo más eficiente y pongámosla en funcionamiento sólo cuando esté a plena carga y centrifuguemos la ropa antes de secarla para ahorrar energía.

Hay que evitar las medias cargas.

### Lavavajillas

Debemos evitar lavar los platos con el grifo abierto. Es más eficiente llenar el fregadero con agua y un poco de jabón.

También un lavavajillas de bajo consumo energético ahorra más de un cincuenta por ciento que lavar los platos a mano y con

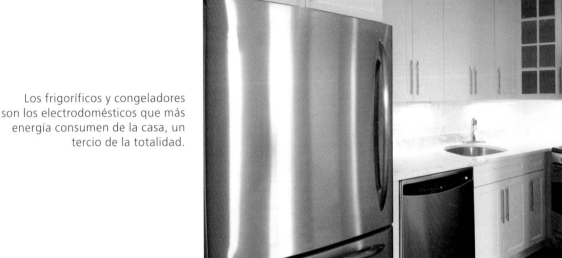

Los frigoríficos y congeladores son los electrodomésticos que más energía consumen de la casa, un tercio de la totalidad.

agua caliente. Pero aun así veamos algunas consideraciones:

- Elijamos el lavavajillas del tamaño adecuado a nuestras necesidades.
- Pongamos el lavavajillas en funcionamiento sólo cuando esté lleno.
- No superpongamos piezas, ya que no se limpiarían adecuadamente y tendríamos que lavarlas de nuevo.
- Usemos los programas económicos.
- Instalemos doble entrada de agua: fría y caliente.
- Los utensilios de mayor tamaño es mejor lavarlos a mano.
- Aclaremos los platos antes de meterlos en el lavavajillas.

## Agua caliente

Gracias a la instalación de un sistema de energía solar térmica podemos ahorrar hasta un cincuenta por ciento del consumo de gas o de electricidad para calentar el agua. Incluso podemos usar esta agua para el lava-

vajillas o la lavadora usando electrodomésticos bitérmicos, es decir, que tengan tomas diferenciadas para el agua fría y la caliente.

Hay que considerar que un calentador de gas consume tres veces menos energía que uno eléctrico.

## El frigorífico

Un frigorífico permanece encendido una media de quince años. Los modelos actuales consumen menos de la mitad que los aparatos de hace diez años, por lo que la sustitución del viejo frigorífico supone una importante reducción del consumo de energía.

Los frigoríficos y congeladores son los electrodomésticos que más energía consumen de la casa, un tercio de la totalidad. Para ahorrar podemos tener en cuenta algunos trucos:

- Cambiar el viejo frigorífico por un modelo energéticamente más eficiente.
- Optar por un modelo con un volumen adecuado a nuestras necesidades. A mayor tamaño, mayor consumo.

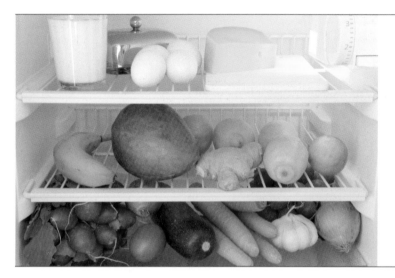

Llenar el frigorífico al máximo posible. Puesto que se requiere más energía para enfriar el aire que los alimentos.

– Regular la temperatura según nuestras necesidades y las instrucciones del fabricante. Un grado menos de temperatura supone un cinco por ciento más de consumo.
– Mantener limpio el serpentín de la parte posterior, preferentemente con una aspiradora para no dañarlos, para que el motor no esté trabajando más tiempo del necesario.
– Dejar un espacio de unos centímetros entre la parte posterior del frigorífico y a pared para facilitar la ventilación y que el motor no precise estar en marcha tanto tiempo.
– Descongelar el congelador cuando el hielo llegue a cinco milímetros de espesor. Cuanta más capa de hielo se acumule, más consumo, que puede llegar hasta un treinta por ciento más.
– Descongelemos los alimentos dentro de la nevera. Al descongelar la comida en el interior del frigorífico, se aprovecha el frío que desprende.
– Mantener el frigorífico lejos de fuentes de calor, como microondas, horno, lavadora, lavavajillas o una ventana soleada, para que el motor no eleve el consumo.
– Llenar el frigorífico al máximo posible. Puesto que se requiere más energía para enfriar el aire que los alimentos, mantener la nevera llena representa siempre un ahorro de energía. Incluso si no tenemos alimentos que conservar y sigue habiendo espacio vacío, podemos colocar un recipiente con agua, que permitirá ahorrar energía, ya que el agua retiene mejor el frío que el aire.
– No poner alimentos calientes en la nevera, sino esperar a que se enfríen antes de meterlos.
– Evitar abrir la puerta cuando no sea necesario y no dejarla abierta.
– Revisar el cierre. Una nevera con las gomas viejas consume más electricidad.
– Descongelar el frigorífico asiduamente, para así distanciar las puestas en marcha del motor.
– Una temperatura de entre tres y cinco grados para el frigorífico y de entre

menos uno y menos dieciocho para el congelador es lo más adecuado.

### Bombillas

La mayor parte de la electricidad de las bombillas de nuestros hogares se pierde en forma de calor, lo que supone un despilfarro y un impacto medioambiental injustificable.

Las lámparas fluorescentes compactas, conocidas como de bajo consumo, usan tres cuartas partes menos de energía para producir la misma luz que una bombilla incandescente. Tienen una vida útil mucho mayor que las tradicionales bombillas de filamento y consumen mucho menos. La luz que emiten es mucho más cálida y saludable que los fluorescentes clásicos, y no hacen ruido ni parpadean.

Aunque las bombillas de bajo consumo son más caras que las incandescentes, se amortizan gracias a su mayor tiempo de vida útil y a su eficiencia energética. Cambiar una bombilla tradicional de sesenta vatios por otra de trece vatios de bajo consumo, con una capacidad lumínica parecida, supone un ahorro de más del ochenta por ciento, lo cual representa unos veinte euros en la factura de electricidad a lo largo de su vida útil.

Este importante ahorro para el bolsillo del consumidor y del gasto energético supone, además, una notable reducción de las emisiones de gases de efecto invernadero.

Un elevado porcentaje de las bombillas tradicionales acaban en la basura cuando dejan de ser útiles, cuando deberían depositarse en los contenedores de residuos tóxicos, ya que contienen mercurio y plomo, sustancias muy contaminantes, al igual que las de bajo consumo que contienen mercurio.

En poco tiempo las bombillas incandescentes dejarán de fabricarse y desaparecerán de los hogares con el consiguiente ahorro de energía y el recorte en las emisiones a la atmósfera, y de dinero para los consumidores. Este tipo de bombilla es de muy baja eficiencia energética: por cada vatio de energía consumido, la mayoría se pierde en forma de calor, y ni siquiera un diez por ciento se aprovecha para generar luz.

Los halógenos son una versión mejorada de las bombillas incandescentes a las que superan en eficiencia, aunque actualmente

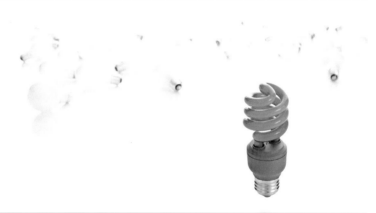

Aunque las bombillas de bajo consumo son más caras que las incandescentes, se amortizan gracias a su mayor tiempo de vida útil y a su eficiencia energética.

quedan lejos de las de bajo consumo. En breve, en la Unión Europea sólo se fabricarán halógenos que empleen la mitad de energía y duren tres veces más que los actuales.

De todas formas, el mejor ahorro es apagar las luces cuando no sean necesarias y usar siempre que sea posible luz natural.

### Tecnología LED

El uso de las nuevas bombillas de diodos emisores de luz o LED está muy extendido en linternas y sistemas de señalización, ya que son muy resistentes a los golpes, pero como bombilla de interiores su presencia aún no está demasiado generalizada.

Actualmente presentan varios inconvenientes, uno de ellos es que su precio es mucho más elevado que las demás bombillas y necesita una fuente de alimentación que genera un cierto campo electromagnético. Consumen menos que las halógenas, pero no tienen el mismo rendimiento que los fluorescentes de bajo consumo y alto rendimiento.

Las bombillas de espectro completo tienen, como su nombre indica, una luz de amplio espectro solar y son muy beneficiosas para el organismo; sin embargo, las bombillas LED son más monocromáticas, lo cual no es recomendable. Para mejorar la calidad cromática de este tipo de iluminación se han usado nuevos metales semiconductores, como el galio o el indio, que hace que se tenga que considerar como un residuo peligroso al final de su vida útil.

En un futuro, materiales semiconductores de origen orgánico, como son los derivados del carbono, permitirá iluminar techos, paredes, cortinas y cualquier superficie que se desee.

### Campanas extractoras

La mayoría de ellas llevan incorporadas bombillas de elevado consumo y de difícil acceso para sustituirlas. Antes de adquirir una campana hay que comprobar si lleva una bombilla de bajo consumo y si se puede sustituir la que lleva. Pero la mejor opción es la que no lleva luz incorporada.

### Consumos innecesarios

Los televisores, ordenadores, transformadores y cargadores y otros muchos aparatos están todo el día conectados a la red en estado de espera (*stand-by*). Así, al cabo del año, consumen más energía estando apagados que el tiempo de uso que les damos. Este consumo residual puede llegar a ser más del diez por ciento del consumo total de una vivienda.

Hay que desenchufarlos cuando no los usemos o instalar una regleta con interruptor para poder cortar totalmente la corriente que les llega cuando no los necesitemos.

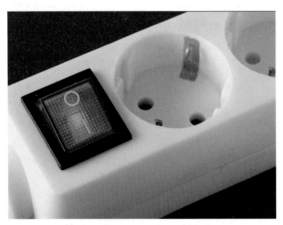

Muchos aparatos están conectados a la red en estado de espera (*stand-by*). Así, al cabo del año este consumo residual puede llegar a ser más del diez por ciento del consumo total de una vivienda.

## Sistemas de climatización

### *La calefacción*

Podemos encontrar dos sistemas de calefacción: por radiación y por aire caliente. Nuestros cuerpos intercambian energía por radiación con todos los cuerpos sólidos que nos rodean, por lo que si tenemos cerca otros cuerpos, por ejemplo paredes, que tienen más temperatura que el nuestro, recibimos más calor, pero si tienen menos temperatura nos la quitan. Así que un buen aislamiento es fundamental para mantener una temperatura eficaz en el interior de nuestras viviendas, ya que si las paredes están frías debido a la temperatura exterior seguiremos notando frío aunque subamos la temperatura.

En general es más eficaz, sano y confortable un sistema de calefacción radiante, caso de radiadores, paredes, zócalos y suelos radiantes, que uno por aire, especialmente cuando el edificio no está bien aislado.

El suelo radiante, los zócalos y las paredes radiantes tienen un bajo consumo y distribuyen uniformemente el calor. Éste es uno de los sistemas de calefacción más eficaces y sanos, y no levantan polvo previniendo alergias. Recomendamos la instalación de los tubos por donde circula el agua antes por zócalos y paredes que por el suelo, ya que hay personas que sienten ciertas molestias en las piernas. Además, las paredes radiantes por agua pueden usarse como refrigeración al hacer pasar por los conductos agua fría. El sistema por zócalo se puede mejorar revistiendo el zócalo de aluminio.

Desde el punto de vista estético es un sis-

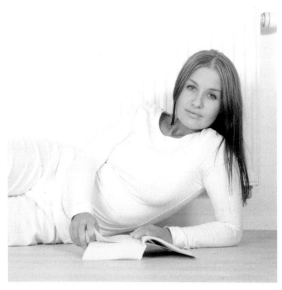

En general es más eficaz, sano y confortable un sistema de calefacción radiante que uno por aire, especialmente cuando el edificio no está bien aislado.

tema excelente ya que integra dentro del tabique los tubos de climatización.

Sin embargo, el suelo radiante eléctrico tiene un elevado gasto de energía y crea fuertes campos electromagnéticos en toda casa que tenga este sistema instalado en el suelo. Es uno de los sistemas de calefacción menos recomendados. Si ya lo tenemos instalado hay que evitar su uso, y notificarlo a los vecinos que lo tuviesen, ya que si el vecino de la planta de arriba lo tiene conectado el campo electromagnético que genera estará también afectando a nuestra vivienda.

Los radiadores eléctricos emiten calor gracias a unas resistencias eléctricas que calientan un fluido. Aunque precisan una elevada potencia eléctrica son más eficientes que las estufas eléctricas con resistencias convencionales. Además tienen la ventaja de que se pueden regular y programar. Son efectivos ya que emiten calor por radiación y porque pueden calentar zonas específicas sin necesidad de perder energía en calentar zonas en donde no se precisa. Son portátiles y no necesitan más instalación que un enchufe. Aunque son algo más caros, hay radiadores eléctricos que se autorregulan y detienen el consumo eléctrico cuando acumulan el suficiente calor para emitir al ambiente.

Las calderas de condensación usan el calor de los gases de la propia combustión, por lo que son muy eficaces, al igual que las de combustión estanca, que son más eficientes que las de llama convencionales, con la ventaja de que no cogen el aire del interior ni tiran los gases de la combustión al ambiente de la propia vivienda. También hay que considerar que la llama piloto tiene un elevado consumo si se mantiene constantemente encendida.

El mejor material para los radiadores de distribución del calor de las calderas es el aluminio, que transmite más rápida y eficazmente el calor que el hierro.

Hay que mantener las instalaciones de gas en perfecto estado ya que en caso contrario se pueden producir escapes de monóxido de carbono, que es tóxico y en altas concentraciones, letal.

Los aparatos de aire acondicionado con bomba de calor producen aire caliente en épocas frías y refrigeran en verano. Los modelos llamados *inverter*, aunque son algo más caros, economizan más de un tercio del gasto.

También tenemos la energía solar térmica, que es limpia, sana y ecológica, pero que precisa de una inversión inicial mayor y un espacio grande. Aunque se puede combinar con otro sistema o usar para calentar el agua de sistemas radiantes por zócalo o pared.

Las estufas de gas butano o de propano y las de queroseno no son la mejor opción ya que emiten vapor de agua y residuos, y deterioran la calidad del aire que respiramos. Lo mismo sucede con las chimeneas, el hogar o las estufas de leña, que necesitan una cons-

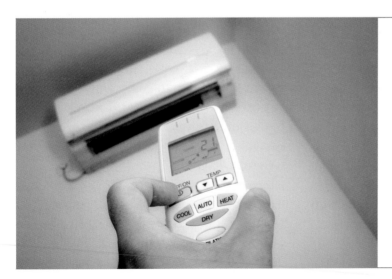

Los aparatos de aire acondicionado con bomba de calor producen aire caliente en épocas frías y refrigeran en verano.

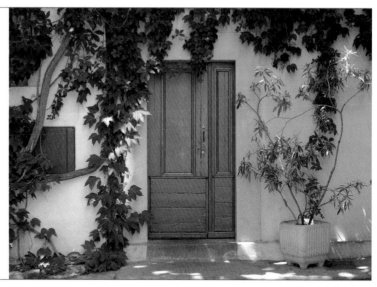

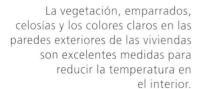
La vegetación, emparrados, celosías y los colores claros en las paredes exteriores de las viviendas son excelentes medidas para reducir la temperatura en el interior.

tante aireación para que no se acumulen los gases de la combustión y son despilfarradoras. Los hogares y las chimeneas cerradas son más eficientes y seguras, especialmente las que usan residuos de madera comprimida.

### La refrigeración

Cada día se consume más energía de fuentes no renovables para refrigerar las casas. Sin embargo, existen alternativas a los contaminantes y despilfarradores aparatos de aire acondicionado, como es el caso de la arquitectura bioclimática. Este tipo de edificaciones aprovecha las orientaciones, las formas y elementos de la casa para reducir el gasto energético y conseguir el bienestar que deseamos.

Las protecciones solares (toldos, aleros...), situados estratégicamente en ventanas, paredes soleadas, etc., impiden que el interior se caliente en exceso.

Las protecciones horizontales, caso de aleros, impiden que los rayos solares entren dentro del edificio en verano al estar más altos, y permite que entren en invierno, al estar más bajos.

La vegetación, emparrados, celosías y los colores claros en las paredes exteriores de las viviendas son excelentes medidas para reducir la temperatura en el interior.

Los tonos claros en las paredes reflejan más la radiación de los rayos solares que los colores más oscuros.

El agua al evaporarse refresca el ambiente y dinamiza la energía: una fuente, un estanque, etc., son excelentes aliados para reducir el calor, al igual que un patio interior sombreado con presencia de plantas y agua.

De la misma forma que la corriente de aire natural reduce la temperatura y produce una sensación térmica inferior, un simple ventilador puede sustituir muchas veces eficazmente a un aparato de aire acondicionado. El movimiento del aire reduce la temperatura del mismo entre uno y dos grados, sin alterar la humedad ambiental y con mucho menos gasto de energía. Los ventiladores

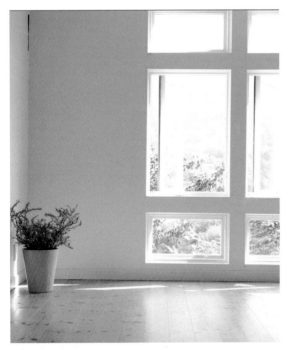

Dejemos que entre el calor del sol cuando haga frío, y la ventilación natural cuando haga calor y protejamos las ventanas del sol.

más eficaces son los que se sitúan en el techo al hacer que el aire caliente ascienda.

La energía solar puede proporcionar una refrigeración por absorción, y las paredes y techos con conducciones llevan el agua fría gracias a los colectores solares adonde se necesita.

Los bioclimatizadores portátiles son una alternativa a los aparatos de aire acondicionado por su menor consumo y su mayor eficacia, al igual que los modelos con tecnología *inverter* que consumen un tercio menos que los aparatos de aire acondicionado convencionales. De cualquier forma, si decidimos adquirir un aparato de aire acondicionado hay que buscar los que tienen la etiqueta de clase A, que son los de mayor eficiencia energética.

### Consejos climáticos

Una casa bien aislada consume mucha menos energía en climatización, hasta un cincuenta por ciento menos, ya que evita las pérdidas que se producen a través de las paredes, ventanas, etc.

La calefacción supone casi una tercera parte de nuestro consumo de energía, pero una vivienda orientada al sur consumirá menos energía en calefacción. Además, es importante poner cristales dobles en las ventanas o contraventanas y cortinas gruesas. Las cortinas aíslan del frío exterior e impiden que salga el calor del interior. Las moquetas y alfombras también reducen las pérdidas energéticas a través del suelo.

Durante el día, en invierno, hay que permitir al máximo la entrada de los rayos solares en la vivienda, y por la noche hay que bajar las persianas y correr las cortinas para impedir la fuga del calor acumulado durante el día.

Dejemos que entre el calor del sol cuando haga frío, y la ventilación natural cuando haga calor y protejamos las ventanas del sol.

Las ventanas de doble vidrio reducen sensiblemente las pérdidas energéticas. Los vidrios con revestimientos de baja pérdida reducen a casi la mitad las pérdidas de calor, y los marcos con rotura de puente térmico impiden la conducción de calor a través de los marcos, así como las condensaciones.

Pero quizá sea más importante abrigarse suficientemente para no tener que elevar en demasía la temperatura interior de la vivienda. Y en verano, o cuando haga calor, es mejor no usar refrigeración, sino poner toldos, persianas, plantas que embellezcan y refresquen el lugar, o incluso un ventilador y si funciona con energía solar, mejor.

Lo más conveniente es aislar mediante cámaras de aire que se rellenan con materiales aislantes como es el caso del corcho. Aunque, en caso de que la casa ya esté construida, se puede aislar en el interior mediante paneles de fibras naturales. Especialmente efectivo es este tipo de aislamiento en la fachada norte de la vivienda. Asimismo, en áticos o casas unifamiliares hay que aislar la cubierta.

También es conveniente aislar las tuberías de agua caliente y los conductos de climatización.

Actuaciones tan sencillas como poner tiras adhesivas en ventanas y puertas que no cierran bien, cajas de persiana o masilla en marcos de ventana mal instalados o aislar interruptores y cajas de instalaciones eléctricas que producen entradas de aire son muy efectivas, al igual que colocar papel de aluminio detrás de los radiadores para evitar que se pierda por la pared y lograr que se refleje al interior.

Si pretendemos estar en manga corta en invierno, y con más ropa de la necesaria en verano, el despilfarro en energía es absurdo. Es más efectivo ponernos un suéter que aumentar tres grados la temperatura de la casa. Cada grado de más aumenta casi el diez por ciento el consumo. En invierno podemos tener un buen confort térmico entre los dieciocho y los veinte grados, y en verano una temperatura de unos veinticinco grados es suficiente para mantener el bienestar térmico. Hay que tratar que la diferencia entre la temperatura exterior y la interior no sea mayor a diez grados. Así ahorraremos, además de que una diferencia mayor puede ser inconveniente para la salud.

De cualquier forma, es mejor que las diferentes zonas de la casa se puedan climatizar de forma independiente según las necesidades de ocupación y las circunstancias de cada persona. Unos necesitarán más calor que otros: niños, mayores, enfermos, etc.

## El huerto en casa

La agricultura ecológica y orgánica es una alternativa alimentaria respetuosa con la

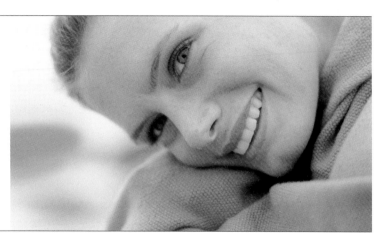

En invierno podemos tener un buen confort térmico entre los dieciocho y los veinte grados, y en verano una temperatura de unos veinticinco grados

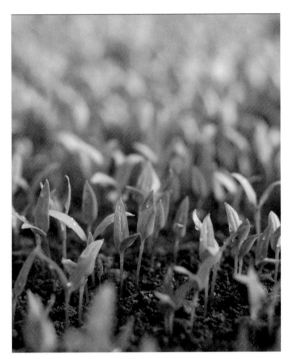

Los productos ecológicos están exentos de plaguicidas, ya que se usa la rotación de los cultivos y se controlan las plagas biológicamente, y para fertilizar el suelo se usan desechos orgánicos.

naturaleza y con la salud de los consumidores y de los agricultores.

Este tipo de agricultura tiene cada día más seguidores que buscan recuperar los alimentos sanos y naturales. Las frutas y verduras han perdido su sabor, los nutrientes y las vitaminas; las variedades se han reducido al mínimo y contienen pesticidas y otros productos químicos. Por todo esto, el mercado de productos ecológicos debería fomentarse al máximo.

Estos productos están exentos de plaguicidas, ya que se usa la rotación de los cultivos y se controlan las plagas biológicamente, y para fertilizar el suelo se usan desechos orgánicos.

Hay que evitar comprar productos que no sean de temporada, que procedan de lugares lejanos y que atenten contra la sostenibilidad y los derechos humanos. Lo mejor es tratar de producir nosotros mismos parte de los alimentos que vayamos a consumir.

Si no disponemos de espacio en nuestra casa, hay ayuntamientos, incluso asociaciones y empresas, que ceden o alquilan espacios.

## Espacios naturales

El cultivo urbano de verduras, frutales y hierbas aromáticas y medicinales es un puente entre la ciudad y el campo, que permite acercar las urbes a la naturaleza y amoldarse en alguna medida a sus ciclos.

Podemos aprovechar cualquier pequeño espacio para hacer nuestro propio huerto. Un jardín, un balcón o una ventana bastan para cultivar verduras, frutas y hierbas medicinales o aromáticas.

Una maceta de barro o de fibrocemento, que es más ligero, con la profundidad adecuada al tipo de planta y un drenaje, que no es más que unos agujeros en la base, puede ser el pilar de nuestro espacio vegetal.

Es un hábito sano y placentero el poder coger nuestros propios alimentos y hacernos una ensalada o un postre sano y ecológico con frutos que nosotros mismos hemos visto crecer bajo nuestros atentos cuidados.

Dependiendo del espacio útil y de nuestra experiencia, plantaremos unas u otras variedades.

Para empezar, los caquis, higueras y albaricoqueros suelen ser más agradecidos con nuestra falta de pericia que los manzanos, melocotoneros y perales, por ejemplo.

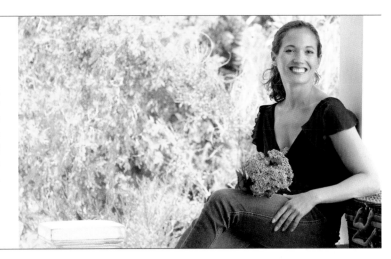

Si deseamos prosperidad en nuestra vida, debemos transformar un espacio en un lugar lleno de vida, de plantas, flores, colores y formas que llevan a nuestras vidas nuevos valores, bienestar y un medio sano y armónico.

Si no disponemos de mucho espacio, es mejor elegir variedades de árboles de tamaño no demasiado grande: naranjo, ciruelo, peral, caqui, membrillero, manzano, albaricoquero, granado, cerezo, melocotonero, limonero, níspero o higuera. Lo más eficaz es situarlos preferentemente en los lindes para evitar que den sombra al resto de la plantación.

Si tenemos cercados podemos aprovecharlos para poner vides, emparrados y árboles que ocupen el menor espacio posible.

Cuanta más variedad, más frutas y verduras distintas, más colores, formas y biodiversidad, que alegran y dinamizan nuestro espacio vegetal.

## El rincón comestible

Nuestro objetivo debe ser lograr el máximo rendimiento posible en el menor espacio y aprovechar las cualidades de las plantas que pongamos y de los animales que vivan o vengan atraídos por nuestro pequeño espacio de naturaleza y salud, ya sea en la ciudad o en el campo.

Y qué espacio más pequeño que nuestro balcón o simplemente una ventana. Conseguir un rincón comestible no es nada complicado y sí muy placentero mientras cultivamos verduras, frutas o hierbas medicinales y aromáticas.

La mezcla de hortalizas y plantas aromáticas es positiva para su desarrollo, al tiempo que están más protegidas contra las plagas.

Cualquier recipiente sirve para poner un pequeño huerto en una ventana soleada: mesas, estantes, jardineras, macetas comunes, macetas en forma de pirámide escalonada, cestas, latas y muchas más cosas, que quedan en manos de nuestra imaginación, son el cobijo de frutas, hortalizas y plantas aromáticas y medicinales. Hasta podemos plantar semillas en pequeños recipientes reutilizados.

Si deseamos prosperidad en nuestra vida, debemos transformar un espacio tantas veces abandonado y apagado en un lugar lleno de vida, de plantas, flores, colores y formas que llevan a nuestro balcón y a nuestras vidas nuevos valores, bienestar y un medio sano y armónico.

Entre las plantas medicinales y aromáticas más agradecidas con nuestro pequeño espacio y con excelentes propiedades saludables encontramos las siguientes:

Ajedrea
Albahaca
Angélica
Canela
Cardamomo
Cilandro
Cúrcuma
Hierbabuena
Hierba luisa
Hinojo
Hisopo
Laurel
Lavanda
Manzanilla
Mejorana
Melisa
Menta
Orégano
Ortiga
Perejil
Romero
Salvia
Tomillo

Entre las hortalizas que podemos cultivar en macetas destacaremos:

Acelga
Ajo
Berenjena
Calabacín
Cebolla
Col
Espinaca
Guisante
Habichuela
Judía
Lechuga
Patata
Pimiento
Puerro
Rábano
Repollo
Tomate
Zanahoria

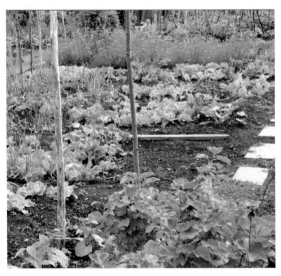

Reconvertir los jardines de las poblaciones en zonas de cultivo comunitario es una prioridad en estos tiempos de crisis económica, social y ética.

Reconvertir los jardines de las poblaciones en zonas de cultivo comunitario es una prioridad en estos tiempos de crisis económica, social y ética. Es una forma de fortalecer los vínculos comunitarios locales y de que la persona encuentre su propia valía.

El agua de lluvia se podría recoger para regar las plantas. Se aprovecha todo para hacer compost con los excedentes de la cocina y de las propias plantas. El abono para hacer una tierra fértil debe salir de los desechos orgánicos que nosotros mismos generamos en nuestra casa: restos de frutas, verduras, infusiones, café, etc. El sustrato debe ser la mitad de tierra fértil, la cuarta parte de abono compuesto y el resto de perlita o arena gruesa, y hay que evitar la tierra mineral, ya que es demasiado pesada e impide el normal desarrollo de las raíces. Para compensar la pérdida de nutrientes hay que abonar la tierra dos o tres veces al año.

Con un recipiente de menos de medio metro de profundidad, podemos cultivar fácilmente casi todas las hortalizas.

Si las plantas son pequeñas se pueden poner en línea, y si son de mayor tamaño se aprovecha mejor el espacio poniéndolas en zigzag.

Las terrazas, balcones, ventanas y cubiertas de los edificios se pueden convertir en pequeños huertos, que además de proveer de alimento son un medio de mejorar el aire frente a la contaminación de las ciudades.

Muchas comunidades de vecinos están cultivando huertos en espacios públicos y en su propia comunidad.

Cualquier rincón soleado, mejor protegido del viento, permite que podamos producir alimentos sanos y frescos, transformar la estética de los edificios, e incluso mejorar la calidad de su ambiente y aproximar a sus habitantes a los ciclos naturales.

En los lugares de la casa en que no dé el sol más de cuatro horas, sólo podremos cultivar variedades como la lechuga, el perejil o la espinaca.

Los pequeños recipientes tienen la ventaja de que podemos girarlos para que el sol les dé en todas partes y lograr así un crecimiento uniforme.

Las cubiertas de los edificios suelen estar vacías y sin actividad. Integrar vegetación, especialmente huertos, es un gran paso hacia una cultura medioambiental respetuosa hacia la naturaleza y los habitantes de las ciudades.

Las fachadas verdes convierten los edificios en espacios vivos. Un gran paso para acercar las ciudades a la naturaleza sería que las fachadas se convirtiesen en espacios verdes. Así, la ciudad transforma su imagen gris y urbana en color y naturaleza; y belle-

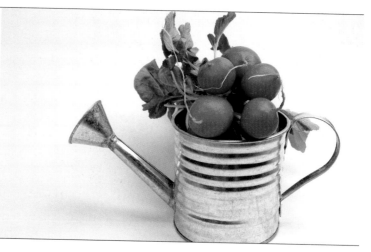

Cualquier rincón soleado, mejor protegido del viento, permite que podamos producir alimentos sanos y frescos.

za, alimentos orgánicos y aire puro entran en las ciudades dignificándolas.

## Insecticidas naturales

Podemos tratar los problemas de plagas y enfermedades de nuestro huerto, jardín o de las macetas de nuestro rincón verde, sin necesidad de usar pesticidas y herbicidas químicos, que intoxican a las plantas, a las frutas y verduras y a nosotros mismos.

Hay plantas que tienen la capacidad de actuar como insecticidas, plaguicidas y fertilizantes. De hecho, muchas veces, las plantas, los animales y los preparados naturales son la mejor y, en muchas situaciones, la única opción, para eliminar plagas y preservar el medio ambiente.

Para estimular el crecimiento y potenciar las defensas de las plantas y su capacidad de lucha frente a las plagas usaremos ortiga, por poseer mucho nitrógeno y sales minerales.

Para repeler los insectos de una forma natural y no tóxica, podemos usar diferentes métodos:

La salamanquesa, a pesar de su aspecto, es un valioso e inofensivo animal que se alimenta de carcoma, cucarachas, mosquitos y otros insectos voladores.

Asimismo, las plagas de árboles y cosechas como la procesionaria se contrarrestan con la presencia de pájaros insectívoros. Para atraerlos podemos instalar cajas nido y comederos artificiales. Además de una inestimable ayuda, los pájaros crean un clima agradable y atraen buenas energías a nuestros hogares.

Para ahuyentar roedores, el mejor raticida es un gato que con su olor los aleje. Por eso es recomendable la compañía de un gato si se vive en el campo o en zonas con presencia de roedores. También para ahuyentar a los roedores podemos poner menta y tanaceto en las proximidades de los alimentos.

Para las pulgas podemos fregar con agua y vinagre o con poleo menta las zonas de la casa que puedan estar afectadas, espe-

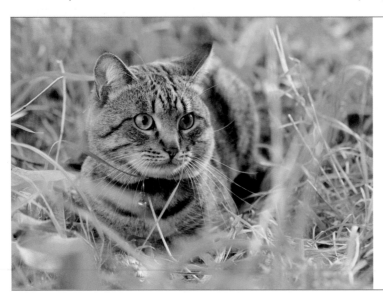

Las plantas, los animales y los preparados naturales son la mejor opción para eliminar plagas y preservar el medio ambiente.

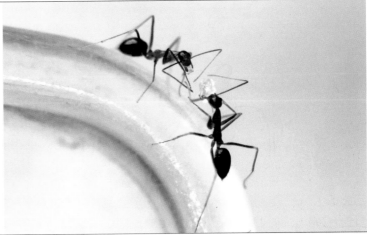

Las hormigas evitan pasar por los lugares donde se han impregnado unas gotas de limón o una línea de bicarbonato.

cialmente las que estén frecuentadas por animales domésticos, o poner en sus camas una bolsita o una gotitas de poleo menta. Asimismo, podemos combinar bicarbonato con sal y esparcir la mezcla por alfombras y tejidos y frotar hasta que se infiltre bien. Se deja un día y se aspira. En casos persistentes, repetir la aplicación dos veces más.

También contra las pulgas y los piojos se emplea el humo de hojas de hierba del gato, coniza, abrótano o ajenjo, quemadas sobre brasas.

El bicarbonato mezclado a partes iguales con azúcar también sirve para ahuyentar a las cucarachas.

Las hormigas evitan pasar por los lugares donde se han impregnado unas gotas de limón o una línea de bicarbonato. La espiga de poleo, ruda o tanaceto mantiene alejadas a las hormigas de armarios y alacenas, especialmente si de vez en cuando agitamos los ramilletes para que desprendan su aroma. Para hacerlas huir podemos sembrar menta y cebolla marina.

Existe una gran variedad de hierbas que repelen a las moscas y además perfuman agradablemente el ambiente: clavo, saúco, lavándula, menta, poleo, ruda o abrótano. Pueden utilizarse bien en plantas o bien en ramilletes.

Para eliminar polillas de los armarios nada mejor que unos saquitos rellenos con piel de naranja.

La albahaca es uno de los más eficaces repelentes para una gran variedad de insectos, especialmente para los mosquitos. Por lo que unas macetas con albahaca en las ventanas los repelerá, al igual que vaporizar en un quemador unas gotas de esencia de albahaca.

Para hacer un repelente corporal, mezclamos cien mililitros de aceite de almendras dulces y veinte gotas de esencia de albahaca y veinte de esencia de geranio. El geranio también tiene unas excelentes propiedades antiinsectos. También podemos diluir dos o tres gotas de aceite esencial de geranio en media taza de agua y la aplicamos directamente en la piel como protector corporal.

Podemos tomar vitamina $B_1$ para que el olor que excretamos los ahuyente.

Quemamos esencia de geranio en la estancia y cerramos unos minutos todas las

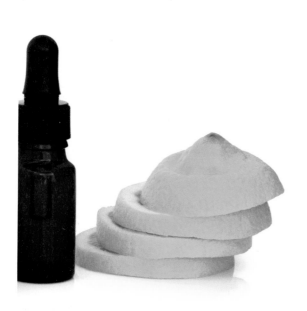

El aceite de citronela se usa como repelente de los mosquitos aplicado sobre la piel.

de alfalfa atraen a los mosquitos machos con su néctar y mueren por el tóxico que contienen.

Para evitar la presencia de caracoles podemos plantar consuelda como barrera en el área que se desee proteger; la ruda también es eficaz, aunque en menor medida. La ceniza de madera también es un excelente repelente de los caracoles.

En general, para alejar a los insectos y para paliar los olores desagradables, se pueden colocar ramilletes de mejorana, lúpulo, albahaca, manzanilla, salvia o romero, repartidos por distintos puntos de la casa. Asimismo, la adelfa tiene una acción bactericida, al igual que la melia acedera, en forma de materia orgánica o bien tras dejar en maceración sus hojas y frutos durante unos días.

ventanas de la estancia a tratar para que llegue a todos los rincones.

El aceite de citronela se usa como repelente de los mosquitos aplicado sobre la piel. Contiene citronelol, un eficaz antiséptico, antibacteriano, fungicida, herbicida e insecticida, sustancia también presente en el té, el limón o el jengibre, así como también es rico en geraniol, un excelente anti-insectos, que se encuentra también en el tomillo, el romero o el eucalipto.

El aceite de eucalipto, además de geraniol, contiene entre otros, potentes antisépticos como el eucaliptol.

Como plantas ahuyenta-mosquitos podemos usar: apio, caléndula, canela, clavo, romero, lavanda, jazmín o menta. Las flores

## Los imanes en el huerto

Si antes hemos hablado de los efectos de los imanes sobre el agua para beber, asimismo las frutas y verduras se conservan frescas más tiempo si las sometemos al efecto de un imán en su polo norte. Pero si lo que queremos es que maduren antes, le daremos la vuelta al imán.

En general, las semillas germinan más rápidamente sometidas a la acción de un imán.

El polo norte hace que las plantas crezcan más altas y finas, y el polo sur más bajas y gruesas.

También podemos regar con agua sometida a un imán. El polo norte hace que, por ejemplo, los plátanos crezcan más finos, y el polo sur que sean más gruesos y dulces.

## Limpiadores naturales

Buena parte de los productos que usamos para limpiar en nuestras casas son tóxicos para nuestro organismo y contaminantes del medio ambiente: detergentes, salfumán, lejía, desatascadores, abrillantadores de metales, limpiadores de suelos, azulejos, cristales, metal y muebles, entre otros, que suelen contener productos químicos muy tóxicos: cloro, formaldehído, sosa cáustica, fenol, amoníaco, ácido sulfúrico y fosfórico. A mayor dosis y tiempo de exposición, mayor es el efecto nocivo de estos productos tóxicos: alergias, migrañas, mareos, asma, náuseas, irritación de los ojos, la piel y la garganta y distintos tipos de cáncer.

El uso de determinados detergentes bactericidas o microbicidas, como es el caso de los que llevan triclosán en su composición, contribuye a que surjan bacterias resistentes a los fármacos. Muchos antibióticos usados contra la malaria, la tuberculosis o la neumonía entre otras enfermedades, han perdido eficacia por su causa.

De hecho, las personas que viven en el campo o en granjas expuestas al polvo y a los gérmenes tienen menos probabilidad de sufrir asma o alergias, ya que estar en contacto con estas sustancias ayuda a fortalecer el sistema inmunológico.

Pero, por suerte, disponemos de múltiples alternativas sanas y ecológicas. Hay productos de limpieza naturales que no presentan estos graves peligros para la salud: bicarbonato, bórax, sosa, limón, vinagre y el crémor tartárico, por ejemplo.

En caso de que decidamos usar detergentes, es fundamental que no sean bactericidas o microbicidas y que sean biodegradables y sin fosfatos, y que utilicemos la mínima dosis.

El vinagre blanco es una buena alternativa a los limpiadores tóxicos tan habituales en la limpieza de nuestras casas. Además de no ser tóxico, es inocuo para el medio ambiente. El ácido acético del vinagre blanco es desinfectante, antimicrobiano, biodegradable y se usa como descalcificador, desincrustante, desengrasante, abrillantador, an-

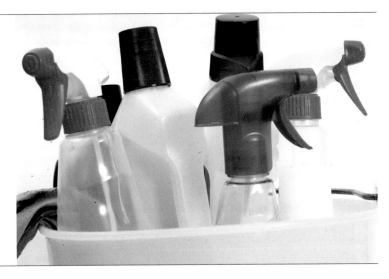

Buena parte de los productos que usamos para limpiar en nuestras casas son tóxicos para nuestro organismo y contaminantes del medio ambiente.

tióxido, ambientador, y es comestible y barato.

Como lavavajillas podemos disolver cincuenta gramos de jabón duro rallado en un litro de agua y añadimos ciento cincuenta mililitros de vinagre de vino blanco y cinco mililitros de aceite esencial de limón y lo mezclamos hasta que quede totalmente homogéneo.

Para limpiar el inodoro, echamos vinagre puro y lo dejamos actuar unos minutos. Diluido en agua, podemos fregar el suelo, incluso si es de madera, al igual que los cristales y también para descalcificar electrodomésticos: lavadoras, planchas, cafeteras, etc., y quitar la cal y abrillantar griferías y sanitarios. Se usa como suavizante y elimina los restos de detergente de la ropa, y como desengrasante elimina los residuos de la vajilla y el óxido de los metales. En este caso se usa vinagre puro y se deja actuar un

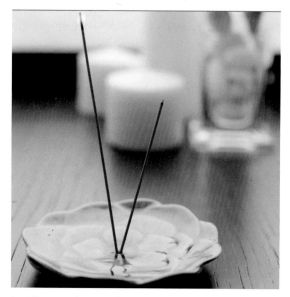

Las flores, plantas aromáticas, incienso, esencias y jabones naturales sirven como ambientadores naturales y buenos eliminadores de malos olores.

día entero. Diluido en agua sirve para limpiar muebles de madera. Para eliminar malos olores, como los del tabaco, se puede pulverizar vinagre, cuyo olor se disipa al secarse.

Unas rodajas de limón y una pizca de clavo o bien unas ramas de eucalipto en una olla a fuego lento, emana un aroma refrescante que invade la casa y contrarresta los malos olores.

Las flores, plantas aromáticas, incienso, esencias y jabones naturales también sirven como ambientadores naturales y buenos eliminadores de malos olores.

El bicarbonato también es un excelente aliado en la limpieza de nuestra casa. Si ponemos un poco de bicarbonato en una esponja mojada podemos limpiar eficaz y naturalmente el fregadero, la ducha, los azulejos o el váter. Si queremos hacer una limpieza en profundidad del váter añadimos vinagre al bicarbonato, mitad y mitad de una taza, y lo dejamos que actúe toda la noche. Por la mañana frotamos y aclaramos, y la suciedad desaparece. La misma mezcla haremos si queremos desatascar una cañería, pero tras verterla echaremos dos tazas de agua hirviendo.

Un buen limpiador de objetos de plata se consigue al añadir una pizca de bicarbonato a un paño caliente y frotar. También el crémor tartárico se usa para la limpieza de metales.

Para suavizar la ropa y eliminar más profundamente la suciedad, ponemos un cuarto de taza de bicarbonato. Y como detergente: jabón natural en polvo, rallado o en escamas.

Podemos hacer un buen detergente líquido para la ropa mezclando ciento cincuenta

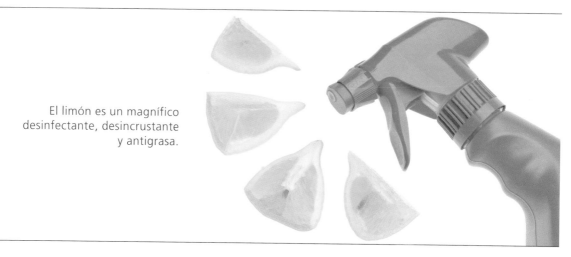

El limón es un magnífico desinfectante, desincrustante y antigrasa.

gramos de jabón duro rallado en un litro de agua hirviendo. Dejaremos la mezcla hasta que se disuelva completamente y añadiremos unos tres miligramos de aceite esencial lavanda y limón, o de otros que nos gusten. Dejaremos enfriar, y usaremos unos ciento cincuenta gramos por cada lavado.

Como limpiador universal mezclaremos agua, vinagre, bicarbonato y zumo de limón.

El limón es un magnífico desinfectante, desincrustante y antigrasa, y mezclado con tomillo, enebro, clavo o bergamota es antiséptico. El romero es desinfectante y, una vez cocido, se obtiene un líquido apto para limpiar baños, además de ofrecer un fresco aroma a las habitaciones. También son muy efectivas las hojas de enebro y de espliego, los tallos de eucalipto, y de tomillo y las raíces de angélica.

Un buen sustituto de la lejía es el vinagre o el bórax.

El vinagre blanco es un buen desinfectante, al tiempo que sirve de descalcificador, al igual que el bórax y el extracto de limón.

El bórax es una alternativa natural a los peligrosos productos tóxicos domésticos: quitamanchas, descalcificadores, limpiadores, desinfectantes o lejía. Es cómodo y sencillo de usar: para limpiar se disuelve en agua y se aplica con un trapo. La mezcla de agua, jabón y bórax es muy eficaz para lavar prendas a mano, incluso las delicadas.

La cera natural, aceite de linaza o dos partes de aceite de oliva y una de vinagre son buenos limpiadores de muebles, y para los cristales: agua con alcohol de quemar.

Como alternativa a la tóxica naftalina, que se emplea como antipolilla, podemos usar bolas de algodón impregnadas de aceite de espliego, lavanda, romero, cedro, mejorana o abrótano, que, además, perfuman la ropa del hogar y aportan aromas refrescantes.

Las hierbas, además de aromatizar, pueden servir para limpiar, pulir, desinfectar y purificar. Un aspecto que hay que fomentar es el de la limpieza frecuente, que repercute en los olores cotidianos y en la calidad del aire.

Podemos conseguir utensilios para la limpieza, como estropajos, con los tallos de la cola de caballo, que están recubiertos de cristales de sílice.

# CAPÍTULO 8

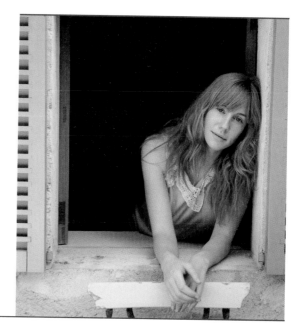

*Casa natural*

# CAPÍTULO 8

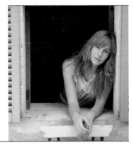

## Casa natural

El empleo de materiales de elevado gasto energético en su proceso de extracción de las materias primas, de fabricación y transporte y el consumo de energías contaminantes no renovables es, desde el punto de vista social y medioambiental, un coste inaceptable.

Los materiales de construcción ecológicos y biológicos tienen la ventaja de que su proceso de fabricación es menos contaminante, además de ser renovables (madera, corcho...) o inagotables (barro, piedra...).

Actualmente, se consume mucha energía en la construcción de un edificio (materiales e instalaciones, así como en su fabricación, transporte y montaje). Habría que emplear materiales sanitariamente inocuos, biodegradables, con un reducido coste energético y, a ser posible, de la propia zona donde esté situado el edificio. Un material es más ecológico cuanto más cerca esté su lugar de procedencia de la obra. Así se evita la contaminación, además del consumo energético que produce el transporte.

Los materiales utilizados en construcción deberían ser renovables, como los de origen vegetal, o prácticamente inagotables, como la propia tierra, cuya elaboración y transformación emplean un mínimo coste energético y no causan un impacto de grandes consecuencias medioambientales.

Adobe, piedra, ladrillo, madera y yeso son materiales sanos y ecológicos porque requieren poca energía en su producción, en comparación con sus sustitutivos sintéticos o el aluminio y el acero.

De todas formas, para asegurarnos de las buenas cualidades bióticas de los materiales naturales, especialmente de la tierra, es conveniente hacer un análisis biológico y de radiactividad.

Otra posibilidad que hay que contemplar es el reciclaje de los materiales de construcción para evitar que acaben en los vertederos, además de dar trabajo a más personas en ese proceso selectivo. Asimismo, deberían considerarse las condiciones sociales y sanitarias de los trabajadores.

Una casa ecológica se caracteriza por el uso de materiales naturales como la madera, el barro, la paja o el bambú que reducen el impacto ambiental de los materiales convencionales de construcción.

Este tipo de edificaciones supone menos consumo de recursos naturales y de energía, menos contaminación y una forma de vida más saludable.

Una casa que respira gracias a sus materiales naturales, tratados con productos asimismo naturales, regula la humedad de forma muy eficaz y es un buen tratamiento para el reuma y los trastornos respiratorios.

Con el barro y la paja se puede construir una vivienda de forma rápida, barata, ecológica y saludable. Este tipo de materiales constructivos suele encontrarse con facilidad en el entorno en donde se va a construir, evitando la contaminación que supone el transporte, y además son abundantes, naturales, ecológicos y saludables.

El barro y la paja son excelentes aislantes térmicos y muy resistentes a los rigores del clima. Las casas hechas sólo de fardos o balas de paja son baratas, resistentes, aislantes y de fácil construcción.

El bambú es uno de los mejores materiales para edificar de forma sana, natural y ecológica. Es flexible, con lo que se adapta a multitud de soluciones constructivas, resistente, duradero y más ligero que el acero o el cemento. Gracias a todas estas cualidades es uno de los materiales de construcción más usados en la actualidad en el mundo.

## Materiales

Cada parte de la edificación tiene unos materiales más o menos recomendables, dependiendo de sus características técnicas, de su salubridad, economía, procedencia, capacidad de reciclaje, etc.

Además de sus cualidades técnicas (capacidad de aislamiento, conductividad térmica...) y del impacto ecológico que puede causar un material (cantidad de energía necesaria para su fabricación), hay que comprobar qué efecto va a tener a la larga en nuestra salud.

### *Aislamientos*
Como aislantes sanos y ecológicos, siempre que sean productos locales y que su cultivo sea respetuoso con la salud de los trabajadores y el medio ambiente, tenemos:

El empleo de materiales de elevado gasto energético en su proceso de extracción en las materias primas es, desde el punto de vista social y medioambiental, inaceptable.

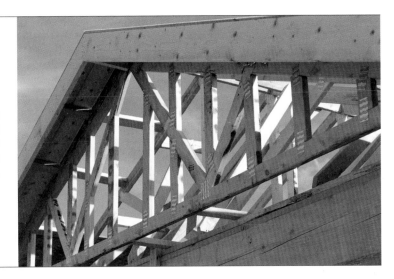

Una casa ecológica supone menos consumo de recursos naturales y de energía, menos contaminación y una forma de vida más saludable.

- Algodón, se usa en forma de mantas aislantes.
- Celulosa, procedente de papel reciclado.
- Corcho, en forma de paneles de corcho prensado y de virutas para rellenar cavidades.
- Fibra de cáñamo, en forma de paños.
- Fibra de coco, en forma de mantas aislantes.
- Lana, en fieltro y manta.
- Lino, en forma de mantas.
- Madera, en paneles de fibras.
- Madera resinosa, en fibras gruesas aglomeradas con yeso o cemento blanco.
- Madera, en paneles ligeros de pequeñas fibras.
- Paja, en balas y paneles.
- Paja mezclada con yeso o con cal.

*Otros aislantes:*
- Arlita, es arcilla expandida, un aislante natural que no emite tóxicos, pero que emplea mucha energía en su proceso de fabricación.
- Perlita y vermiculita son feldespatos y rocas expandidas que, al igual que la arlita, no son contaminantes como material natural que son, pero tienen un elevado coste energético.
- Vidrio celular, es un material ligero que se obtiene del vidrio reciclado.

*Aislantes no recomendables:*
- Lana de roca. Dentro de los aislantes no recomendados sería el más aceptable por no emitir sustancias tan perjudiciales y por consumir menos energía que los demás.
- Lana de vidrio. Desprende diminutas fibras en su fabricación e instalación, que al ser inhaladas pueden causar conjuntivitis, irritaciones cutáneas y problemas pulmonares e incluso cáncer. Hay que tener especial cuidado al retirarla.
- Poliestireno extruido. Se encuentra en forma de planchas, paneles o en bolitas. Es un material energéticamente costoso procedente del petróleo.
- Poliuretano. Existe en planchas o en forma de espuma de poliuretano.

*Estructura*

En la estructura podemos usar bloques y ladrillos de tierra cocida y estabilizada, prensada, adobe, tapial, bloques y ladrillos de cerámica, madera (maciza o en tableros) y piedra.

*Fontanería*

En fontanería evitaremos los materiales plásticos derivados del cloro, como el PVC, ya que son nocivos para la salud y el medio ambiente, y altamente peligrosos en caso de incendio.

El polipropileno y el polietileno, aun siendo plásticos, son menos conflictivos que el PVC por su mayor resistencia al deterioro y porque no usan pegamentos tóxicos para los empalmes. Además, son reciclables, y en el proceso de fabricación son menos contaminantes. Son alternativas al PVC, al cobre, al acero y al plomo.

En la conducción de aguas podemos usar: polietileno de alta densidad o polibutileno.

En las bajantes: polietileno o polipropileno, y preferentemente cerámica, hierro fundido o acero galvanizado.

Como tuberías de evacuación y alcantarillado: polipropileno, polietileno, zinc, cerámica, arcilla y hierro fundido.

## Pinturas naturales

Las pinturas biológicas poseen grandes ventajas sobre las convencionales, especialmente en relación a la salud y el medio ambiente. Sus materias primas influyen de forma positiva en nuestro estado de salud, alejándonos de los riesgos causados por la química de las pinturas convencionales, cuyos vapores tóxicos se van desprendiendo de las paredes de nuestras casas a lo largo de los años.

Las pinturas, barnices, adhesivos y disolventes convencionales suelen estar compuestos por sustancias volátiles orgánicas: xileno, cetonas, tolueno, epóxidos, dioxano, hidrocarburos clorados, alcoholes, fungicidas (óxido de tribultin...), así como por metales pesados (cadmio...). Estos compuestos tóxicos son capaces de generar graves trastornos especialmente en quienes los inhalan.

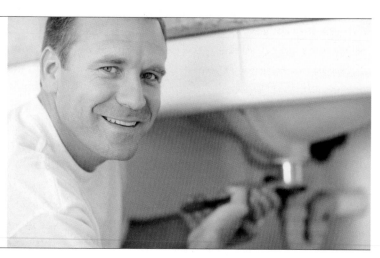

En fontanería evitaremos los materiales plásticos derivados del cloro, ya que son nocivos para la salud y el medio ambiente.

Las resinas acrílicas también se usan en pinturas para hacerlas más flexibles, duraderas y lavables, así como también en selladores. El acrilonítrico que se emplea en su elaboración puede causar problemas de tipo respiratorios, náuseas, dolores de cabeza y es considerado carcinógeno, como el ABS, mezcla de resinas de acrilonitrilo, butadieno y estireno.

Pero si decidimos quitar estas pinturas o barnices tóxicos, debemos tener en cuenta que los decapantes son incluso aún más tóxicos, y que, por tanto, debemos usar productos naturales inocuos.

## Pinturas vegetales

Las materias utilizadas para su elaboración se encuentran en la naturaleza: resinas naturales, aceites esenciales de romero, linaza, cera de abejas, látex, productos bituminosos, celulosa, etc. Tan importantes como una pintura o un barniz natural son los tintes, debiendo evitarse aquellos que proceden de derivados petroquímicos contaminantes y tóxicos. Los colores se obtienen con pigmentos térreos, minerales (mica, cuarzo, talco) o de extractos de plantas (celulosa de madera de haya), o del bórax, aceites etéricos, lecitina y caseína.

Como diluyentes se utilizan agua, aceite esencial de corteza de naranja o alcohol de fermentación.

La base de las pinturas vegetales son las resinas naturales, que tienen un alto poder cubridor y después del secado se pueden lavar y mantienen una gran capacidad de absorción y difusión. Se pueden aplicar en interiores sobre todas las bases limpias, secas, resistentes y firmes, como enlucidos, papel de fibra, placas de cartón-yeso, madera aglomerada, viejas capas de pintura, si son de base de cal, cemento de cal, silicato y plástico.

Hay que lavar por completo viejas pinturas de base de pegamento, quitar anteriores pinturas no resistentes y cepillar aquellas de silicato y yeso. Las pinturas de base de óleo o resina sintética hay que lavarlas con una solución de cloruro de amonio y, si es necesario, lijarlas ligeramente. En todos estos casos, deberemos usar mascarillas para no inhalar el polvo tóxico que se genera.

Como secante se usa el aceite de linaza, que se extrae prensando la simiente del lino, y su proceso de secado es algo más lento que el de sus competidores de procedencia química.

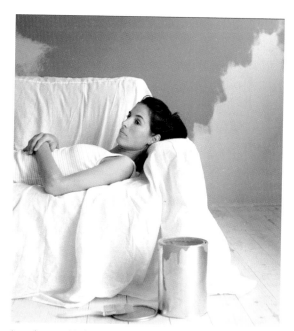

Las pinturas biológicas influyen de forma positiva en nuestro estado de salud.

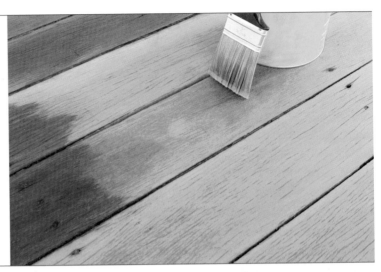

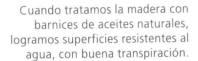

Cuando tratamos la madera con barnices de aceites naturales, logramos superficies resistentes al agua, con buena transpiración.

Las pinturas vegetales tienen más propiedades bióticas y, además, contribuyen a crear un mejor ambiente gracias a su olor, su textura y su color.

## Pinturas minerales

Las pinturas a la cal y al silicato tienen unos efectos saludables y unas magníficas propiedades técnicas y medioambientales. Se petrifican con el material de soporte donde han sido aplicadas y, como son porosas, mantienen una perfecta respiración de la pared. Las pinturas al silicato se pueden aplicar en exteriores y en interiores, están libres de disolventes, son ignífugas, resistentes a la contaminación, a la acción del sol, y pueden ser lavadas. Tienen muy buena cobertura y son relativamente económicas, además de poseer una envidiable durabilidad.

No se deben utilizar sobre paredes tratadas con pinturas que sellan el poro de la pared, que es el caso de las plásticas.

Los tintes de silicato que se usan para dar color son hidrófugos y altamente permeables al vapor de agua.

La pintura de cal es fácil de elaborar y posee un alto poder de cobertura. No sólo hay que cuidar los materiales interiores, pues un tratamiento inadecuado de la fachada puede reducir o eliminar la capacidad de respiración de la pared, limitando así la eficacia del tratamiento interior. Con las pinturas minerales, la obra de tabicado y el revoque no quedan aislados, sino que guardan el equilibrio con el ambiente exterior.

Las pinturas minerales poseen las siguientes cualidades o ventajas con respecto a las pinturas químicas:

– Resistentes a hongos y bacterias.
– Incombustibles.
– No atraen los iones negativos.
– Excelente permeabilidad al vapor de agua, manteniendo la capacidad de respiración de las paredes.
– Resistentes a la contaminación y a los ácidos.

– Correcta reflexión de la luz y del calor.
– Se petrifican con la superficie utilizada.
– No influyen negativamente en la salud de las personas.

## Barnices

Uno de los productos que más influencia tiene en el medio ambiente interior de la vivienda es el barniz. Los barnices químicos emanan gases tóxicos durante mucho tiempo y desnaturalizan los materiales en donde se aplican: madera, corcho, barro cocido, etc.

Cuando tratamos la madera con barnices de aceites naturales logramos superficies resistentes al agua, con buena transpiración. Están compuestos de aceites de linaza, ricino, resina de bálsamo y pigmentos térreos y minerales, resinas de pino y destilados de piel de cítricos.

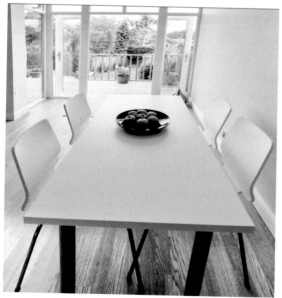

La cera se emplea para proteger, conservar y embellecer la madera y otros materiales naturales.

## Ceras

La cera se emplea para proteger, conservar y embellecer la madera y otros materiales naturales. Su composición, a base de pasta de cera de abejas y ceras vegetales, como la carnauba, mezclada con aceites etéricos puros y libre de derivados del petróleo. Es ideal para el cuidado de todas las superficies como muebles o revestimientos, impregnando la estancia con un olor agradable y natural.

La cera de muebles es una pasta transparente que, tras el secado y el pulido, permite obtener una superficie satinada protegida de forma natural y que respeta la transpiración de la madera. Es resistente al agua y antiestática.

También existe una emulsión de ceras de abeja y plantas con aceites etéricos, sin conservantes ni disolventes sintéticos que, diluida en agua, se emplea para la limpieza y el cuidado de los suelos de madera, corcho y barro, y para revitalizar los muebles. Este producto limpia y cuida al mismo tiempo, y después del pulido se mantiene como una película fina y satinada.

Podemos sustituir la silicona, una sustancia sintética, por ceras naturales. La silicona se encuentra en aerosoles como pulimento y abrillantador para suelos y muebles, pero no sirve ni como protección ni como nutriente de los materiales donde se aplica.

## Pegamentos

Los pegamentos que están disueltos en productos químicos son nocivos durante toda su vida útil, pero es durante la fase del encola-

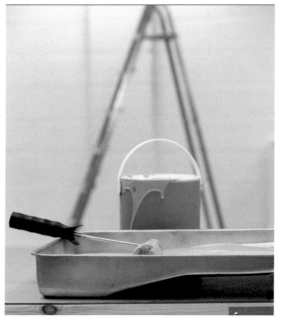

Hay que evitar disolventes químicos, que son irritantes y pueden causar graves problemas respiratorios.

do de las superficies cuando su toxicidad es mayor, poniendo en peligro la salud, sobre todo de las personas que lo aplican y, posteriormente, de los habitantes del lugar.

Afectan especialmente al sistema nervioso central. Debido a sus componentes, son los materiales de mayor riesgo durante su aplicación, en comparación con pinturas y barnices.

Hay que evitar los que emplean disolventes químicos, como los isocianatos, que son irritantes y pueden causar graves problemas respiratorios, y sustituirlos por otros disueltos en agua y, sobre todo, lo más recomendable es emplear adhesivos naturales, que, aparte de sus excelentes características técnicas, como la resistencia y la elasticidad, despiden un aroma sano y agradable.

Los pegamentos naturales para revestimientos textiles son de resina natural, indi-

cados sobre todo para moquetas con fondo textil o de látex. Están compuestos de aceites vegetales, bórax, látex y resinas naturales.

Para empapelar hay que preferir las colas de celulosa, teniendo en cuenta que no lleven fungicidas, antes que las de acetato de polivinilo.

Una buena cola para revestimientos de papel pintado es el engrudo natural a base de harina y agua.

Para corcho y linóleo se emplean pegamentos de aceites vegetales, látex y resinas naturales, caseína y bórax.

## Disolventes

Las pinturas y barnices convencionales, unidos a los disolventes que suelen llevar para hacerlos más fluidos y manejables, así como para acelerar el secado, hacen de ellos sustancias tóxicas, tanto en el momento de su aplicación como posteriormente. Casi todos son volátiles y penetran en el organismo a través del aparato respiratorio, por inhalación. Son irritantes y pueden provocar estados de somnolencia, fatiga, mareos, vértigos e incluso euforia, como es el caso del tricloroetano y los isocianatos.

La emisión de estos vapores puede durar varios años y afectar, principalmente, al sistema nervioso. Una exposición prolongada a estos tóxicos puede generar demencia presenil, causada por una progresiva atrofia cerebral, así como trastornos emocionales e intelectuales, alergias, etc.

La resina fósil es un producto de gran dureza que se ha producido a partir de un

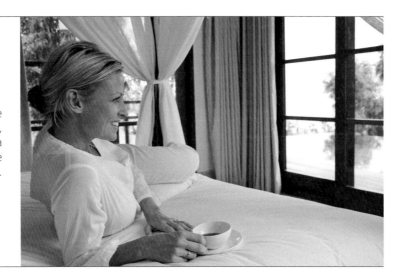

Hay que elegir preferentemente tejidos naturales: lana, algodón, lino, seda, etc., que permitan la transpiración y estén libres de sustancias tóxicas.

proceso de envejecimiento en la tierra, impregnando rocas terrosas en diversos yacimientos de lignito o turba. Esta resina tiene una amplia variedad de colorido. De las resinas vegetales, como la del pino, se destilan diversos productos, entre ellos el aguarrás puro; este diluyente ha sido sustituido por el aguarrás sintético, que contiene hidrocarburos, peligrosos por inhalación y por contacto. Las resinas sintéticas contienen alcoholes y fenoles de acción narcótica e irritante.

## Los tejidos

Los tejidos pueden ser de origen mineral, animal, vegetal o sintético. Hay que evitar los tejidos que generen cargas electrostáticas (caso de muchos de los plásticos) o contener sustancias tóxicas: formaldehído, poliéster, poliuretano, pesticidas, etc., tal como sucede con muchos tejidos sintéticos, aunque también los podemos encontrar con frecuencia en cualquier otro tejido.

Para reducir el nivel de formaldehído y de algunos insecticidas, fungicidas y herbicidas, hay que lavar los tejidos en profundidad antes de utilizarlos. Pero esta reducción de toxicidad no sirve para los acabados ignífugos o antipolillas, ni con los tratamientos antiarrugas y, de cualquier forma, en algunos casos, como el formaldehído, con el lavado no se elimina totalmente, ya que en el proceso de fabricación la resina de formaldehído se adhiere a la fibra.

## La ropa

Hay que evitar la ropa resistente a las arrugas, que no necesita plancha, que no encoge ni cede, o que repele el agua o las manchas.

Hay que elegir preferentemente tejidos naturales: lana, algodón, lino, seda, etc., que permitan la transpiración y estén libres de sustancias tóxicas. No sólo hay que comprobar la composición del tejido, sino tener conocimiento de su origen, tratamientos y acabados.

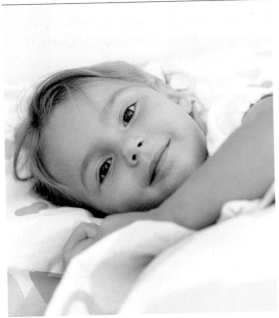

Las sábanas son uno de los tejidos más importantes para nuestro bienestar y salud, ya que están en contacto directo con nuestra piel.

La ropa orgánica está confeccionada con tejidos naturales libres de fertilizantes artificiales, pesticidas y otras sustancias potencialmente tóxicas para el medio ambiente y para las personas que recolectan, por ejemplo, el algodón. Además, para transformar el algodón y otras fibras en tela se usan ablandadores, blanqueadores, tintes, etc., que perjudican la calidad saludable de la prenda.

## Ropa de cama

Las sábanas son uno de los tejidos más importantes para nuestro bienestar y salud, ya que están en contacto directo con nuestra piel. Debemos optar por sábanas de fibras naturales, como son las de algodón,

lino, etc. No debe importarnos que se arruguen más que otras opciones menos naturales y probablemente más tóxicas.

Hay que evitar las de poliéster, especialmente las que llevan resinas de formaldehído para facilitar el planchado e impedir que se arruguen.

El algodón cultivado de manera orgánica, libre de pesticidas, sin tintes químicos, es una buena elección para nuestras sábanas, y, finalmente, las sábanas viejas pueden servirnos para hacer trapos de limpieza.

Lamentablemente, la mayoría de las mantas, colchas y edredones están hechos de material sintético, acrílico, polipropileno, poliéster, etc.

La lana y el algodón son materiales que podemos usar para mantas, colchas y edredones.

Hay edredones con funda de algodón y relleno de plumas, que son también naturales, aunque hay que considerar los aspectos éticos de quitarles las plumas a las ocas y los patos varias veces a lo largo de su vida hasta que son sacrificados.

## Revestimientos, alfombras y moquetas

Al elegir las alfombras y moquetas seleccionaremos preferentemente las confeccionadas con materias naturales, a base de fibras vegetales y, en caso de ir pegadas al suelo, utilizaremos colas de látex natural. Una de las ventajas de las fibras naturales es su carácter renovable, al ser de procedencia vegetal.

Son materias ecológicas y sanas, siempre que procedan de cultivos ecológicos. Si no es así, hay que tener la precaución de lavarlas antes de usarlas, ya que la mayoría de las plantaciones convencionales son tratadas con insecticidas, fungicidas o herbicidas que son eliminados sustancialmente con un buen lavado.

Otro aspecto que hay que considerar es que no almacenen polvo y microorganismos; para evitarlo es conveniente realizar una limpieza periódica. También se debe comprobar que el soporte de la moqueta no sea de goma de procedencia petroquímica, que con el tiempo se desmenuza convirtiéndose en polvo tóxico. Las alternativas a este soporte no recomendable son las arpilleras o el yute.

En el caso de las alfombras y moquetas se pueden instalar con grapas o tachas en lugar de pegamentos tóxicos.

Las moquetas, tapices, suelos plásticos, cortinas, ropa y materiales sintéticos, en general, desprenden sustancias tóxicas como el formaldehído y generan electricidad estática. Empobrecen el aire con sus cargas positivas, es decir el ambiente iónico. Son aislantes, lo cual es un inconveniente para el equilibrio fisiológico, al no derivar a tierra los campos eléctricos y aislar al organismo del natural y necesario contacto con la tierra.

Uno de los problemas de las moquetas, cortinas, colchones y tejidos en general es la presencia de ácaros del polvo. Se reproducen en ambientes cálidos y húmedos, con lo que el frío es una de las mejores formas de control. Al meter una prenda, un cojín, etc., en el congelador durante unas horas se eliminan los ácaros. Hay otros métodos para combatirlos: fundas protectoras antiácaros para los colchones y la ropa de cama, sustituir las moquetas o las telas con materiales como el linóleo, usar alfombras, cortinas y ropa lavables a sesenta grados, como es el caso del algodón, pasar la aspiradora con filtro HEPA con frecuencia, reducir la humedad y mantener una buena ventilación o limpiar con frecuencia para no acumular polvo.

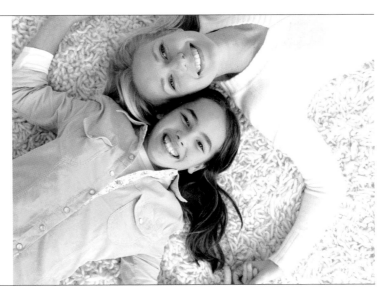

Al elegir las alfombras y moquetas seleccionaremos preferentemente las confeccionadas con materias naturales.

### Algodón

Es un material de textura suave que absorbe la humedad corporal y permite la transpiración, absorbe y evapora el agua con facilidad. Es resistente al calor, flexible y no acumula electricidad estática. Pero hay que evitar el tratamiento de ignifugación al ser emisor de formaldehído. Además, si no son de cultivo orgánico, pueden contener residuos de plaguicidas, y tintes químicos con sustancias tóxicas como el benceno.

### Cáñamo

Sus fibras son de color y forma similar a las del lino, pero más bastas, largas y resistentes, y se pueden mezclar fácilmente con la seda y el algodón. Tradicionalmente se ha empleado fundamentalmente en la fabricación de telas para cortinas, sacos, embalajes y cuerdas, así como para hacer tejidos para ropa. Durante años, con la aparición

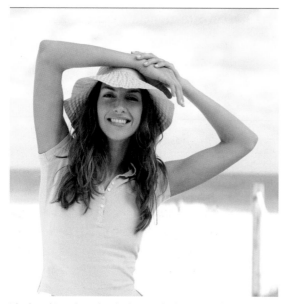

El algodón absorbe la humedad corporal y permite la transpiración.

de los tejidos sintéticos, fue desapareciendo, pero actualmente está volviendo con fuerza ya que su cultivo no precisa pesticidas, herbicidas y otros productos químicos. El tejido se obtiene de la planta *Cannabis sativa*, que crece con rapidez y no precisa mucha agua. Es un recurso renovable, ecológico y duradero.

### Cuero

El cuero también presenta unas buenas cualidades biológicas, en cuanto a sus valores de carga electrostática, al igual que la mayoría de los materiales de origen animal y vegetal. Hay que tener cuidado con algunos de los productos empleados en su curtido, ya que pueden emitir formaldehído. Las sustancias químicas con las que se lava dan un aspecto de limpieza y brillo, pero no cuidan ni nutren la piel; para conseguirlo, es mejor mezclar vinagre y aceite de linaza. Además, está el aspecto moral sobre el uso de pieles de animales.

### Lana

Puede ser de oveja, cabra, conejo, etc. No es muy resistente, pero sí muy elástica, y electrostáticamente favorable y no modifica la carga iónica del aire. Es un tejido renovable, sano y natural, que es cálido en épocas frías y fresco cuando hace calor, pues absorbe y expulsa humedad. Hay que evitar que lleven tratamiento antipolilla y plaguicidas; para paliar este problema se puede dar al tejido una limpieza profunda con vapor.

### Lino

Es un tejido muy resistente, fuerte y a la vez flexible. Es un material agradable al tacto,

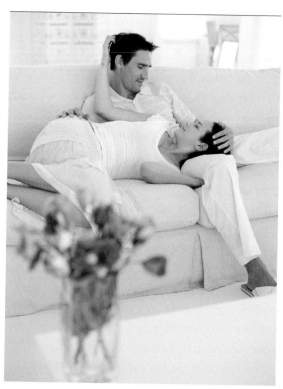

Los muebles son uno de los elementos fundamentales a la hora de valorar la salud y ecología de nuestra casa.

sano y ecológico, muy fresco y un buen aliado en climas calurosos. Hay que rechazarlo si lleva tratamientos antiarrugas debido a su toxicidad.

### Linóleo

El linóleo es una tela fuerte e impermeable, hecha de corcho en polvo, madera pulverizada, aceite de linaza y resinas vegetales, y prensado sobre un soporte de yute, cáñamo o arpillera.

Si se desea que tenga una mayor dureza se le añade polvo de mármol. Es un material de recubrimiento natural de estupendas propiedades bióticas que, además, goza de una gran longevidad, puesto que se pueden

encontrar suelos de linóleo con más de cien años de antigüedad. Gracias a sus cualidades, es muy utilizado como aislante acústico; además, presenta una baja inflamabilidad, es antiestático, resistente a la luz, a las grasas y a los aceites, y un magnífico bactericida. Durante los años cincuenta fue sustituido por los antiecológicos revestimientos sintéticos, aunque su presencia en muchos edificios está volviendo a aumentar por ser una alternativa sana y ecológica al PVC y a los plásticos en general.

### Yute

El yute se extrae de la corteza interior de varias especies de plantas. Su fibra es similar a la del cáñamo, pero más corta y gruesa y menos resistente por su bajo contenido en celulosa. Es una fibra natural de poco coste, con una gran flexibilidad e impermeabilidad. Se emplea en aislamientos, como soporte del betún o del asfalto natural, y en revestimientos de suelos (linóleo, arpilleras, alfombras) y paredes (papel, telas).

## El mobiliario

Los muebles son uno de los elementos fundamentales a la hora de valorar la salud y ecología de nuestra casa. La mayor parte del mobiliario, especialmente los que encontramos en los interiores de los armarios de la cocina, pocas veces son de madera maciza, y la mayoría de los materiales usados en armarios, puertas, estanterías, camas, etc., son de madera prensada, cartón, conglomerado o contrachapado que utilizan generalmente como adherente productos emisores de formaldehído procedente de la resina aglomerante, sobre todo cuando son nuevos.

Este fenómeno se agrava cuando las temperaturas son elevadas y el ambiente es húmedo, ya que, en estos casos, aumenta la emisión de formaldehído.

En caso de ponerlos es muy importante airear durante días las dependencias donde se vayan a instalar y posteriormente con frecuencia.

En caso de que compremos muebles nuevos de madera aglomerada, contrachapada, prensada o tableros DM, habría que dejar pasar varias semanas hasta que se evapore la parte más intensa de los componentes volátiles antes de convivir con ellos. Lo mejor es dejarlos al exterior, y cuanto más calor haya, más rápido se volatilizarán las sustancias tóxicas. De cualquier forma, al meter un mueble nuevo de estas características, hay que ponerlo junto a una ventana y aumentar la ventilación en esa estancia.

En el mercado hay productos de madera aglomerada, madera prensada y tableros DM con bajo nivel de formaldehído. Por lo que deberíamos comprar solamente productos de madera aglomerada cuya etiqueta indique un bajo nivel de emisiones.

Los muebles de fibras naturales, de madera maciza y los metálicos que no han sido tratados con recubrimientos químicos, no emiten sustancias tóxicas.

Un mueble macizo es más ecológico (si no procede de zonas de tala indiscriminada), ya que dura más que cualquier mueble moderno de melamina y contrachapado, y crea un agradable ambiente natural (si está tratado con materiales no tóxicos), facilitando la estabilidad de la humedad, temperatura y pureza del aire.

Los rellenos de los muebles, almohadas y colchones sintéticos son muy inflamables y contaminan el aire. La espuma de poliuretano, tan común en rellenos, y el poliéster de edredones y colchas, emite sustancias tóxicas al ambiente y arde con facilidad,

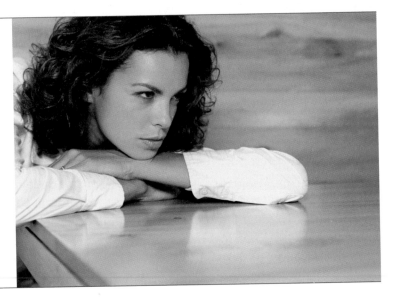

Un mueble macizo es más ecológico y crea un agradable ambiente natural, facilitando la estabilidad de la humedad, temperatura y pureza del aire.

generando humo y gases altamente venenosos, que pueden llegar a ser letales. Muchos incendios de fatales consecuencias tienen su origen en la combustión de estos materiales.

## Dormir bien

Se debe procurar que los muebles sean de materiales naturales, especialmente las camas. Ya hemos hablado de la importancia de evitar los aglomerados y otros elementos emisores de sustancias nocivas. Hay que adquirir las camas sin pinturas o barnices tóxicos, a no ser que se tenga la seguridad de que llevan un tratamiento no tóxico, y aplicarle el recubrimiento a nuestro gusto y con la certeza de emplear materiales sanos y no perjudiciales. Esto es, si cabe, más importante en las habitaciones de los niños, ya que son mucho más vulnerables que los adultos a cualquier elemento tóxico.

El descanso es uno de los fundamentos básicos para mantener una buena salud. Si el entorno es agresivo, el organismo no se relaja adecuadamente, por lo que no logramos eliminar las tensiones acumuladas durante el día. Con el paso del tiempo, estas tensiones almacenadas se convierten en trastornos y enfermedades. Así, la propia cama, el lugar diseñado para poder disfrutar de un descanso reparador, puede convertirse en un elemento generador de tensiones.

La cama es el mueble más importante de la casa. En ella pasamos gran parte de nuestras vidas y es fundamental la correcta elección tanto del lugar donde se va a colocar, como de los materiales que la componen,

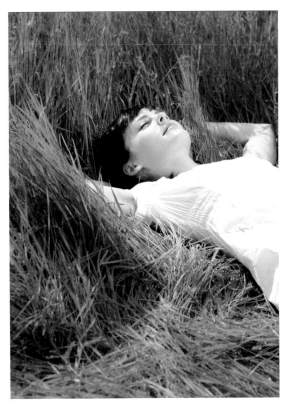

El descanso es uno de los fundamentos básicos para mantener una buena salud.

para asegurarnos un buen descanso y una correcta recuperación física. Cualquier elemento metálico ha de ser eliminado de la cama. Las estructuras metálicas, somieres, colchones o cabezales provocan variaciones del campo magnético natural y pueden cargarse eléctricamente, teniendo efectos nocivos sobre las personas que duermen en ella. Una cama (cabezal, pies, laterales, bandas) o un colchón (muelles) con materiales metálicos modifican el campo magnético natural. En ocasiones, estas modificaciones son tan intensas que si pasamos una brújula por encima se observan drásticas oscilaciones de la aguja. Muchos trastornos pertinaces, especialmente óseos y musculares, se mitigan y llegan a desaparecer al cambiar la cama y el colchón de muelles por otros que no modifican el campo magnético. Hay que evitar los colchones de espuma ya que emiten sustancias tóxicas, y las fibras sintéticas que lo forman se cargan electrostáticamente. Es mejor utilizar colchones de algodón, lana, crin de caballo o látex natural.

El colchón debe ser equilibrado y firme, ni muy blando ni muy duro, para que se adapte a los distintos pesos del cuerpo.

Por muy bueno que sea un colchón, al cabo de unos años debemos cambiarlo, dependiendo de su calidad; unos, caso de los de espuma de poliuretano, no superan en buen estado ergonómico los cinco años; otros pueden alargar su vida útil por encima de los diez años, como son los de látex natural.

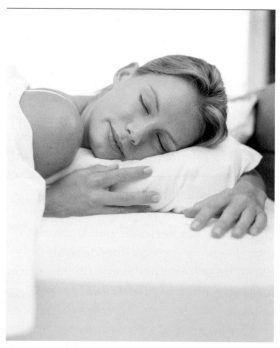

El colchón debe ser equilibrado y firme, ni muy blando ni muy duro, para que se adapte a los distintos pesos del cuerpo.

El látex natural es un material no contaminante, renovable, transpirable, biodegradable, antibacteriano y antifúngico, al que no hay que confundir con el látex procedente de derivados del petróleo del que están hechos la mayoría de los que se comercializan como látex natural.

Los colchones de látex presentan una gran elasticidad y a la vez firmeza y se adaptan al cuerpo como un guante evitando malformaciones en su densidad o presiones indeseadas.

El futón es un colchón que consiste en una funda gruesa y un relleno de algodón. El algodón es un material que transpira y es muy confortable en cualquier época del año, siempre que la base de la cama donde se asienta no impida su natural transpiración. Las mejores bases son de materiales naturales como láminas de madera o fibras de arroz.

La almohada también es un elemento fundamental para un buen descanso. Debe ser igualmente de materias naturales, como especialmente el látex, así como de lana, plumón o algodón; debemos rechazar las sintéticas, de poliéster, de polipropileno o de espuma de poliuretano.

La almohada debe ayudar a mantener la columna vertebral recta, por lo que no debe ser excesivamente alta ni muy baja. En ambos casos, la columna se mantiene en una posición poco natural y forzada, y puede acabar provocando dolores y posteriormente lesiones. La mejor almohada es la que se adapta a nuestra silueta sin forzar la columna vertebral.

Para más información: www.lineavital.es

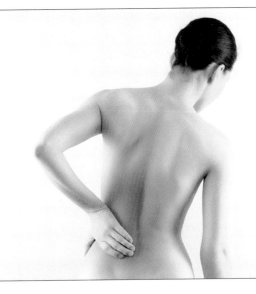

Los problemas más frecuentes de una mala postura se traducen en problemas lumbares, de espalda y de cuello.

## Reutilizar, recuperar

Hoy en día es fácil encontrar muebles y elementos decorativos usados. También, antes de desecharlo, podemos arreglar, pintar o barnizar un mueble de nuestra propia casa.

Asimismo, podemos encontrar revestimientos cerámicos, mosaicos y baldosas de barro recuperados.

Es una forma ecológica y sensata de dar una nueva oportunidad a muebles, objetos y materiales aún valiosos.

## Ergonomía

La alineación correcta de nuestro cuerpo tiene una relación directa con nuestro estado de salud. Los problemas más frecuentes de una mala postura se traducen en problemas lumbares, de espalda y de cuello.

Pasamos gran parte del tiempo sentados en sillas, sofás, vehículos, etc. Esta postura mantenida día tras día durante mucho tiempo es causa de pérdida de flexibilidad, menor capacidad de movimiento de las articulaciones, sobrepeso, contracturas, etc. Por ello, los asientos deben permitir una correcta postura del cuerpo.

El riesgo de padecer malformaciones en la columna vertebral por causa de una mala postura es especialmente grave en los adolescentes, en edad de crecimiento y desarrollo óseo. La problemática postural alcanza cifras preocupantes tanto en niños como en adultos.

Aparte de los dolores de espalda, cuello, hombros y lumbares, una mala postura al sentarse también interviene en la aparición de dolores de cabeza, dolencias musculares, estrés, así como trastornos de la circulación y de la respiración. Una buena postura favorece la respiración, tan importante para la vida: una correcta respiración es fuente de energía y de salud.

Cuando la postura impide a la columna vertebral mantenerse recta, los órganos internos tienen menos espacio para ejercer sus funciones biológicas y, por tanto, éstas se ven afectadas y surgen efectos notables en la salud.

Una postura correcta proporciona una distribución adecuada para que el sistema músculo-esquelético pueda funcionar adecuadamente, evitando lesiones y el deterioro articular y muscular.

### En la silla

Actualmente pasamos varias horas al día sentados, en muchas ocasiones frente a un ordenador. Para mantener una correcta postura, la silla es mejor que tenga cinco pies de apoyo y ruedas que nos faciliten el movimiento. Generalmente las molestias del cuello, hombros, zona dorsal y lumbar y piernas están relacionadas con la posición sedentaria durante demasiado tiempo y con la posición de la pantalla en relación a nuestro ángulo visual.

La silla debe tener respaldo que sostenga principalmente la zona lumbar. Es mejor que sea de madera.

La base sobre la que nos apoyamos debe ser blanda y flexible, y debe estar situada a una altura entre los treinta y cinco y los cincuenta centímetros del suelo, dependiendo de nuestra altura. Por su parte, la distancia del teclado respecto al suelo debe ser de entre sesenta y setenta y cinco centímetros.

Las personas que trabajan varias horas al día frente a un ordenador, deberían hacer pausas de unos diez minutos cada una o dos horas como máximo para contrarrestar los efectos negativos de la fatiga física y mental, y aprovechar para descansar e incluso para efectuar algún ejercicio físico para relajar y fortalecer la musculatura del cuello, brazos, antebrazos y espalda.

La mejor postura para la relajación de brazos, hombros, cuello y espalda mientras se trabaja en el ordenador es la que sitúa el teclado a una altura menor a la del codo en la posición de trabajo. Es preferible mantener el teclado en una bandeja con una ligera inclinación hacia el suelo.

Es mejor mantener las piernas descruzadas, que los pies se apoyen en su totalidad en el suelo y mantener la cabeza alineada con la columna.

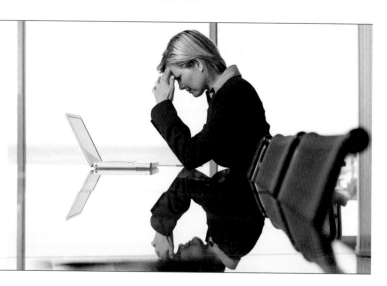

Actualmente pasamos varias horas al día sentados, en muchas ocasiones frente a un ordenador forzando el cuello, los hombros, la zona dorsal y lumbar y las piernas.

### De pie

Los trabajos que se hacen de pie suelen generar cargas músculo-esqueléticas que a la larga pueden provocar graves problemas de salud. En caso de trabajar diariamente varias horas de pie, hay que hacer pausas en las que podamos sentarnos, en una silla o en un taburete. No hay que encorvarse ni girar la espalda en exceso. El suelo debe ser liso, y no debe ser duro ni resbaladizo. Hay que usar zapatos cómodos y sin tacón. Debemos ajustar la superficie de trabajo a nuestra altura y las distintas tareas que debamos realizar para no forzar el desplazamiento de los brazos y de la columna vertebral.

De la misma forma, hay que tener cuidado con los movimientos al barrer, limpiar o planchar, y no estirar los brazos sino tratar de mantenerlos cerca del cuerpo, asegurándonos que la columna vertebral se mantiene vertical y no inclinada.

### En la cama

La postura que adoptamos al tumbarnos para dormir es también muy importante. En general, la mejor postura es boca arriba; así mantenemos la espalda completamente descansada en el colchón, y la columna vertebral mantiene su forma natural y no se presiona especialmente ninguna parte del cuerpo. De hecho, la usa más del cuarenta por ciento de la gente. En esta posición, la almohada debe ser más bien baja.

Dormir de lado también es una buena opción, y la más usada, ya que en esta postura la columna vertebral mantiene su forma natural. En este caso hay que variar la postura a menudo para no comprimir demasiado la parte del cuerpo que se apoya en el colchón. En esta posición, la altura de la almohada puede ser algo mayor.

Boca abajo es la postura en la que más forzamos y alteramos la curvatura de la espalda y suele acabar provocando dolores de espalda. De hecho, menos del uno por ciento de la gente la usa.

De cualquier forma, a lo largo de la noche, usemos más o menos unas u otras posturas, cambiamos de posición varias decenas de veces. Por ello, es importante que la cama se adapte a estos cambios de posición, peso, presión, etc.

Para más información: *El hogar sano y natural*. Ediciones B. Raúl de la Rosa.

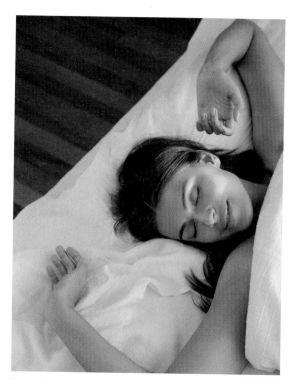

La mejor postura para dormir es boca arriba; así mantenemos la espalda completamente descansada en el colchón, y la columna vertebral mantiene su forma natural.

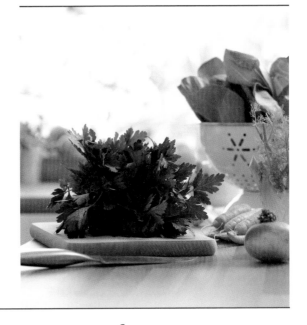

# CAPÍTULO 9

## Salud en la cocina

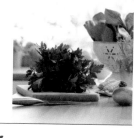

# CAPÍTULO 9
## Salud en la cocina

### Utensilios de cocina

Hoy en día existe una amplia variedad de utensilios de cocina para crear las más variadas artes culinarias. Lamentablemente, muchos de estos útiles no son todo lo adecuados desde el punto de vista de la salud, como es el caso de los que contienen aluminio o plomo.

El plomo es uno de los metales pesados más tóxicos que existen. Aunque su fuente principal de emisión son los motores de los automóviles, asimismo buena parte del plomo que entra en el organismo humano lo hace por ingestión. Sólo una parte del plomo que entra en nuestro organismo es eliminado, y más del noventa por ciento es absorbido vía sanguínea llegando a órganos como el hígado, riñones, cerebro, huesos, músculos, etc., donde se acumula. Al no ser biodegradable, no puede ser desintegrado por la acción de microorganismos como las bacterias y los hongos. Además de en ciertos utensilios de cocina, se encuentra

presente en algunos alimentos elaborados, como son los enlatados.

El ajo, la cebolla, la pectina (fibra presente en manzanas o zanahorias) o la vitamina E poseen una cierta capacidad protectora y desintoxicante frente a diversos tóxicos entre los que se encuentran los metales pesados como el plomo o el mercurio, pero en cualquier caso la acumulación de estos metales en nuestro organismo provoca una intoxicación lenta y difícil de evitar.

### Hierro colado

Las sartenes de hierro colado son una buena solución en la cocina, siempre que las mantengamos en buen uso. Antes de usarlas por primera vez es conveniente calentarlas varias veces y frotarlas con aceite. De esta manera creamos una capa protectora. Hay que tener la precaución de secarlas inmediatamente después de lavarlas para que no se oxiden. Los detergentes corroen el hierro, por lo que si no podemos quitar alguna cosa adherida lo mejor es usar sal y aclarar bien.

## Barro

Es un excelente material para cocinar. El problema surge si está esmaltado con plomo, como es el caso de la gran mayoría de los utensilios de barro, aunque aún existen industrias y alfareros que trabajan el barro sin usar plomo. Los utensilios de barro no deben estar barnizados y en caso de tener esmalte deben certificarnos que no contienen plomo ni otras sustancias perjudiciales. Con el tiempo esta capa tóxica va paulatinamente pasando a los alimentos. Debido a su fragilidad, deberíamos calentar los recipientes de barro progresivamente, mejor en una

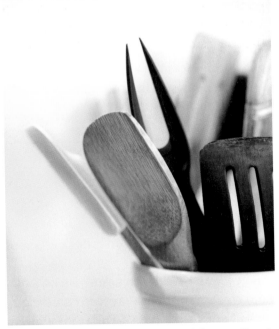

Hoy en día existe una amplia variedad de utensilios de cocina para crear las más variadas artes culinarias.

placa, para que no se rompan al cocinar a alta temperatura. El barro tiene una inercia térmica baja y transmite lentamente el calor, por lo que se usa para platos de larga cocción a baja temperatura, y mantiene la comida caliente mucho tiempo. El barro cuece los alimentos de forma suave y uniforme.

## Madera

Es un buen material que se emplea especialmente para hacer ensaladeras, salseras, morteros, tablas de cortar, espátulas y cucharas. Fue el material más usado durante siglos en la cocina, pero la llegada del plástico lo relegó por una equivocada creencia higiénica. Precisamente, se ha probado que en la madera no se produce crecimiento bacteriano y sí en los plásticos. Además, tiene la ventaja de que no es conductora del calor y no raya los cacharros de cocina. Es conveniente no lavar los utensilios de madera con jabón ni dejarlos a remojo en agua, ya que fácilmente adquieren un sabor extraño. Mejor que la madera sea virgen, tratada regularmente con aceites naturales y que sea dura y lisa como la del olivo, el pino o la haya.

## Acero inoxidable

El acero inoxidable está compuesto por una aleación de hierro y carbono, con metales pesados en distintos porcentajes, según las características que se deseen lograr. Por ejemplo, el acero 18/10 de las baterías de cocina o cuberterías está compuesto de dieciocho partes de níquel y diez de cromo,

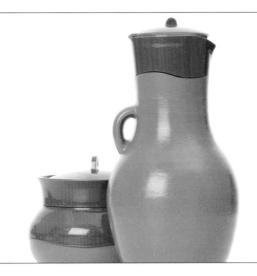

El barro es un excelente material para cocinar, siempre que no esté esmaltado con plomo.

que es el material que hace que brille y que no se oxide. Conduce bien el calor, cocina los alimentos rápida y homogéneamente y es fácil de limpiar y de mantener, si se evitan los estropajos metálicos; es mejor hervir un poco de vinagre unos minutos para que desaparezca cualquier resto incrustado.

El acero inoxidable es bastante estable en comparación con otros materiales, pero, aun así, libera pequeñas cantidades de metales pesados como níquel y cadmio a la comida, por lo que especialmente las personas alérgicas a alguno de ellos deberían evitar cocinar con este material. Para minimizar este efecto, se recomienda usar utensilios de madera en vez de metálicos para evitar los arañazos y el desprendimiento de metales.

Un buen material es el acero japonés. Está hecho a base de una aleación, libre de cromo y níquel. Es ligero y de gran consistencia.

El más aconsejable para ollas y toda clase de utensilios de cocina es el acero quirúrgico, conocido como T-304. Este material no es corrosivo, no es poroso y no transmite sustancias tóxicas al alimento durante la cocción, pero hay que tener cuidado con las rayaduras y deterioros de la superficie. Es inoxidable, no lleva plomo y está hecho de titanio, un material resistente a las altas temperaturas. Permite cocinar carnes y pescados sin aceite o verduras sin agua, ahorra energía eléctrica, tiene una larga vida útil y conserva los nutrientes de los alimentos.

### Titanio

Es un metal inerte aun a altas temperaturas y no es tóxico. Posee una gran dureza y en utensilios de cocina es antiadherente, muy resistente, estable y duradero. Es atóxico y no provoca alergias.

### Hierro esmaltado

Hay que evitar los utensilios recubiertos con cerámica vitrificada que llevan cadmio y plomo en los esmaltes. Si es así, es una buena opción, con la prudencia de que no salte y se descascarille el frágil esmaltado debido a raspaduras por el uso de cucharas de metal o de estropajos, cambios bruscos de temperatura, excesos de calor. Además, al saltar el esmalte, la cazuela o la sartén se oxidará. Al acabar de cocinar no hay que ponerlos en agua fría ya que se agrietará.

Mantienen el calor mucho tiempo y de forma uniforme y son muy duraderos. Antes de usarlos por primera vez, hay que tratarlos con aceite, así como después periódicamente. Hay que secarlos inmediatamente tras aclararlos.

## Teflón

Es un revestimiento sintético antiadherente llamado PFTE (poliflurotetraetileno) que se utiliza en cacerolas, sartenes, moldes de pastelería, bandejas para horno, sandwicheras y otros utensilios de cocina. El peligro del teflón es debido al APFO (ácido perfluoro octánico), sustancia prácticamente indestructible y que se acumula en los organismos vivos. El teflón está considerado como cancerígeno y en temperaturas superiores a los doscientos cincuenta grados centígrados se descompone en diversos gases nocivos y tóxicos. Además, la alta temperatura hace que el revestimiento se vaya perdiendo y pase al alimento.

Debido a ello, han ido surgiendo alternativas antiadherentes más resistentes y capaces de soportar altas temperaturas que mantienen su superficie sin descomponerse.

En caso de que aun así decidamos utilizar sartenes y otros utensilios con teflón, no

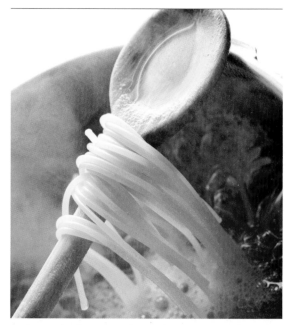

Se ha probado que en la madera no se produce crecimiento bacteriano y sí en los plásticos.

hay que someterlos a temperaturas elevadas y desecharlos en cuanto la superficie sufra algún deterioro, como las rayaduras.

El APFO se encuentra también en bolsas de patatas fritas, palomitas, hamburguesas, etcétera. Los alimentos contenidos en estos envases pueden absorber sustancias tóxicas.

## Silicona

La silicona es un polímero sintético de los silicatos. Se usa en moldes, espátulas y otros utensilios que, además de ser antiadherentes, son flexibles, así como para recubrir las bandejas metálicas del horno para que la superficie actúe como una sartén engrasada. No guarda los olores y transmite el calor de manera uniforme, es un material estable e inerte, con lo que no reacciona con los alimentos, hasta los doscientos veinte grados, en que la silicona se descompone más fácilmente y pasa al alimento contaminándolo.

## Aluminio

Las ollas y recipientes de cocina de aluminio liberan sales de aluminio desde el recipiente a los alimentos que se cocinan, sobre todo si son ácidos, aunque en realidad a todos; por ejemplo, al calentar agua en una cazuela de aluminio, el nivel de aluminio en el agua aumenta setenta y cinco veces.

El aluminio causa demencia, pérdida de la memoria, alzheimer y enfermedades degenerativas como el parkinson y la esclerosis lateral amiotrófica.

## Cobre

El cobre es el mejor metal conductor del calor, pero no se puede usar para cocinar directamente por el grave riesgo de intoxicación que supone. Su consumo causa trastornos gastrointestinales y lesiones hepáticas. Sólo es admisible como fondo difusor de sartenes, ollas y cazuelas sin estar en contacto con los alimentos.

## Cerámica

La loza, el gres y el vidrio son materiales que resisten bien la corrosión sin afectar a los sabores ni a las cualidades nutritivas de los alimentos.

Hay que desechar cualquier utensilio desconchado, rayado o roto para que el recubrimiento no vaya a parar a nuestro organismo a través de la comida.

Hay que tener cuidado, ya que muchos recipientes de cerámica contienen plomo que puede pasar a los alimentos.

La alta temperatura directa puede quebrarlo, por lo que suelen usarse para cocciones lentas y uniformes al horno. Al igual que el barro, la cerámica retiene eficazmente el calor de los alimentos.

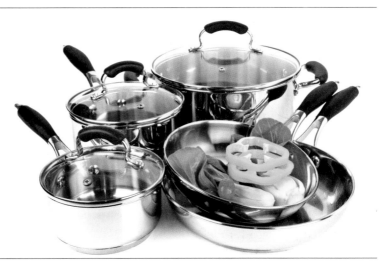

Conduce bien el calor, cocina los alimentos rápida y homogéneamente y es fácil de limpiar. El acero inoxidable es bastante estable en comparación con otros materiales.

Los recipientes de vidrio se fabrican con arena, un material fácil de conseguir y abundante en la naturaleza. El vidrio no se transfiere a los alimentos y es una buena opción para guardarlos como sustitutivo a los tóxicos recipientes de plástico. Pero hay que informarse de si los fabricantes les han añadido plomo para mejorar ciertas características.

Los vidrios tipo pirex o similares son muy resistentes al calor y no se corroen ni oxidan.

## Amianto

La presencia de este material altamente cancerígeno ha disminuido de forma notable, pero aún se encuentra en las parrillas difusoras y tostadoras para distribuir el calor uniformemente, y que muchas veces se usan para hacer tostadas. La alternativa mejor son las metálicas o las cerámicas.

## Plástico

Los plásticos contienen sustancias como los ftalatos, el estireno y el bisfenol A, que encontramos en el recubrimiento interno de latas, botellas, biberones y envases, que al estar en contacto con los alimentos los contaminan. Tendríamos que desterrarlos de nuestra cocina, o al menos no deberíamos usarlos para calentar ni introducir alimentos calientes, grasas, líquidos o ácidos, ni para envolver alimentos en el clásico film de cocina.

Estos productos afectan al sistema hormonal y causan alteraciones fisiológicas importantes.

El plástico puede liberar toxinas y contaminar los alimentos con los que está en contacto, desde los alimentos sólidos hasta los líquidos, como es el caso del agua embotellada en plástico. Este fenómeno se agudiza al calentarse el plástico ya que se descompone con más facilidad, especialmente si se usa

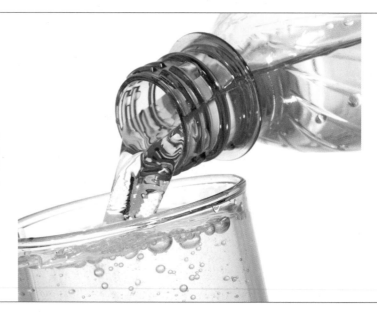

El plástico puede liberar toxinas y contaminar los alimentos con los que está en contacto, desde los sólidos hasta los líquidos.

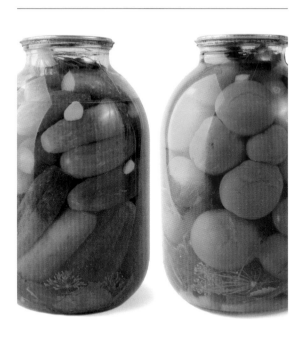

El vidrio es mucho mejor para evitar la absorción de contaminantes a los alimentos.

como envase para calentar alimentos en el horno microondas. Tampoco es conveniente exponerlos al sol, especialmente las botellas que contengan agua mineral. El vidrio es un material mucho mejor para evitar la absorción de contaminantes a los alimentos.

## Nuevos productos

La piedra ollar, también conocida como esteatita, es una piedra natural compuesta principalmente por talco, dolomita y magnesio. Se emplea para fabricar planchas, ollas o sartenes. Es un antiadherente natural, buen conductor y conservador del calor, muy duradero y permite tiempos de cocción rápidos, con lo que los tiempos de cocción son menores y a temperaturas

más bajas, con el consiguiente ahorro energético y la ventaja de poder servir la comida caliente. No guarda ni transfiere olores o sabores a los alimentos, y es un antiadherente natural.

Es importante que los fabricantes detallen los componentes de los utensilios de cocina, y que de esta manera podamos elegir, y además es necesario que exista una legislación ajustada a la problemática. Aunque elijamos los alimentos más sanos, si cocinamos en recipientes tóxicos poco habremos logrado.

## Higiene alimentaria

Los alimentos se estropean debido a la acción de bacterias, mohos y otros microorganismos. Por lo que antes de consumirlos debemos mantener ciertas precauciones que harán que se mantengan en las mejores condiciones de conservación y manipulación. De esta forma evitaremos desarreglos y enfermedades como la gastroenteritis, la salmonelosis o el botulismo.

Qué debemos tener en cuenta:

Un elevado porcentaje de los pollos criados en estado de hacinamiento, como son la mayoría, poseen el bacilo de la salmonelosis, tal como indican los estudios de control. Por ello, es necesario cocinar bien su carne para que el calor destruya este peligroso bacilo.

Evitemos comprar productos, especialmente los frescos y grasos, que estén en contacto con superficies plásticas que puedan contaminarlos por contacto. La mejor forma de conservarlos es en recipientes herméticos.

Conservemos la carne y el pescado en la parte baja del frigorífico. De esta forma evitaremos que contaminen a los alimentos ya cocinados, que deben estar herméticamente cerrados.

No dejar productos cocinados a temperatura ambiente más de una hora.

Poner rápidamente en la nevera los alimentos cocinados y los perecederos.

Hay que separar los alimentos crudos de los cocinados.

Es mejor situar los alimentos que estén más cerca de caducar en la parte delantera de los armarios de la cocina y del frigorífico. De esta forma, será más fácil que los usemos antes de que se estropeen.

La temperatura adecuada para el frigorífico está entre los tres y los cinco grados cen-

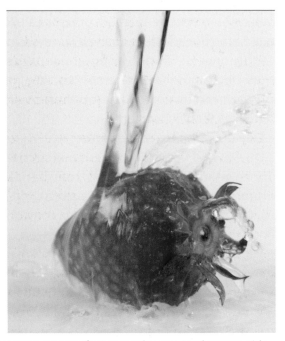

Lavar con agua frutas y verduras antes de consumirlas.

tígrados; y el congelador desde menos uno hasta menos dieciocho.

Debemos rechazar comprar productos congelados cuando el envase tenga fragmentos de hielo en la superficie, ya que supone que ha estado descongelado. Los productos congelados debemos cogerlos en último lugar y meterlos cuanto antes en el congelador para evitar que comience la descongelación.

Rechacemos los huevos o las verduras y frutas dañados, aunque hay que diferenciar la fruta de cultivo ecológico con las imperfecciones propias de la naturaleza de los daños de caídas, golpes, etc.

En caso de no consumir frutas y verduras de cultivo ecológico libres de pesticidas y otras sustancias tóxicas, hay que lavarlas en profundidad e incluso pelarlas antes de comerlas.

Lavar con agua libre de tóxicos frutas y verduras. Antes de consumir vegetales es importante lavarlos bien para eliminar bacterias como la salmonella, la escherichia coli o la toxoplasma gondii que se encuentran en vegetales que han sido regados con aguas que contienen residuos fecales o que han crecido en terrenos en donde los animales puedan haber defecado.

El lavado y la desinfección con unas gotas de hipoclorito sódico u otro desinfectante apto elimina bacterias y parásitos para que no afecten a la salud del consumidor, especialmente de mujeres embarazadas, niños y personas enfermas.

Antes de manipular los alimentos, es importante lavarse las manos, emplear menaje limpio y tener la cocina limpia y ordenada.

Para lavarnos las manos usemos jabón

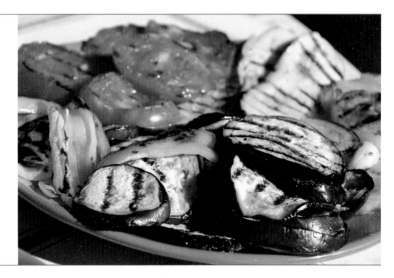

Cocinar y hornear los vegetales reduce la presencia de pesticidas.

común y agua caliente o templada, y si queremos desinfectarlas, al igual que los médicos antes de tratar a un paciente, es mejor usar productos a base de alcohol que productos bactericidas o microbicidas.

Es mejor consumir frutas y hortalizas ecológicas.

Para minimizar la presencia de pesticidas en los alimentos que no sean de origen ecológico podemos adoptar algunas precauciones:

Seleccionar frutas y verduras frescas que no estén sucias ni cortadas, que no tengan golpes, arañazos, hoyos de insectos u otros signos de alteración.

Lavar las frutas y vegetales con agua limpia de tóxicos, pero no dejarlos sumergidos.

Quitar la piel o las hojas externas reduce la cantidad de sustancias tóxicas, aunque se pierden nutrientes.

Cocinar y hornear los vegetales reduce la presencia de pesticidas.

Una alimentación variada reduce la posibilidad de ingerir un pesticida en gran cantidad.

Podemos eliminar o reducir la presencia de los metales tóxicos elevando nuestra capacidad de respuesta orgánica y mediante una correcta alimentación y un estilo de vida saludable.

Para detectar la presencia de metales tóxicos (mercurio, níquel, vanadio, antimonio, arsénico, cadmio, cromo, cobre, plomo, selenio y estaño) en el organismo, es más eficaz hacerse una prueba de tejidos, como puede ser el análisis del cabello o de las uñas, ya que se almacenan con más facilidad en los tejidos que en la sangre.

Dónde podemos encontrar metales tóxicos:

**Aluminio:** bebidas en lata, agua de grifo, sal de mesa, masa de hornear, harina blanqueada, queso procesado, antitranspirantes, antiácidos, vacunas y otros medicamentos y utensilios de cocina.

**Arsénico:** cerveza, sal de mesa, agua de grifo, frutas, verduras y alimentos con pesticidas, cosméticos, fungicidas, insecticidas y pinturas, pigmentos, barnices no ecológicos.

**Cadmio:** cigarrillos, alimentos procesados y refinados.

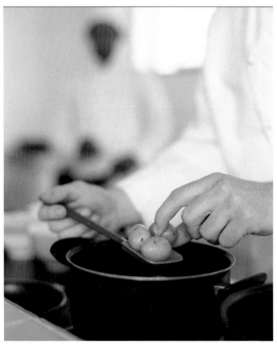

La cocción al vapor. Esta técnica culinaria permite cocinar alimentos sólo con el vapor de agua. De esta forma se mantienen todos los minerales.

**Cobre:** amalgamas dentales y cañerías de cobre, pesticidas, piscinas.

**Mercurio:** amalgamas dentales, medicamentos, adhesivos, suavizantes de ropa y ceras.

**Níquel:** aceites hidrogenados (margarina, mantequilla de cacahuete y grasa para pastelería), cigarrillos.

**Plomo:** agua de grifo, cigarrillos, tintes para el cabello, tinturas.

Alimentos ricos en minerales como ajo, chlorella, kelp, sal marina o cilantro al igual que suplementos alimenticios ricos en proteínas que contienen aminoácidos sulfurados, que ayudan a la desintoxicación general y específicamente del hígado como las yemas de huevo, el repollo, el rábano, el ajo o la cebolla. La fibra también ayuda a reducir los niveles de metales tóxicos.

## Formas de cocinar

La forma de cocinar los alimentos es fundamental para llevar una dieta sana y equilibrada. Es importante preservar las propiedades de los alimentos mientras se cocina. Hay varios sistemas de cocinar, unos preservan al máximo los nutrientes de los alimentos y otros los destruyen.

**Al horno.** En este tipo de cocina, el alimento se calienta por dentro y los sabores son más densos y se intensifican los dulces de las verduras.

**Cocción al vapor.** Esta técnica culinaria permite cocinar alimentos sólo con el vapor de agua. Se realiza en un recipiente con agujeros en donde van los alimentos, que se pone encima de una olla de un tamaño algo mayor que contiene agua hirviendo. Los alimentos se cocinan con el vapor que desprende el agua al hervir. De esta forma se mantienen todos los minerales de los alimentos y se reduce la pérdida de vitaminas. Es una de las técnicas para cocinar más saludables que existe.

Los vegetales tardan sólo unos cinco minutos en estar listos.

**Cocción lenta.** La olla de cocción lenta es un recipiente de hierro fundido con recubrimiento cerámico o de porcelana. Posee un termostato para regular la temperatura de cocción. Con la cocción lenta las vitaminas y

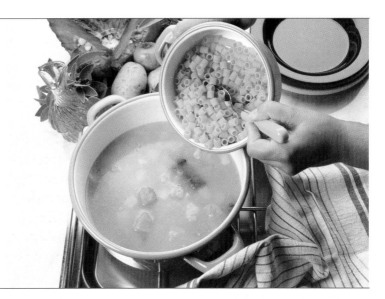

La comida hervida da como resultado un alimento muy nutritivo en vitaminas y minerales.

los nutrientes de los alimentos se mantiene mejor que a temperaturas más elevadas.

**Cocido o hervido.** Las comidas hervidas son cocinadas en agua o caldo cuando su temperatura llega al punto de ebullición, a cien grados centígrados o más. Al meter el alimento en agua o caldo hirviendo, se produce una pérdida de vitaminas menor que si se meten en agua fría, que es cuando una parte de sus minerales pasan al agua de cocción. Si usamos agua fría en los hervidos, aprovechemos el caldo resultante para hacer otros platos, ya que es donde se concentran las sales minerales. La comida hervida da como resultado un alimento muy nutritivo en vitaminas y minerales. Al hervir se destruyen menos nutrientes que al freír.

**Escalfado.** El alimento se sumerge totalmente en agua o caldo caliente, sin que alcance el punto de ebullición.

Se emplea fundamentalmente para los huevos: la clara queda cuajada y la yema cremosa. Cocinados así son de fácil digestión y aportan pocas calorías.

**Fritura.** Depende de cómo se frían los alimentos, los riesgos de su consumo para la salud son mayores o se minimizan. Hay métodos para que las frituras sean más saludables y disminuya su contenido en grasa. Una de las claves es el tipo de aceite. Hay que elegir un aceite que resista sin deteriorarse temperaturas altas. La fritura se realiza sobre los ciento ochenta grados centígrados, con lo que un aceite de semilla no será el más indicado ya que comienza a deteriorarse a los ciento setenta grados centígrados. Sin embargo, el aceite de oliva es más adecuado ya que resiste bien hasta los doscientos diez grados centígrados. Además de que los ácidos grasos monoinsaturados del aceite de oliva son nutricionalmente más beneficiosos que los de los aceites de semilla. El aceite de oliva es muy útil para combatir las enfermedades cardiovasculares y el desarrollo del cáncer de colon. Cuando el aceite llega a su temperatura crítica, desprende una especie de humo blanco que nos indica que comienza a deteriorarse. El aceite de fritura suele reutilizarse varias veces, pero no deberíamos hacerlo más de tres.

**Hervido a presión.** Dentro de la olla a presión, que es un recipiente hermético que no deja salir el aire por debajo de una determinada presión, la temperatura es superior a la ebullición, entre ciento cinco y ciento treinta grados centígrados, y se usa con poca agua, con lo que el tiempo de cocción disminuye. Un repollo tarda un minuto, las patatas y las judías verdes no más de cinco. De esta manera, se produce una pérdida menor de nutrientes en los alimentos.

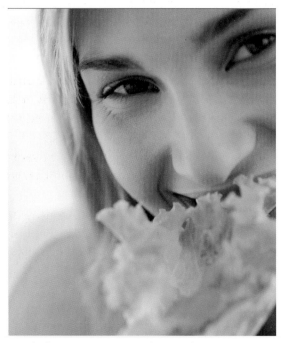

Una lechuga tiene un 95% de agua frente a un 0,5% de azúcar.

## El agua y la vida

El agua es creadora de vida. Nosotros mismos estamos hechos en gran medida de agua, por lo que reponer el agua que vamos perdiendo es fundamental para nuestro metabolismo. Cada día debemos recuperar unos dos litros y medio de agua, bien a través de los alimentos o bien bebiéndola. La cantidad de agua que debemos beber para recuperar este equilibrio hídrico interno se subordina a la alimentación. Uno o dos litros de agua al día compensa una dieta poco hidratada, pobre en frutas y verduras, pero no es conveniente pasar de tres litros diarios para no eliminar vitaminas y minerales fundamentales para el organismo.

Los alimentos que comemos deberían ser nuestra primera fuente de hidratación. Por lo que es importante un aporte diario de alimentos ricos en agua, especialmente procedente de las frutas y verduras. Todos los alimentos contienen agua, pero mientras una lechuga es un noventa y cinco por ciento de agua, el azúcar tan sólo tiene un 0,5%. Las frutas y verduras pueden alcanzar entre un ochenta y un noventa y cinco de su peso en agua.

Las células para su buen funcionamiento precisan del agua que ingerimos. Conforme envejecemos las necesidades de agua aumentan. Perdemos agua en forma de sudor a través de los poros. Podemos perder entre medio y un litro diario, según nuestra edad, trabajo y época del año. Lógicamente, a más calor y esfuerzo, mayor transpiración, que hace disminuir la temperatura corporal.

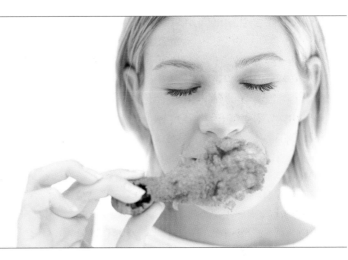

La carne de ave es la que tiene un porcentaje de agua más elevado.

Un deportista puede llegar a perder hasta tres litros en un par de horas.

Los alimentos en sí contienen agua, especialmente los vegetales, los que más, las verduras y las frutas.

Los frutos secos o las frutas desecadas, como su nombre indica, poseen poca cantidad de agua; las nueces, por ejemplo, un cuatro por ciento. Las legumbres también contienen poca agua. Una dieta pobre en alimentos que contengan agua debe suplementarse con agua u otros líquidos como zumos, infusiones, etc. Pero cuidado, tenemos que beber agua cuando tengamos sed, como hacen los animales en libertad, no beber por beber.

Sabemos que hay intereses mediáticos que recomiendan beber dos litros y hasta tres litros de agua al día, esto puede ser muy grave ya que en nuestro cuerpo hay ciertos elementos, como los minerales, algunos de ellos tan importantes como el potasio, el calcio o el fósforo, que tienen que estar en una determinada concentración y al beber tanta agua se diluyen, lo cual podría acarrearnos serias consecuencias.

La sed es la forma que tiene nuestro organismo de decirnos que necesita agua, el hambre que necesita comida y el cansancio que ha llegado el momento de descansar.

Al beber demasiada agua las grasas se condensan y es más difícil deshacerse de ellas si queremos adelgazar; además, tanta agua genera fatiga a nuestros riñones.

*Porcentajes de agua en los alimentos*
Cereales: sólo contienen un ocho por ciento de agua. El pan puede llegar a un cuarenta por ciento de agua aproximadamente, las galletas no llegan al cinco por ciento.

Frutas: entre el setenta y tres y el noventa por ciento de agua, como los melones o las sandías.

Pescado: contiene entre un setenta y un ochenta y cinco por ciento de agua. Los mariscos son los que más agua contienen.

Quesos: contienen entre un cuarenta y un sesenta por ciento de agua, según sean más secos o más tiernos.

Carne: entre un cincuenta y un setenta por ciento de agua. La carne de ave es la que tiene un porcentaje de agua más elevado.

Verduras: contienen entre el noventa y el noventa y seis por ciento de agua, como es el caso del pepino.

El agua debe beberse teniendo en cuenta la constitución y la actividad de cada persona, así como la estación del año. Es obvio que a más temperatura ambiental y a más actividad, el cuerpo necesita más agua para no deshidratarse y para poder reponer el líquido que se disipa a través del sudor de la piel.

El agua desempeña funciones esenciales para el buen funcionamiento del organismo: contiene ingredientes nutritivos y electrolitos en disolución, humedece y nutre el organismo en su totalidad, desde los órganos más grandes a las células más pequeñas, es un medio de transporte de información, regula la temperatura, fundamental en la digestión y la evacuación, entre otras muchas funciones.

El agua es el gran depurativo del organismo. El agua no engorda, al contrario, tonifica la piel, mejora el aparato digestivo, por lo que un vaso de agua libre de sustancias tóxicas es una buena manera de empezar el día para ayudar al organismo a eliminar los fluidos acumulados durante la noche. Podemos además añadir unas gotas de zumo de limón natural, para ayudar a limpiar aún más el organismo y prevenir la retención de líquidos.

Beber alcohol no sirve para hidratarse, incluso es causa de deshidratación.

El agua es un elemento fundamental para la vida. La mayor parte de los procesos químicos del organismo precisan de este elemento vital ya que éste está constituido por un sesenta por ciento de agua.

Gracias al agua podemos digerir los alimentos y posteriormente evacuar los restos. El agua y la fibra permiten las contracciones del músculo intestinal que facilitan la expulsión de las heces en la defecación, evitando

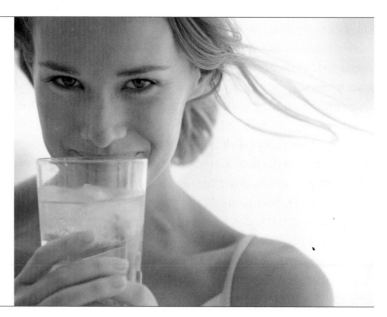

El agua no engorda, tonifica la piel, mejora el aparato digestivo, por lo que es una buena manera de empezar el día para eliminar los fluidos acumulados durante la noche.

enfermedades como el estreñimiento, la diverticulitis o la inflamación del colon.

También es importante la ingesta de agua para facilitar el trabajo del riñón y desalojar los desechos a través de la orina, como es el caso del calcio, y evitar así la aparición de cálculos renales o piedras en el riñón

El agua ayuda a que las glándulas lacrimales produzcan líquido suficiente para colaborar en que no se dé el síndrome del ojo seco. Además, es el lubricante ideal para las articulaciones y la piel. La falta de hidratación conlleva la aparición de arrugas, flaccidez y el envejecimiento de la piel.

## El consumo de agua

Aun así, si el agua que bebemos no tiene la calidad suficiente, nuestros procesos metabólicos se ven alterados por las sustancias tóxicas y minerales inorgánicos no asimilables. Por lo que la única agua de consumo público o embotellada recomendable es la de baja mineralización.

Debido a la escasa calidad de muchas de las aguas procedentes del suministro público, el consumo de agua embotellada ha aumentado en gran medida en los últimos tiempos.

Sin embargo, hay que tener en cuenta varias consideraciones. Cuanto más cerca esté de nuestro hogar la procedencia del agua embotellada, menos impacto ambiental se producirá al evitar lo más posible los traslados contaminantes. Además de la extracción y el envasado, la recuperación del envase tiene un importante impacto medioambiental, ya que procede de combustibles no

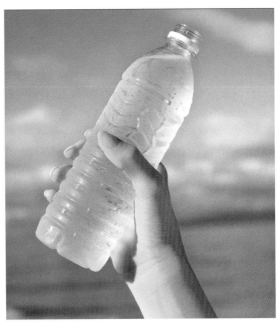

La única agua de consumo público o embotellada recomendable es la de baja mineralización.

renovables, en gran medida de polietileno tereftalato (PET), un plástico derivado del petróleo. Además, con el tiempo estos plásticos ceden al agua sustancias tóxicas, como es el caso del antimonio o el bisfenol A, que son nocivas para la salud. Cuanto más tiempo tiene la botella más riesgo hay de acumulación de estas sustancias.

Las botellas de plástico despiden a la bebida pequeñas dosis de ftalatos, bisfenol A o antimonio, productos químicos nocivos para la salud, pero hay muchos tipos de plásticos, unos más peligrosos que otros, aunque lo más seguro es evitar las botellas de plástico. Los plásticos más usados son siete, y cada botella lleva un número del uno al siete que los identifica.

Los tipos 2, 4 y 5 son las opciones de menos riesgo. Las botellas que llevan el número 1 (PET o PETE) no se deben reutilizar, aunque en general las botellas plásticas no deben volver a usarse, y las que llevan el número 3 pueden desprender BPA y ftalatos. Las del número 6 (PS) llevan estireno, un producto químico potencialmente tóxico, y las que llevan el número 7 se deben evitar ya que también desprenden BPA.

Desde el punto de vista puramente ecológico, está el impacto de la botella en sí, ya que el porcentaje de reciclado es, lamentablemente, mínimo. El dato de que una botella de plástico tarda hasta mil años en biodegradarse en un medio natural y que su incineración conlleva la emisión de una amplia gama de sustancias altamente tóxicas, como es el caso del gas clorado o de cenizas análogas a los metales pesados, debería hacernos recapacitar sobre este tipo de consumo, mientras los envases no

estén compuestos de maíz, material orgánico u otros fácilmente degradables en agua. Una opción que debemos fomentar es la del vidrio retornable.

El acero inoxidable es un buen material desde el punto de vista de la salud y la ecología. Son cien por cien reciclables, ligeras, libres de productos químicos y se pueden usar para guardar líquidos calientes.

También hay que considerar que el noventa por ciento del precio que pagamos por una botella no procede del agua sino del embotellado, el transporte, la distribución y la publicidad.

Además, muchas veces no hay gran diferencia entre la calidad del agua pública y la de la embotellada.

Lo que sí podemos tratar es de mejorar el agua de la red de suministro público para que sea apta para el consumo con garantías suficientes de salubridad. Es lo que podemos llamar agua de grifo purificada.

## ¿Qué agua bebemos?

El agua de la red pública puede estar libre de patógenos microbiológicos debido principalmente al uso de cloro, que es un gas que se usa para desinfectar el agua. Además de cloro, suele llevar un exceso de cal, de sales minerales y otras sustancias potencialmente tóxicas como son los nitratos. Aunque el riñón es el órgano cuya misión principal es depurar la cal, el sodio y otras sustancias que transporta el agua al organismo, puede verse desbordado por la cantidad y frecuencia de beber aguas con estos compuestos tóxicos.

Una botella de plástico tarda hasta mil años en biodegradarse en un medio natural.

## La destilación

La destilación mejora la calidad y el sabor del agua. El agua destilada es el resultado de la vaporización de agua por el calor de una resistencia eléctrica y precipitada por condensación al enfriarla. Así, las sales, los minerales inorgánicos y otros contaminantes del agua quedan en gran medida precipitados al fondo de la destiladora. Estos residuos calcáreos que quedan depositados en el recipiente se pueden eliminar limpiándolo con vinagre.

El agua destilada es lo que podríamos llamar un agua «limpia». No lleva minerales inorgánicos que no son asimilables por nuestro organismo, aunque tampoco lleva minerales necesarios pero que obtenemos principalmente de los alimentos y en menor proporción del agua.

## La ósmosis inversa

La ósmosis inversa retiene la mayor parte de las sales disueltas del agua mejorando su sabor y calidad al reducir en cierta medida las sustancias químicas que transporta, como es el cloro, nitratos, pesticidas, herbicidas, arsénico, flúor, plomo, mercurio, asbesto, atrazina, benceno, tricloroetileno, etc.

El problema radica en que para obtener este tipo de agua se suele desperdiciar un elevado porcentaje de agua que acaba yéndose por el desagüe.

Esta agua desperdiciada contiene un elevado porcentaje de sales que hace que sea mejor no usarla para el consumo, pero bien podría aprovecharse para otros usos distintos: fregar, limpieza, aseos o riego. Por lo tanto, en caso de elegir esta alternativa, es importante que lleve incorporada un sistema de recuperación en recipientes del agua desechada.

## Agua imantada

El tratamiento del agua potable con campos magnéticos estáticos, como los de un imán, potencia la actividad iónica del hidrógeno del agua. Beber este tipo de agua tiene un efecto calmante, reduce el estrés, la tensión muscular, la hipertensión arterial, el ritmo cardiaco, los dolores de cabeza, el

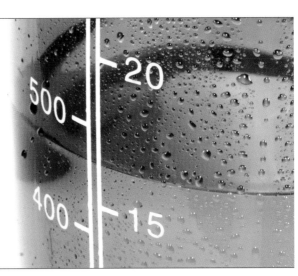

La ósmosis inversa mejora la calidad y el sabor del agua al reducir las sustancias químicas que transporta.

insomnio y los cambios de comportamiento. Provoca efectos positivos en los órganos digestivos, reduce la acidez y ayuda a regular el pH del organismo; en los órganos urinarios, mejora las evacuaciones intestinales; en el sistema nervioso, tiene efectos relajantes; en el sistema circulatorio, limpia las arterias; ayuda en los trastornos de riñón, y en la presión sanguínea; ayuda en casos de gota, obesidad y envejecimiento prematuro, y aporta vitalidad.

La llamada agua imantada produce estupendos efectos en quien la consume de forma regular. Hay que beberla en el momento en que el agua pasa por la acción de los imanes para que contenga mejor sus propiedades.

Es obvio que el agua no puede imantarse como si fuese un metal, pero está ampliamente comprobado que el campo magnético de los imanes provoca un efecto en las moléculas del agua.

Sometida a la acción de un imán, el agua mejora el sabor y reduce el sabor a cloro y a flúor. Para obtener estos beneficios, no es necesario que el imán esté en contacto con el agua, simplemente se puede poner el imán junto o debajo del recipiente, que puede ser cualquier otro que no se magnetice, como el hierro.

Un imán tiene un polo sur y uno norte. El agua sometida al polo sur aporta energía y vitalidad, y bajo la acción del polo norte relaja y activa la propia capacidad curativa.

Podemos comprobar cómo la leche se conserva fresca más tiempo si la sometemos al polo norte del imán; pero si le damos la vuelta al imán se agriará más rápidamente, aunque también si sólo la dejamos una media hora la leche nos aportará más energía y vitalidad. Lo mismo podemos hacer con los zumos de fruta y con cualquier otra bebida.

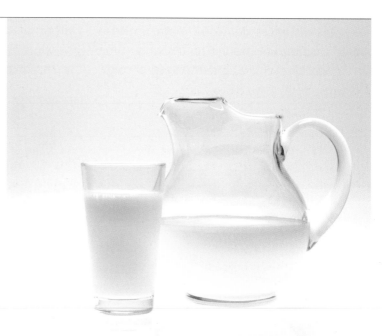

La leche, los zumos de fruta y cualquier otra bebida, se conservan frescos más tiempo si los sometemos al polo norte de un imán.

Hay imanes que tienen forma de disco, especiales para ponerlos debajo del recipiente con el líquido que queramos exponer a su benéfica acción.

## Vivificar el agua

Poner agua del grifo, mineral o tratada en un recipiente de cristal o de barro y agitar. Dejar reposar por la noche y después poner al sol.

## Tipos de aguas recomendadas

### Aguas hiposódicas diuréticas
Estas aguas contienen menos de 20 mg/l de sodio. Favorecen el control de la hipertensión arterial, los trastornos cardiacos, las enfermedades renales y la retención de líquidos.

### Aguas de débil mineralización
Contienen un nivel de calcio inferior a 150 mg/l y menos de 50 mg/l de magnesio. Están especialmente recomendadas para el consumo de niños y adultos con dificultades renales, ya que por encima de estos valores las aguas cálcicas y magnésicas pueden generar sobrecarga renal.

### Aguas ferruginosas
Las aguas con más de 1 mg/l de hierro se usan como bebida para la anemia, la lasitud digestiva, la obesidad y el reumatismo. Aunque tanto el exceso como la carencia de hierro, pueden causar trastornos en el organismo.

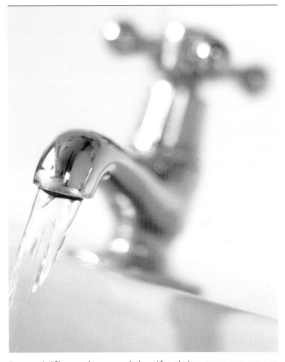

Para vivificar el agua del grifo dejar reposar en un recipiente durante la noche y después poner al sol.

### Aguas bicarbonatadas
Las aguas con más de 600 mg/l de bicarbonatos tienen efectos equilibrantes de la secreción gástrica y favorecen la digestión y ayudan en los problemas de vesícula o hepáticos.

### Aguas sulfatadas
Las aguas con más de 200 mg/l de sulfatos tienen un sabor amargo, e intervienen favorablemente sobre todo en la piel y el aparato digestivo.

### Aguas cloruradas
La hidroterapia usa este tipo de aguas con más de 200 mg/l de cloruro por su facultad de elevar los glóbulos rojos y por sus propiedades calmantes y balsámicas.

### Aguas sódicas

Las dietas pobres en sodio, con no más de 20 mg/l de sodio, se contrarrestan con aguas con más de 200 mg/l de sodio.

El sodio interviene en los impulsos nerviosos, en la contracción muscular y la absorción de nutrientes por las membranas.

### Aguas cálcicas

Estas aguas contienen más de 150 mg/l de calcio. El calcio es imprescindible para el correcto equilibrio nervioso y regula el ritmo cardiaco. Aunque una ingesta elevada de calcio puede ser perjudicial.

Los principales alimentos ricos en calcio son los lácteos y sus derivados (leche, yogur, queso), vegetales de hoja verde oscura, como la col, brócoli, nabo fresco, y pescados como las sardinas, las almejas y el salmón.

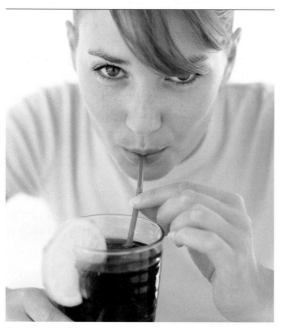

El consumo habitual de bebidas de cola o refrescantes puede provocar deshidratación y adicción entre otros trastornos.

### Aguas magnésicas

Contienen un nivel superior a 50 mg/l de magnesio. El magnesio tiene un efecto vigorizante y relajante. Está especialmente indicado en épocas de estrés físico o mental. Se encuentra especialmente en el cacao, las almendras, la harina de soja, los cacahuetes, las judías blancas, las legumbres, avellanas, nueces y las hojas verdes de las hortalizas.

### Agua mineral gasificada

Contiene ácido carbónico, lo que provoca la formación de las burbujas, que estimula la secreción de los jugos gástricos, facilitando la digestión. Se usa especialmente en casos de digestiones pesada o dispepsia.

No contiene calorías, por lo que es adecuada en regímenes hipocalóricos.

### Bebidas de colas o refrescantes

El consumo habitual de estas bebidas puede ser perjudicial para la salud. Además de agua, contienen distintos ingredientes, como ácido fosfórico, que afecta y reduce el calcio de los huesos y contribuye a la aparición de la osteoporosis. Estas bebidas provocan deshidratación y adicción entre otros trastornos.

### Bebidas energizantes

Son bebidas estimulantes, que, aunque en un principio fueron concebidas para deportistas, su consumo se ha extendido especialmente entre los jóvenes.

Pueden tener efectos adversos como: dolores de cabeza, vómitos, intoxicación, dilatación de pupilas, taquicardias, hipertensión arterial, nerviosismo e hiperactividad, etc.

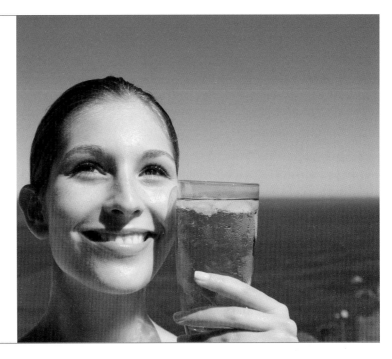

El consumo de agua mejora la hidratación y el aspecto de la piel.

El consumo excesivo y la combinación con bebidas alcohólicas puede acarrear efectos dañinos en la salud física y psíquica, pudiendo afectar negativamente al sistema nervioso central y a las funciones cardíacas.

*Consejos:*

- Si hacemos una dieta rica en proteínas o en fibra, deberemos aumentar la cantidad de agua.
- No es conveniente que bebamos mucha durante las comidas, ya que hará que la digestión sea más lenta.
- Cocinar con agua libre de sustancias extrañas nos permite descubrir los verdaderos sabores de los alimentos. Al comparar el sabor de un agua con sabor a cloro y a otras sustancias químicas con un agua procedente de manantial o depurada, las papilas gustativas notan bien la diferencia.

*Beneficios del consumo de agua*

- Reduce el riesgo de padecer cistitis al ayudar a expulsar de la vejiga las bacterias.
- Mejora la hidratación y el aspecto de la piel.
- La temperatura del agua más beneficiosa para el organismo para beberla es cuando es similar a la del cuerpo. Beber agua tibia facilita la digestión, estimula el colon y otras muchas funciones orgánicas.
- Las aguas minerales tienen propiedades curativas al estar presentes los minerales en estado natural. Beber agua tibia o caliente con limón al despertarse elimina toxinas, activa la circulación y estimula la actividad intestinal y tempera las digestiones.
- Regula la temperatura del cuerpo cuando sudamos.

Las altas temperaturas, la humedad ambiental, el ejercicio o la actividad física, la exposición solar, ciertas enfermedades, fiebre, sudoración, vómitos o diarreas aumentan la necesidad orgánica de reponer líquidos para evitar la deshidratación.

El agua ni engorda ni adelgaza, pero reemplazar las bebidas ricas en azúcar y calorías por agua sí que permite reducir peso. Beber agua es la mejor forma de calmar la sed y de hidratar el organismo, así como eliminar toxinas a través del sudor y la orina. Regula la temperatura corporal y tiene un efecto diurético, ayuda al aparato digestivo en sus funciones y es el mejor tratamiento de belleza para la piel.

## Materiales en la cocina

Otro aspecto poco considerado es el efecto que producen los tóxicos ambientales sobre los alimentos. Éstos son susceptibles de modificar sus buenas cualidades biológicas cuando son expuestos a gases o partículas procedentes de los materiales que están en contacto con ellos. En una cocina podemos encontrar focos de contaminación procedentes de los armarios de aglomerado, emisores de formaldehído, que no sólo contaminan a las personas por inhalación, sino también a los alimentos que se encuentran en su radio de acción. Por eso, la cocina es un lugar especial y el empleo de superficies no tóxicas, como la madera con tratamientos de aceite de linaza o un recubrimiento de linóleo, elimina posibles contaminaciones de los alimentos. La cocina debería ser un espacio libre de contaminantes de cualquier tipo: materiales, tratamientos y productos de limpieza.

El material más usado en los baños y las cocinas para cubrir las paredes es el alicatado con materiales cerámicos. Al estar hecho de tierra, es un material que se puede encontrar en abundancia en la naturaleza y

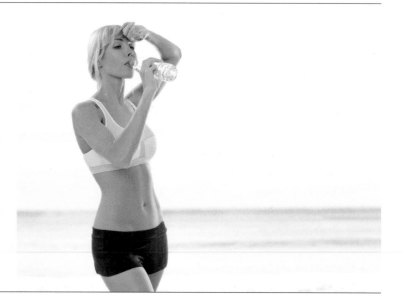

El agua ni engorda ni adelgaza, pero reemplazar las bebidas ricas en azúcar y calorías por agua sí que permite reducir peso.

es saludable, siempre que no se le mezclen en el proceso de fabricación sustancias tóxicas. Los revestimientos cerámicos hechos a base de tierra cocida son una elección acertada, aunque dependiendo de la temperatura de cocción pueden tener un inconveniente medioambiental. Hay que considerar que fabricar una baldosa cerámica requiere en su cocción altas temperaturas, que conlleva un elevado gasto energético según la temperatura alcanzada.

Debemos de tener en cuenta que en el esmaltado de colores se suelen usar metales pesados. Aunque también se usan pigmentos naturales como es el caso del gres porcelánico que no precisa esmaltes con metales pesados, sino que es un material compacto de gran resistencia al cual se le da color con tintes naturales.

Los suelos de mosaico están elaborados con cemento a presión y coloreado de forma natural. Actualmente es posible encontrar mosaicos y material cerámico recuperado.

Existen baldosas fabricadas con vidrio reciclado de semáforos o de pantallas de televisores que tienen un bajo gasto de energía.

Para el suelo, además del barro cocido o el gres porcelánico, está la madera, siempre que sea recuperada o proceda de silvicultura sostenible y el tratamiento sea natural, y el bambú, que es un excelente material de construcción, sano, natural, reciclable y renovable. Ambos materiales se pueden usar en suelos, paredes, muebles, estructuras, etc., y poseen unas magníficas propiedades técnicas. El bambú en los suelos de los baños y cocinas tiene la ventaja de su excelente respuesta a la humedad, al igual que

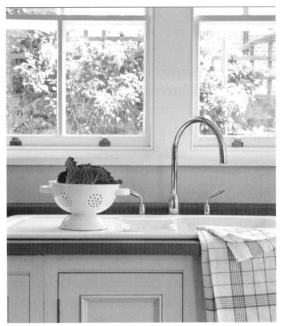

La cocina debería ser un espacio libre de contaminantes de cualquier tipo: materiales, tratamientos y productos de limpieza.

el linóleo. El linóleum es un pavimento fabricado con materias primas naturales: aceite de linaza, cal, polvo de madera, yute, resinas y pigmentos naturales. Además, el cultivo y la extracción de estas materias primas consumen poca energía y son materiales duraderos, saludables e higiénicos, y con excelentes propiedades de resistencia al fuego, así como antiestáticas y bacteriostáticas.

Los suelos de linóleo son una alternativa natural a los suelos tóxicos de vinilo, que despiden componentes orgánicos de sus plastificantes. Los materiales vinílicos que se usan para suelos y revestimientos en general, así como las moquetas y alfombras sintéticas, suelen contener formaldehído para hacerlos más resistentes a las manchas.

El corcho también es un magnífico material de construcción, reciclable, renovable y local, y con un sencillo y fácil mantenimiento.

Las pinturas vegetales y minerales son lavables y fáciles de conservar si mantenemos una buena ventilación. Es más barato pintar que alicatar y más fácil de renovar cuando queremos dar un cambio a la cocina o al baño.

Hay que evitar las pinturas sintéticas y especialmente las que permiten su uso en cualquier superficie, incluidos alicatados, suelos o muebles, sobre todo en baños con poca ventilación, ya que poseen una elevada toxicidad, por el poliuretano y otros componentes orgánicos volátiles que no sólo se emiten durante su aplicación y secado sino también posteriormente, a veces durante años.

En la encimera evitaremos los aglomerados o los laminados de plástico. Aparte de su impacto ecológico y de la emisión de sustancias tóxicas ofrecen poca resistencia al calor o a los cortes.

La madera tratada con productos naturales, siempre que proceda de talas sostenibles, es un buen material para la encimera aunque puede afectarle con el paso del tiempo la humedad del fregadero.

Se puede usar en tabla, en tacos encolados o en contrachapados de madera, siempre que los pegamentos sean ecológicos y no tóxicos. La piedra es un buen material. El granito es muy resistente, pero hay que comprobar su nivel de radiactividad; el mármol es más poroso y ofrece menos resistencia a los ácidos.

La cerámica es un material resistente, aunque hay que tratarlo con un barniz que permita limpiarla fácilmente.

Las encimeras de acero inoxidable se limpian bien, son duraderas y reciclables, pero hay que considerar el alto consumo de energía que supone su fabricación.

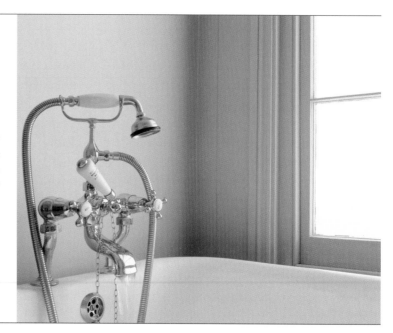

Las pinturas vegetales y minerales son lavables y fáciles de conservar si mantenemos una buena ventilación. Es más barato pintar que alicatar.

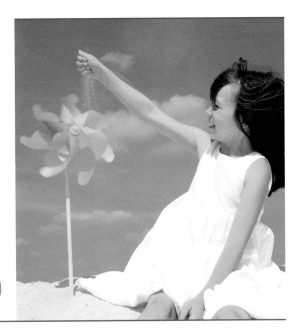

# CAPÍTULO 10

*La calidad del aire*

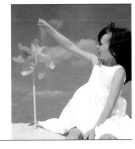

## CAPÍTULO 10

# La calidad del aire

### El aire

Los gases emitidos por vehículos, fábricas, calefacción, etc., han generado un aumento espectacular de las enfermedades respiratorias: cáncer de pulmón, alergias y asmas.

Sin embargo, nuestras viviendas presentan niveles de contaminación más elevados que los producidos por la polución exterior. Muchas de las viviendas y lugares de trabajo tienen ambientes insalubres debido, entre otros, a la presencia de materiales de decoración sintéticos (tejidos, moquetas, pinturas, barnices, lacas, aglomerados), así como a los materiales de construcción (hormigón armado, mallazos, etc.), también a los sistemas de climatización por conductos, calefacción eléctrica radiante, etc., y a los aparatos eléctricos (electrodomésticos, ordenadores, etc.), e iluminación (halógenos, fluorescentes, etc.).

Una buena calidad del aire interviene en prevenir estas enfermedades, así como en la capacidad de sintetizar los alimentos, en la oxidación de las toxinas, en la energía muscular y en la calidad de vida.

Para compensar la calidad ínfima del aire del interior de los edificios podemos adoptar varias medidas preventivas:

– Reducir o eliminar el uso de productos de limpieza y conservación de origen petroquímico y tóxico.
– Usar fibras y materiales naturales y con capacidad de respirar en la estructura, suelo, paredes y mobiliario.
– Hacer una correcta instalación eléctrica, con una buena toma de tierra.
– Aparatos eléctricos (ordenadores, electrodomésticos, etc.) de baja o nula contaminación electromagnética.
– Dependencias con capacidad de ventilación.
– Diseño bioclimático para limitar o evitar el aire acondicionado.
– Uso de ionizadores.
– Plantas en el exterior y en el interior.
– Lugar geofísico estable.

## Las alergias

Los mohos, ácaros, bacterias, polen, productos químicos y material orgánico e inorgánico en descomposición que encontramos en nuestras casas hace que más de la mitad de la población sea alérgica a uno u otros componentes del aire que respiramos.

Ácaros y pólenes son los causantes principales del asma bronquial y de la rinitis.

El polen aparece con el florecimiento de muchos árboles y plantas: avellano, abedul, álamo, sauce, olmo, haya, trigo, arroz o bambú; pero, si es crónica, puede que tenga relación con el ambiente interior de los edificios: aire acondicionado, materiales tóxicos, productos químicos, radiaciones electromagnéticas, etc.

Los ácaros encuentran su mejor hábitat en los materiales textiles: colchones, almohadas, edredones, alfombras y moqueta.

El moho surge especialmente en ambientes húmedos oscuros, con poca ventilación, sucios o en la materia en descomposición, y asimismo con la condensación de las estufas de gas, en cuartos de baño, cocinas, sótanos, armarios, ventanas y paredes húmedas, tapicerías, alfombras, moquetas, colchones, periódicos, revistas y libros.

Una buena ventilación, luz natural, sol, limpieza y la deshumidificación son las mejores soluciones. También podemos usar una mezcla de bórax diluido en agua.

El polvo se acumula en muchas superficies, en muebles, armarios, cortinas, mantas, moquetas, sofás, camas, o por descomposición en pinturas, papel, etc.

La ventilación y la limpieza regular reducen el polvo. Es mejor usar trapos húmedos que mopas o escobas que extienden el polvo al aire.

Es bien sabido que el tabaco causa enfermedades cardiacas, cáncer de pulmón, enfermedades asmáticas y pulmonares y reduce la calidad de vida de fumadores activos y pasivos. Un solo cigarrillo contamina una habitación, a pesar de estar ventilada, con anhídrido carbónico, nicotina, alquitrán y cenizas volátiles, y muchas de estas sustancias permanecen a pesar de ventilar la dependencia. Hay que realizar una limpieza

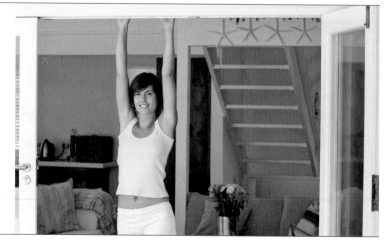

Una buena ventilación, luz natural, sol, limpieza y la deshumidificación son las mejores soluciones para combatir los ácaros.

en profundidad de todas las superficies para eliminar todo rastro del humo del tabaco y sus residuos físicos.

## Gas radón

Es un gas invisible, insípido, incoloro e inodoro que emana de la tierra por todas partes y se encuentra en el aire que respiramos, pero dependiendo de los materiales geológicos, varía sus niveles de un lugar a otro.

El radón es un gas radiactivo que procede de forma natural fundamentalmente del terreno, de la descomposición del uranio y el torio. El radón penetra en nuestras casas a través de grietas y fisuras presentes en las construcciones. Cuando la concentración de

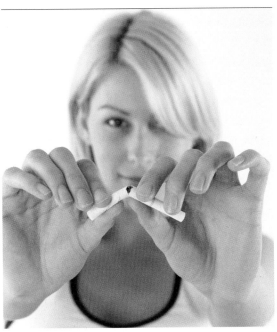

Es bien sabido que el tabaco causa enfermedades cardiacas, cáncer de pulmón, enfermedades asmáticas y pulmonares y reduce la calidad de vida de fumadores activos y pasivos.

radio en el terreno es elevada, como suele suceder en las zonas graníticas, terrenos uraníferos o ricos en fosfatos, las dosis se elevan en decenas de veces.

También se encuentra en ciertos materiales de construcción, con lo que es importante conocer la radiación que emiten aquellos materiales que introducimos en nuestras viviendas o que forman parte de la edificación: cementos, hormigones, piedras, etc.

Tras el tabaco, el radón es el mayor causante de cáncer de pulmón, y también puede provocar cáncer de piel y renal, así como leucemias y cáncer infantil.

Además de los alquitranes y otros muchos productos cancerígenos, al fumar se liberan al aire isótopos radiactivos de plomo y de polonio radiactivos, que contaminan a nuestro alrededor y a nuestros pulmones. Fumar seis cigarrillos al día supone recibir una dosis adicional igual a la cantidad promedio que recibimos de gas radón natural.

Aunque hay viviendas en las que el riesgo de contraer cáncer de pulmón por causa del radón es similar al de fumar varios paquetes de cigarrillos al día.

Para paliar que se concentre en el interior de los edificios, cuanto mayor sea la renovación del aire, menor será el riesgo.

Las variaciones de gas radón en el interior de un edificio dependen de varios factores:

– El tipo de construcción.
– Los materiales de construcción.
– El origen del gas radón.
– La capacidad de ventilación del edificio.
– Las costumbres de sus ocupantes.
– El sistema de calefacción.
– El clima.

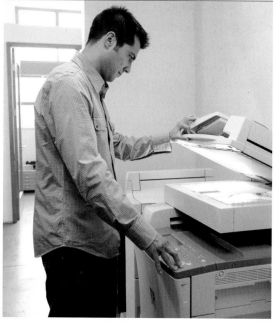

Focos comunes de ozono: fotocopiadoras, impresoras de rayos láser, ozonizadores. Lo más eficaz es mantener estos aparatos en una dependencia aparte y bien ventilada.

## Ozono

El ozono es un gas altamente tóxico en contacto directo con el ser humano y muy peligroso para la salud, y existe una relación directa entre el ozono y el incremento de las muertes por enfermedades circulatorias y respiratorias. Se usa para la esterilización de aguas en piscinas y la eliminación de bacterias y gérmenes, ya que es un fortísimo oxidante, pero el ozono inhalado es muy peligroso.

Su fuente principal es el tráfico y las emisiones industriales, pero se concentra más en zonas alejadas de las mayores fuentes de emisión. El ozono que se genera en la ciudad se condensa más en los alrededores, incluso en el campo y sobre todo en las costas.

La mayor peligrosidad del ozono aumenta exponencialmente cuando se producen fuertes incrementos de la temperatura. A partir de treinta y ocho grados centígrados, cada grado que aumente la temperatura eleva la mortalidad en más de un treinta y cinco por ciento, especialmente en mujeres mayores de sesenta y cinco años.

Hay que evitar cualquier inhalación tanto de ozono como de gas radón por sus efectos cancerígenos. Otra cosa, que muchas veces se confunde, es el oxígeno a altas concentraciones, que, inhalado, sí es muy beneficioso para la salud.

Las fotocopiadoras emiten ozono al aire y diseminan el polvo negro del tóner en el ambiente circundante. Estos aparatos tendrían que estar en sitios aislados y con buena ventilación directa o mecánica. Actualmente podemos encontrar fotocopiadoras ecológicas que reducen significativamente la contaminación del aire.

## Ionización

Los iones que respiramos y los que recibimos a través de la piel producen en el organismo resultados parecidos a las vitaminas. De hecho, los procesos biológicos se desarrollan en mejores condiciones con el aire cargado de iones negativos. Por el contrario, un exceso de iones positivos, en dosis superiores a los valores habituales presentes en la naturaleza, es nocivo y puede provocar o favorecer distintos trastornos, como dolores de cabeza, tensión nerviosa, ansiedad, fatiga, depresión, problemas respiratorios, etc.

A nuestro alrededor podemos encontrar muchas fuentes de emisión de iones positivos:

- Pantallas de televisión y de ordenador.
- Suelos sintéticos.
- Mobiliario y recubrimientos plásticos.
- Tubos fluorescentes.
- Conductos de aire acondicionado.
- Estufas eléctricas de infrarrojos.
- Ropa sintética.

La concentración de iones positivos se puede evitar, o al menos paliar, mediante aparatos emisores de iones negativos, llamados ionizadores. Se ha comprobado su alta eficacia para reducir los dolores de cabeza producidos por una neurohormona del estrés, segregada en el cerebro medio, que produce ansiedad y jaqueca.

Las personas que reciben altas concentraciones de iones negativos están más relajadas y tranquilas, menos ansiosas, duermen mejor y más profundamente y su capacidad de trabajo, energía y salud es mayor.

El uso de ionizadores se recomienda para el tratamiento de alergias, fiebre del heno y otros trastornos respiratorios, pero hay que tener en cuenta que algunos modelos de ionizadores pueden producir un exceso de ozono, que es tóxico, aun en dosis bajas. Las personas con problemas respiratorios son especialmente sensibles a él y puede provocar irritaciones oculares, así como en la nariz, garganta y vías respiratorias.

Hay otros focos comunes de ozono: fotocopiadoras, impresoras de rayos láser, ozonizadores. Lo más eficaz es mantener estos aparatos en una dependencia aparte y bien ventilada.

Los mejores ionizadores son aquellos que emiten los iones a través de extremos de carbono.

## Reducir la contaminación

Con una frecuente ventilación y el filtrado del aire podemos reducir la concentración de: polen, polvo y partículas, ozono, gas

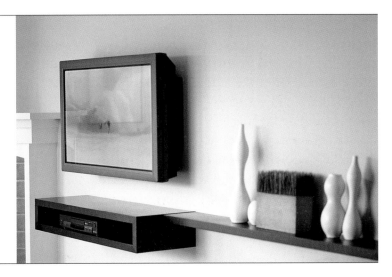

A nuestro alrededor podemos encontrar muchas fuentes de emisión de iones positivos.

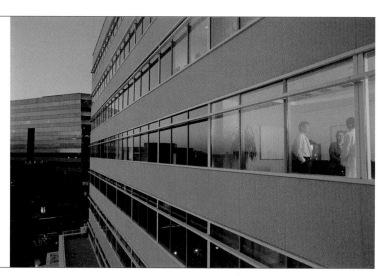

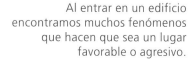
Al entrar en un edificio encontramos muchos fenómenos que hacen que sea un lugar favorable o agresivo.

radón, monóxido y dióxido de carbono y de otras muchas sustancias tóxicas que se acumulan en el interior de los edificios debido a ciertos materiales de construcción y de decoración, al mobiliario y al propio terreno. Así, además de reducir los niveles de toxicidad ambiental, logramos un mayor equilibrio iónico del aire y una mejor oxigenación.

Los niveles de gas radón aumentan tras una ducha caliente. Por lo que es mejor que el baño tenga facilidad para renovar el aire. Al acabar la ducha hay que ventilar bien el baño. En caso de no tener ventilación natural es conveniente instalar extractores, y tener la precaución de mantener la puerta cerrada para que el radón y la humedad no pase al resto de la vivienda.

En la cocina también pueden encontrarse altos índices de radón debido al agua, aunque en menor medida que en los baños, así como al gas natural y a los suelos y bancadas de granito que, según su procedencia, pueden generar elevados niveles de radiactividad.

Una medida preventiva es instalar filtros para el agua potable que disminuyen la cantidad de radón, así como reducir o eliminar los materiales generadores de gas radón y otras sustancias tóxicas.

## Síndrome del edificio enfermo

Al entrar en un edificio encontramos muchos fenómenos que hacen que sea un lugar favorable o agresivo: partículas, gases, iones, iluminación, temperatura, humedad y radiaciones, forman el ambiente y tienen un efecto notable sobre nuestro bienestar y nuestra salud.

En muchos edificios hay más contaminantes que los que encontramos en el exterior, con el agravante que hoy en día pasamos la mayor parte del tiempo en interiores.

El aire acondicionado y la estanqueidad son dos de las claves para que se produzcan los síntomas del síndrome del edificio enfermo: irritación de los ojos, nariz y garganta, sequedad en la piel y las mucosas, dolores de cabeza, erupciones cutáneas, infecciones respiratorias, alergias o asma, entre otros factores patológicos. Todo ello debido a la presencia de materiales sintéticos, aglomerados, pinturas, barnices y pegamentos químicos, campos eléctricos y electromagnéticos artificiales, ordenadores, impresoras, fotocopiadoras, iluminación inadecuada, etc.

## Las plantas

Debido a la actual construcción de edificios herméticos y a la falta de ventilación natural de muchas viviendas, en el polvo de nuestras casas podemos hallar más de cien sustancias tóxicas de origen químico procedentes de tejidos sintéticos, materiales de construcción, disolventes, pinturas, barnices y productos de limpieza tóxicos.

La presencia de plantas ayuda a reducir el polvo y los tóxicos ambientales y a mejorar la calidad del aire que respiramos al generar oxígeno y absorber dióxido de carbono. Las plantas purifican el aire, absorben gases contaminantes, regulan la humedad y la temperatura ambientales, emiten iones negativos en el aire, que son favorables para la salud, y compensan los positivos, que son perjudiciales, generados por la contaminación de vehículos, electrodomésticos, etc.

La absorción de tóxicos no daña a las plantas. Estas sustancias que nos perjudican a nosotros alimentan a los microorganismos de sus raíces y las metabolizan. El formaldehído, el tolueno, el tricloroetileno, el benceno, el xileno y otras muchas sustancias tóxicas son absorbidas por ciertas plantas a través de sus hojas que captan del aire sus-

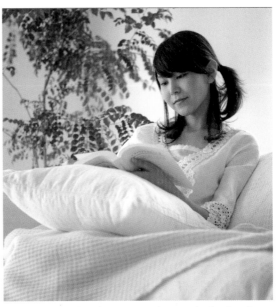

La presencia de plantas ayuda a reducir el polvo y los tóxicos ambientales y a mejorar la calidad del aire que respiramos.

tancias tóxicas y las transportan hasta sus raíces, donde están las pseudomonas, unos microorganismos que las descomponen hasta el punto de eliminar su toxicidad y hacerlas útiles como sustento para los microorganismos de la propia planta.

Las plantas vitalizan el ambiente y regulan la atmósfera: reajustan su temperatura, humedad, ionización y, en general, colaboran en una mejora de la calidad del aire. La vegetación aporta alegría, calidez y un aroma natural apropiado a cada actividad y a cada personalidad, al tiempo que eleva la calidad biótica del lugar.

Las plantas absorben y filtran sustancias tóxicas, en mayor o menor medida. Algunas especies logran disipar una gran variedad de contaminantes. Estos tóxicos, especialmente el formaldehído, están en multitud de productos de uso cotidiano: ropas, moquetas y alfombras, revestimientos para suelos, adhesivos, contrachapados, aglomerados...

La vegetación tiene la propiedad de transformar el gas carbónico y el agua en azúcar y oxígeno ionizado. Las plantas producen oxígeno durante el día, si reciben la suficiente luz natural, limpiando la atmósfera. A continuación, daremos algunos ejemplos de especies purificadoras del aire, aunque, en general, casi todas las plantas absorben estas sustancias nocivas en mayor o menor medida.

**Amoníaco, alcoholes, acetona:** calathea, tulipán, espatifilo.

**Benceno:** hiedra, crisantemo, margarita, aglaonema, gerbera, lirio, bambú, espatifilo y palmera camedorea.

**Cloroetileno:** palmera areca, camedorea.

**Dióxido de carbono:** cinta, ficus, rododendro, sansevieria.

**Formaldehído:** áloe vera, planta del maíz, crisantemo, sansevieria, hiedra, ficus, cinta, poto, filodendro, drácena, hiedra, espatifilo, palmera areca y camedorea, dieffenbachia, rododendro, aglaonema.

**Xileno:** palmera areca, cinta, drácena, chloropytum, dieffenbachia, espatifilo.

**Tolueno:** palmera areca, drácena, dieffenbachia y espatifilo.

**Tricloretileno:** gerbera, espatifilo, chamaedoria, hiedra, azucena, crisantemo, lirio, drácena.

La palmera areca es una de las reinas en cuanto a la eliminación de sustancias tóxicas. Elimina cerca de veinte µg/h de xileno y tolueno, y diez µg/h de formaldehído.

El ficus es una de las plantas que más formaldehído absorbe: doce µg/h, y el espatifilo hasta diez µg/h y ocho de xileno y tolueno. La hiedra hasta el noventa por ciento del benceno en una habitación cerrada.

La cinta elimina unos siete µg/h de xileno y cinco µg/h de formaldehído, y filtra más del noventa por ciento de monóxido de carbono.

Para más información:
www.hogarsanoynatural.org

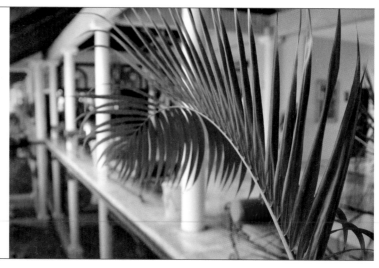

La palmera areca es una de las reinas en cuanto a la eliminación de sustancias tóxicas.

# CAPÍTULO 11

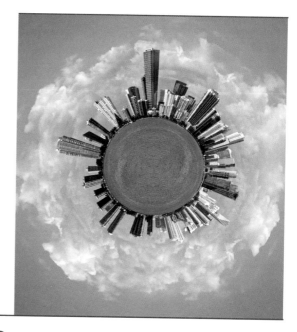

*Contaminación electromagnética*

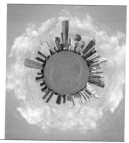

# CAPÍTULO 11

# Contaminación electromagnética

En pocos años el ambiente electromagnético natural ha sido drásticamente alterado: líneas eléctricas, transformadores, electrodomésticos, antenas de telefonía móvil, televisión, radio, wifi, etc., han creado lo que se conoce como contaminación electromagnética.

Es obvio que nuestra sociedad funciona en buena medida gracias a la electricidad. La cuestión es conocer los riesgos de cada nuevo sistema que sale al mercado para no incrementar las elevadas dosis actuales y poner las medidas necesarias para reducir de forma drástica las ahora existentes.

Por todo ello, es importante comprobar las dosis que recibimos en nuestra vivienda, lugar de trabajo, escuela, etc.

Hay muchos estudios científicos que muestran la relación entre la exposición a campos electromagnéticos como los producidos por focos emisores de radiaciones de bajas frecuencias (líneas eléctricas, transformadores...) y altas frecuencias (antenas de telefonía móvil, wifi...), y distintas enfermedades,

como el cáncer o la leucemia, especialmente en niños, así como depresiones, insomnio, fatiga, ansiedad o migrañas.

Según multitud de informes independientes, los campos electromagnéticos pueden causar enfermedades y tener efectos cancerígenos al alterarse la secreción de melatonina y se relacionan con alteraciones del aparato reproductor, neurológico, cardiovascular y hematológico. Así pues, fundamentalmente, provocan una alteración de la función celular y un desorden en la regulación inmunológica y hormonal.

Hay que procurar reducir al máximo las dosis que recibimos, ya sea en el trabajo, colegio o en el hogar, teniendo en cuenta que estas radiaciones tienen un efecto acumulativo, con lo que se explica la aparición cada vez más de personas alérgicas o hipersensibles a campos electromagnéticos.

El riesgo depende del tiempo de exposición y de la dosis recibida, aunque también de la capacidad de respuesta de cada persona. Hay personas que son hipersensibles a los campos electromagnéticos, así como a sustancias químicas, y, cada vez más, a la sinergia de ambos fenómenos.

Conforme aumenta el nivel del fondo electromagnético del medio ambiente en que vivimos, crece el número de personas electrosensibles. Hace años era un número reducido, hoy en día es difícil cuantificar el porcentaje de personas que responden inmediatamente de forma negativa a la exposición a campos electromagnéticos, pero basándonos en datos de otros países podemos valorar que hay más de un diez por ciento de personas que en mayor o menor medida son electrosensibles.

Hay países como Suecia en que esta enfermedad medioambiental es causa de incapacidad laboral. Como vemos, estamos hablando de datos crecientemente preocu-

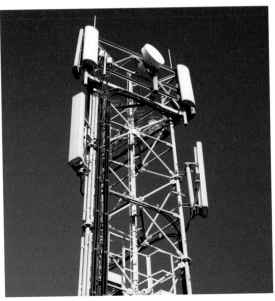

Según multitud de informes independientes, los campos electromagnéticos pueden causar enfermedades y provocan una alteración de la función celular y un desorden en la regulación inmunológica y hormonal.

pantes no sólo para la salud de los afectados, que es lo más importante, sino para la economía de un país. Cuando irremediablemente se reconozca esta patología de modo oficial, ¿quién asumirá el enorme gasto sanitario que supondrán los afectados, y también quién se hará cargo de las soluciones protectoras de toda la población?

## Los electrodomésticos

En el interior de nuestros hogares podemos encontrar distintos focos de contaminación eléctrica y electromagnética: instalación eléctrica y aparatos eléctricos.

Buena parte de estos aparatos, además de generar campos electromagnéticos, son muchas veces innecesarios y en ocasiones contrarios a nuestro bienestar, por lo que probablemente lo mejor sería limitar su uso o prescindir de ellos.

La mayor parte de los aparatos eléctricos generan campos electromagnéticos mucho más intensos que los que llegan al edificio procedentes de líneas de alta tensión o de transformadores. Pero hay que considerar que la incidencia de una línea de transporte eléctrico afecta durante todo el tiempo de permanencia en un edificio, y los aparatos o los electrodomésticos tienen un tiempo de uso restringido, si no se trata de profesionales que, por su trabajo, los utilicen con asiduidad. Existen estudios que relacionan el uso de secadores de pelo o máquinas de afeitar eléctricas con un incremento del riesgo de padecer cáncer.

Entre los electrodomésticos, los que emplean motores son los que mayor campo

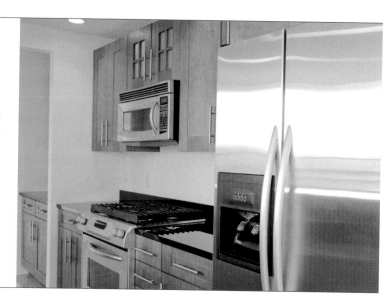

En el interior de nuestros hogares podemos encontrar distintos focos de contaminación eléctrica y electromagnética: instalación eléctrica y electrodomésticos.

electromagnético generan. Vamos a valorar el riesgo que provocan los diferentes aparatos.

## Transformadores

El transformador es un dispositivo cotidiano en cualquier vivienda o lugar de trabajo. Lo encontramos en muchos aparatos eléctricos de uso común: radiorrelojes, halógenos, etc., y genera un campo electromagnético elevado correspondiente a su potencia, que llega a afectar a un metro de distancia.

Por ejemplo, el reloj del horno utiliza un transformador que emite un campo electromagnético a un metro de distancia de alta intensidad. Lo mejor es eliminarlo, ya que la persona que esté cocinando recibirá una dosis elevada.

Los cargadores de batería y alimentadores de aparatos son en realidad transformadores que crean un fuerte campo electromagnético a su alrededor. En estos casos, es mejor mantenerlos alejados al menos un metro o más según su potencia, especialmente de los lugares de descanso.

## Radiorreloj

El radiorreloj es causa de innumerables trastornos a la hora de dormir y puede acabar siendo un peligro para la salud. La mayoría lleva en su interior un transformador que genera un campo electromagnético que, al tenerlo sobre la mesita de noche cerca de la cabeza, impide el descanso, ya que altera los biorritmos. De ahí que el insomnio sea uno de los síntomas más característicos cuando se está expuesto a dichos campos. La modificación de las pautas biorrítmicas del organismo conlleva una disminución de su capacidad de respuesta ante situaciones agresivas (virus, bacterias, polución del aire, alimentación o hábitos inadecuados, etc.) y, por lo tanto, aumenta el riesgo de contraer patologías más graves cuanto mayor sea el tiempo de exposición y la intensidad de la radiación. En principio, las ocho horas de sueño junto al radiorreloj pueden provocar los consabidos trastornos: insomnio, irritabilidad, cansancio, depresión, etc. En este caso, la solución es bien sencilla: alejarlo a más de un metro de distancia o cambiarlo por un reloj mecánico o de pilas.

También hay que tener cuidado con el cable del radiorreloj, ya que si está en contacto o cercano a la cama la electrifica, especialmente si ésta tiene componentes metálicos.

## Lavavajillas y lavadora

Un lavavajillas o una lavadora están situados a mayor distancia que un secador de pelo o una máquina de afeitar eléctrica, que están en contacto directo con el usuario, por lo que, en este caso, la dosis de radiación que se recibe es mucho mayor. Los lavavajillas y las lavadoras tendrían que estar al menos a un par de metros de las personas.

## Frigorífico

Aunque el frigorífico no presenta un riesgo en la misma medida que los aparatos antes citados, sí que emite un campo electromagnético cuando el motor eléctrico se pone en marcha. El motor se activa cada cierto tiempo dependiendo de las necesidades de enfriamiento y provoca un campo electromagnético. Hay que separarlo al menos un par de metros de los lugares de trabajo o de descanso.

Para proteger los alimentos más sensibles a los campos electromagnéticos, es mejor situarlos lo más alejados que se pueda del motor, donde llegan con menos intensidad. Estos alimentos son los más complejos y ricos en nutrientes.

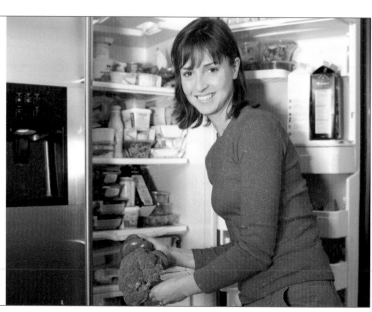

Para proteger los alimentos más sensibles a los campos electromagnéticos que provoca el frigorífico, es mejor situarlos lo más alejados que se pueda del motor.

## Lamparillas

Las lámparas que están sobre la mesita de noche pueden generar un campo eléctrico que afecta a la estructura de la cama y a quienes estén en ella. En casos de instalaciones deficientes, el cable saca al exterior el campo eléctrico generado por la instalación eléctrica. En esos casos, hay que alejar la lamparilla y el cable de la cama para que no interfieran en el buen descanso de sus ocupantes.

Podemos cambiarlas por lámparas con cables apantallados, pero como es difícil encontrarlas, nosotros mismos podemos hacérnoslas cambiando el cable que llevan por otro apantallado, que son como los de las antenas de televisión.

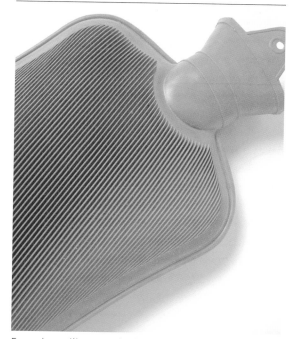

Es mejor utilizar una bolsa de agua caliente que una manta eléctrica.

## Manta eléctrica

Aunque el campo electromagnético generado por una manta eléctrica es inferior a la mayoría del resto de los aparatos que encontramos habitualmente en las viviendas, el riesgo que implica su uso es muy elevado, debido al tiempo de exposición y a que está pegada al cuerpo. Las investigaciones realizadas relacionan el uso de las mantas eléctricas con un porcentaje mayor de abortos. Los hijos de madres que durante el embarazo usaron manta eléctrica tienen un porcentaje superior de posibilidades de contraer tumores cerebrales y un riesgo superior de padecer leucemias. Es preferible no utilizarla o desconectarla antes de acostarse, una vez que haya calentado la cama. Es mejor, sin duda, utilizar una bolsa de agua caliente, una buena colcha o una manta de fibras naturales.

## Bombillas

Las clásicas bombillas incandescentes no generan campo electromagnético significativo y sólo algo de campo eléctrico que es fácil de derivar a tierra, pero su elevado consumo eléctrico las hace inviables.

Las halógenas de doce voltios llevan un transformador que genera un fuerte campo electromagnético. Lo mejor es sustituirlas por halógenas que funcionen directamente a doscientos veinte voltios o poner un solo transformador de mayor capacidad para varios halógenos alejado de los lugares de estancia.

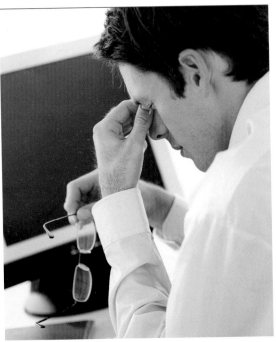

Las personas que utilizan un ordenador durante varias horas son más propensas a padecer fatiga visual y mental.

Hay que tener especial prudencia con las lámparas halógenas usadas para lectura que suelen llevar un transformador que genera campos electromagnéticos muy fuertes y que por la corta distancia al usuario son muy perjudiciales.

Las lámparas fluorescentes compactas con encendido y control electromagnético no generan apenas campos electromagnéticos de bajas frecuencias.

## Ordenadores

Las personas que utilizan un ordenador durante varias horas son más propensas a padecer fatiga visual y mental, así como trastornos músculo-esqueléticos. Todo ello se suele achacar a diferentes causas, como puede ser el mantener una posición forzada de manera prolongada, centelleos o reflejos de la pantalla, así como al trabajo visual a corta distancia, ya que lo más indicado para el funcionamiento óptimo del ojo es mantener una cierta lejanía. También encontramos otra causa a estos y otros trastornos: las radiaciones electromagnéticas.

Desde hace más de veinte años las empresas fabricantes de ordenadores han ido reduciendo los valores de emisión electromagnética de sus aparatos. Hace no muchos años eran tan elevados que los usuarios sufrían sus devastadores efectos sin estar informados de los riesgos.

Hay estudios que indican que las mujeres que pasaban más de veinte horas semanales, es decir, una media de cuatro horas diarias ante una pantalla de ordenador, tenían el doble de posibilidades de padecer abortos en comparación con el resto de la población de mujeres embarazadas. Otros estudios constatan un mayor número de malformaciones en el feto.

Hay que cambiar los antiguos monitores de tubo de rayos catódicos por pantallas planas para disminuir drásticamente su campo electromagnético o por portátiles.

Actualmente los ordenadores para frecuencias de entre cinco hercios y dos kilohercios generan un campo electromagnético de doscientos nanoteslas; y para frecuencias de entre dos kilohercios y cuatrocientos kilohercios de diez nanoteslas. Asimismo, también se han reducido los campos eléctricos que emiten, aunque no está de más reducirlos mediante una pantalla protectora derivada correctamente a tierra.

Las cargas electrostáticas que acumula el propio aparato pueden causar molestias en los usuarios, con las consecuencias de malestar, falta de concentración o dolores de cabeza, aunque esto se puede paliar derivando el aparato a tierra y aumentando la humedad del aire, si éste es excesivamente seco, o ionizando negativamente el aire.

En cuanto al campo electromagnético, a más distancia de separación entre el monitor, la torre del ordenador y el usuario, menor dosis. Así que si aumentamos unos centímetros más la separación con ambos elementos, el campo se reduce notablemente. La torre hay que tenerla a una distancia prudencial de un metro o meterla en una caja de material apantallado con aleaciones de distintos metales.

Asimismo, el cableado debería estar apantallado.

También hay que considerar que es conveniente no utilizar escritorios metálicos, esto expande y propaga el campo eléctrico, y si es de hierro también puede hacerlo con el campo electromagnético, por lo que es mejor usar mobiliario de madera u otros materiales naturales poco conductores de la electricidad.

## Horno microondas

Este aparato genera un elevado campo electromagnético cuando está en funcionamiento. Aunque siempre hay que evitar exponernos a su radiación de alta frecuencia, los trabajadores de cafeterías o restaurantes están más expuestos que los usuarios domésticos.

Los hornos microondas tienen fugas de microondas, especialmente por las ranuras de la puerta, fenómeno que aumenta progresivamente con el paso del tiempo, con el riesgo que ello supone.

En caso de usarse, es mejor alejarse mientras están en funcionamiento y que haya

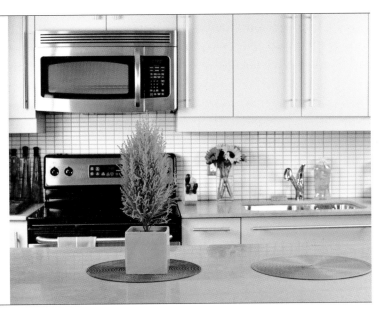

Horno microondas. Este aparato genera un elevado campo electromagnético cuando está en funcionamiento. En caso de usarse, es mejor alejarse mientras funciona.

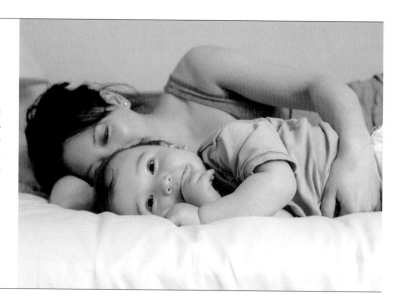

Como medida de precaución deberíamos separar las camas de las paredes sospechosas de generar campos eléctricos, para que su campo no se transmita al cuerpo de la persona mientras duerme.

obstáculos o paredes entre el aparato y el usuario.

En estudios realizados sobre personas expuestas a este tipo de radiaciones, se ha demostrado su incidencia en trastornos fisiológicos del sistema nervioso, así como cefaleas, fatiga, astenia, anorexia, confusión, mareos, temblores e insomnio.

Los microondas operan con una frecuencia de dos mil cuatrocientos cincuenta megahercios, frecuencia que rompe las cadenas de aminoácidos y empobrece los alimentos.

Una forma de comprobar la nocividad de la radiación generada por hornos microondas, ordenadores, televisores y otros focos emisores de campos electromagnéticos, es colocando un recipiente con agua delante del foco emisor de radiación y, posteriormente, regar las plantas recién germinadas con dicha agua. Comprobaremos que las plantas regadas de este modo mueren o tienen un desarrollo inferior a las tratadas con agua común.

## La instalación eléctrica

Muchas de las actuales instalaciones eléctricas producen campos eléctricos o electromagnéticos. Los campos eléctricos procedentes del cableado interior de las paredes pueden transmitirse al organismo por contacto directo, o bien a través de la estructura de una cama o de una mesa.

Las instalaciones eléctricas a pesar de estar en el interior de las paredes pueden crear campos eléctricos y electromagnéticos que afecten en el exterior a las zonas de estancia.

Dependiendo de su intensidad, puede producir un efecto notable sobre el ritmo cerebral y acarrear importantes trastornos, especialmente en las personas que duermen en camas adosadas a paredes con pérdidas eléctricas: insomnio, cansancio, malestar y dolores de cabeza entre otras alteraciones fisiológicas.

Hay distintas soluciones: cables apantallados, desconectadores, pinturas conductoras, derivación a tierra de la instalación eléctrica, eliminar los cables por detrás de la cabecera de la cama, etc.

Como medida de precaución deberíamos separar las camas de las paredes sospechosas de generar campos eléctricos, en algunos casos hasta más de un metro, para que su campo no se transmita al cuerpo de la persona mientras duerme.

Otra solución contra la contaminación electromagnética provocada por la propia instalación es un desconectador para la red eléctrica, que corta la corriente cuando no hay consumo y la vuelve a conectar automáticamente cuando se precisa mayor flujo de corriente. Es especialmente útil durante la noche.

Asimismo, hay que separar de las zonas de estancia el cuadro de luces y sus correspondientes interruptores automáticos, ya que pueden generar fuertes campos electromagnéticos que llegan a afectar a más de un metro a su alrededor.

Hay que evitar estar rodeado o cerca de muchos cables, como suele suceder junto a los ordenadores. En estos casos, podemos usar cables prolongadores y multienchufes apantallados especiales para ordenadores, impresoras y muchos otros aparatos.

## La toma de tierra

La toma de tierra es un apartado importante en un edificio desde un aspecto puramente técnico, así como biológico, a la cual no se le suele prestar excesiva atención. Una instalación eléctrica sin una correcta conexión a tierra puede ser partícipe de los problemas derivados a causa de los campos eléctricos en el interior del edificio. De hecho, uno de los problemas más comunes proviene de una toma de tierra defectuosa o inexistente.

La eficacia de una toma de tierra depende, en gran medida, del tipo de terreno. En caso de que sea poco conductor de la electricidad, se pueden emplear métodos de mejora, caso de la humectación del terreno o el añadido de sales, geles o abonos electrolíticos.

Es conveniente verificar la resistencia de la toma de tierra cada uno o dos años, según el tipo de terreno, ya que con el paso del tiempo pueden ir perdiendo eficacia por procesos químicos en el terreno, debiendo mantener unos valores óptimos no superiores a siete ohmios.

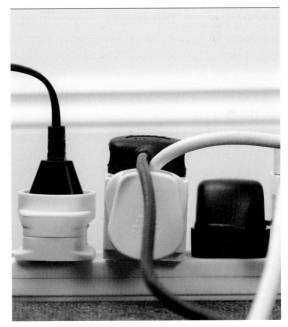

Para evitar estar rodeado o cerca de muchos cables, podemos usar cables prolongadores y multienchufes apantallados.

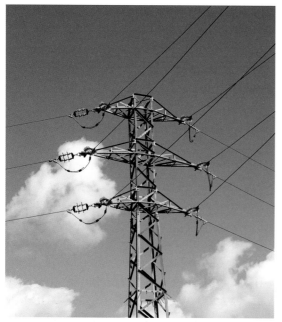

Hay multitud de estudios que indican la clara relación entre vivir cerca de líneas de alta tensión y un riesgo mayor de padecer determinadas enfermedades.

Además de la instalación eléctrica, hay otras estructuras que deberíamos conectar a tierra:

- Estructuras metálicas de la edificación.
- Pararrayos.
- Antenas de televisión, radio, etc.
- Frigoríficos, lavadoras, lavavajillas, termos, calefacciones, etc.

## Líneas eléctricas

Hay multitud de estudios que indican la clara relación entre vivir cerca de líneas de alta tensión y un riesgo mayor de padecer determinadas enfermedades.

Hasta no hace mucho era fácil ver las torres de alta tensión y evitar vivir cerca de ellas, pero actualmente encontramos muchas líneas eléctricas enterradas a lo largo de las aceras junto a los edificios, que afectan con su campo electromagnético a los locales y viviendas situados en los bajos y primeras plantas.

Como norma de precaución hay que alejarse un metro por cada mil voltios de tensión de la línea en muy altas tensiones; es decir, doscientos veinte mil voltios de tensión de la línea supondrían doscientos veinte metros de separación. En tensiones menores hay que separarse al menos cinco metros por cada mil voltios; es decir, si la línea es de veinte mil voltios, el alejamiento sería de cien metros.

Con estas radiaciones de baja frecuencia emitidas por las líneas de alta tensión, no hay más remedio que separarse del foco, ya que aunque se pueden apantallar con materiales ferromagnéticos las compañías no suelen hacerlo, y las líneas de menor voltaje pueden compensar el campo que emiten mediante el trenzado de sus cables.

## Transformadores

Los transformadores de la red eléctrica trabajan con elevadas potencias que afectan a varios metros a su alrededor. Éste es uno de los más graves problemas de la contaminación electromagnética ya que muchas veces se sitúan a poca distancia de las viviendas incluso debajo de ellas a pocos centímetros de los lugares de estancia y descanso. Igualmente, en este caso, hay que separarse del foco, aunque también se podrían apantallar con materiales ferromagnéticos.

En el caso de las bajas frecuencias generadas por las líneas eléctricas o los transformadores, el único límite seguro es la dosis cero; es decir, no estar expuesto a este tipo de radiación electromagnética.

## Teléfonos móviles

Los teléfonos móviles funcionan con frecuencias entre los novecientos y los dos mil setecientos megahercios y generan una elevada contaminación electromagnética. Los últimos modelos que operan en la banda UMTS son aún más peligrosos que los GSM.

Los teléfonos móviles emiten la radiación directamente al aire sin ninguna clase de blindaje, ni protección, y lo más cercano al teléfono es la cabeza del usuario, provocando efectos térmicos y no térmicos.

La exposición a estas radiofrecuencias aumenta la permeabilidad de la barrera hematoencefálica, lo que puede influir en la aparición de enfermedades degenerativas como alzheimer y esclerosis múltiple, trastornos neuronales y nerviosos, alteraciones cerebrales y en el comportamiento, y disminución del número de espermatozoides.

Muchos de los usuarios relatan síntomas muy similares: cansancio, estrés, nerviosismo, cambios de comportamiento, irritabilidad, dolores de cabeza, insomnio, mareos, taquicardias o depresión.

Las microondas digitalizadas de la telefonía tienen efectos supresores en el sistema neurológico, así como en el inmunológico.

La hormona melatonina es segregada durante la noche por la glándula pineal y puede disminuir sus niveles en base a la exposición a campos electromagnéticos. La disminución de la secreción nocturna de esta importante hormona favorece la acción nefasta de los radicales libres y la aparición de tumores.

Distintas investigaciones apuntan que pueden ser responsables de cánceres de piel y de cerebro, etc.

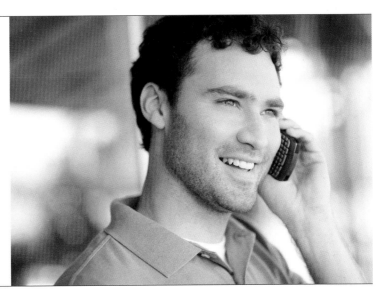

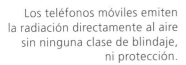
Los teléfonos móviles emiten la radiación directamente al aire sin ninguna clase de blindaje, ni protección.

El porcentaje de muertes por cáncer cerebral entre quienes no utilizan teléfonos móviles es menor. Hay estudios que indican que hablar una media de treinta minutos diarios por un teléfono móvil durante unos diez años eleva a cerca del cincuenta por ciento las probabilidades de desarrollar un glioma, un tumor cerebral que, en estos casos, tiene una mayor tendencia a presentarse en el lóbulo temporal y más grande en los usuarios que utilizaron más el teléfono en el lado de la cabeza donde apareció el tumor.

En distintos estudios se ha comprobado la relación entre el uso del teléfono móvil y un mayor riesgo de desarrollar tumores en el lado de la cabeza utilizados normalmente para hablar por teléfono.

Los móviles generan más contaminación:

- Al efectuar la llamada o en el momento de recibirla.
- Cuando hay baja cobertura, caso de hablar desde un vehículo, interiores de edificios, etc.

- Al enviar o recibir mensajes.
- Al desplazarse el usuario y cambiar de estación base.
- Al ser rastreado el teléfono por la estación base.

Algunas costumbres a evitar en el uso del teléfono móvil:

- No hay que llevarlo cerca del cuerpo (bolsillo, cartera...), ya que al recibir una llamada se genera un fuerte campo, al igual que cíclicamente cuando la antena base rastrea el teléfono. Además en espera el oscilador interno del aparato genera un campo de dos hercios.
- No hablar dentro del coche, un ascensor, un aparcamiento subterráneo o de edificios y lugares con poca cobertura ya que automáticamente el teléfono eleva su potencia.
- No mantengamos el móvil cerca de la cabeza mientras marcamos el número y a la espera de que se establezca la conexión.

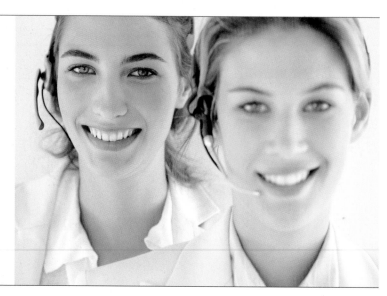

Usar auriculares, especialmente los que usan tecnologías que no propagan las radiofrecuencias por el cableado hasta la cabeza, para que el nivel de radiación caiga drásticamente.

En ese momento el terminal también está emitiendo a plena potencia.

– No hablar por el móvil más de lo imprescindible.

– No prolongar la llamada cuando la comunicación sea deficiente; es entonces cuando el aparato funciona a plena potencia.

– No poner pegatinas que supuestamente eliminan las radiofrecuencias, ya que o bien no funcionan o bien a veces es peor que no poner nada, ya que distorsionan el campo de inducción de la antena y crean zonas de más irradiación.

Medidas paliativas:

– Usar auriculares, especialmente los que usan tecnologías que no propagan las radiofrecuencias por el cableado hasta la cabeza. Basta con alejar el móvil unos centímetros de la cabeza para que el nivel de radiación caiga drásticamente.

– Usar un kit de manos libres: a mayor separación del foco, menor dosis.

– Poner una funda metálica que protege de las radiofrecuencias en la parte del usuario mientras se usa y también cuando está en espera.

– La mejor solución es no usarlo o al menos tenerlo apagado y encenderlo sólo cuando es necesario hacer una llamada. Especialmente las personas sensibles a las radiaciones deberían evitar su uso.

– Los niños no deben usar el teléfono móvil. Son más susceptibles a los efectos negativos de las radiaciones.

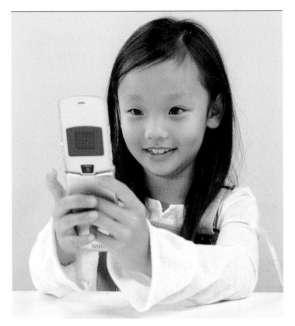

Los niños no deben usar el teléfono móvil. Son más susceptibles a los efectos negativos de las radiaciones.

## Teléfonos inalámbricos

Las bases de los teléfonos inalámbricos que utilizan el sistema DETC emiten radiofrecuencias constantemente. El teléfono en sí no emite este campo electromagnético mientras no se está usando, es la base la que durante veinticuatro horas está activa, como si tuviésemos una antena dentro de nuestra propia casa. Y en realidad es así. Las compañías de telefonía tratan de introducir en las viviendas antenas que mejoren su cobertura. De hecho, ante la oposición vecinal redujeron el tamaño de las antenas, las camuflaron y escondieron, por ejemplo, dentro de falsas chimeneas hechas con materiales especiales que permiten que las microondas los traspasen sin apenas resistencia. Ahora, las antenas de telefonía van a entrar en las viviendas y lugares de trabajo a través de la implantación de femtoceldas, pequeñas antenas que ahorrarán mucho dinero en infraestructuras a las compañías, así como problemas con los vecinos que, bien informados, no desean estar sometidos a las radiaciones que generan las antenas de telefonía, y todo ello con la excusa de mejorar la cobertura y disfrazado de un sistema de acceso wifi. Otra opción que se está barajando es que cada móvil haga la función de antena repetidora y proporcione cobertura a otros usuarios.

La radiación que emiten los inalámbricos es muy elevada, más de 0,1 microvatio por centímetro cuadrado en la estancia en donde se encuentre.

Es mejor sustituirlos por otros que no usen este sistema. La mejor opción son los teléfonos convencionales. Los mejores teléfonos son los que van a la red, incluso se puede usar el sistema manos libres para reducir el efecto de los imanes que llevan los auriculares.

En este mismo ámbito, encontramos los avisadores vigila bebé que se ponen cerca de los recién nacidos para oír cuándo lloran. Estos aparatos están emitiendo continuamente radiofrecuencias con el agravante de la mayor sensibilidad de los bebés y de su constitución aún en desarrollo incipiente.

## Antenas de telefonía

Las antenas de telefonía transmiten actualmente en las bandas 900, 1.800, 1.900, 2.100 y 2.600 megahercios, y su potencia varía dependiendo del número de móviles que estén operativos en ese momento. Las dos primeras frecuencias operan en GSM y las demás en UMTS. Aunque todas estas frecuencias son de alto riesgo, hay que considerar que cerca de las antenas UMTS y en su línea principal de emisión se crea una zona de mayor contaminación electromagnética. También hay que considerar que además de la potencia de las antenas, el efecto dañino de estas radiaciones puede estar vinculado con la modulación de frecuencia que se usa en GSM a doscientos diecisiete hercios y a unos ocho hercios.

La red de antenas de telefonía se ha ido expandiendo exponencialmente en los últimos años. Las radiofrecuencias que emiten las antenas de telefonía móvil son muy problemáticas ya que afectan al sistema vegetativo, a la presión arterial y a los ritmos del sueño.

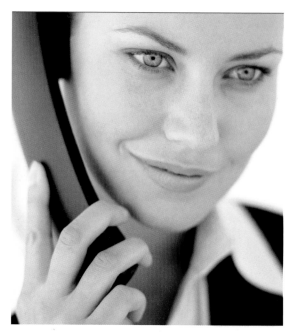

La radiación que emiten los inalámbricos es muy elevada. Es mejor sustituir los que usan el sistema DETC por otros que no empleen este sistema.

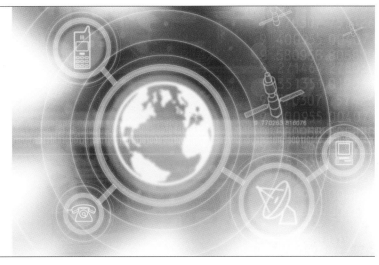

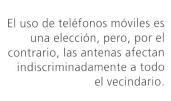

El uso de teléfonos móviles es una elección, pero, por el contrario, las antenas afectan indiscriminadamente a todo el vecindario.

El uso de teléfonos móviles es una elección, pero, por el contrario, las antenas afectan indiscriminadamente a todo el vecindario.

El riesgo al que pueden verse sometidos los vecinos podría minimizarse con proyectos, entre otros sistemas, de comunicación vía satélite, lo que reduciría la incidencia de la radiación.

Además de las grandes antenas que podemos ver en lo alto de muchos edificios, ante la oposición de muchas comunidades de vecinos a instalar antenas de telefonía móvil en sus tejados, las operadoras de telecomunicaciones están instalando picoantenas, pequeñas antenas mimetizadas en las fachadas de los edificios a la altura de la calle, incluso escondidas dentro de los rótulos luminosos de locales comerciales.

Actualmente, las dosis recomendadas como valores límite son el 0,1 microvatio por centímetro cuadrado en zonas de tránsito y 0,01 en exposiciones prolongadas: dormitorio, estudio o trabajo, salvo en personas sensibles que deberán reducir estas dosis o incluso eliminarlas totalmente de su entorno habitual. Hay que advertir que el número de personas sensibles aumenta exponencialmente y que prácticamente la mayoría de las personas nos podemos considerar sensibles a los campos electromagnéticos, con lo que no habría una dosis límite por debajo de la cual podríamos estar seguros.

En el caso de edificios muy afectados o de personas muy sensibles se pueden utilizar pinturas con partículas metálicas, telas con filamentos de metal o mosquiteras asimismo de metal que restringen el paso de estas radiaciones por las paredes y especialmente a través de las ventanas, las zonas de mayor penetración.

## Wifi

Hay distintos estudios que relacionan el fracaso escolar con la contaminación por radiofrecuencias causada por los sistemas wifi en las escuelas.

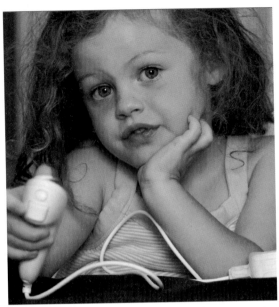

Las consolas de nueva generación llevan mandos inalámbricos y son emisoras de fuertes radiaciones electromagnéticas.

El sistema wimax es similar al wifi, pero con una frecuencia más elevada y con mayor alcance.

Para proteger a las personas expuestas, especialmente a los niños, habría que eliminar la conexión inalámbrica wifi o wifi-wimax e instalar accesos a internet, mediante red ethernet en las aulas.

Además de los aspectos sanitarios, la calidad y cantidad de datos del cable frente a las ondas es de mucha más calidad, debido a que las ondas, en el caso del cable, no se interfieren entre sí.

Hay que evitar tener el ordenador portátil con sistema wifi junto a nosotros y encima de las piernas, ya que se expone la zona genital a dosis muy elevadas de campos electromagnéticos. Para evitarlo, podemos desactivar la antena wlan y usar un cable ADSL apantallado.

La única alternativa segura a estos sistemas de emisión por antenas es la sustitución por cable.

## Consolas

Las consolas de nueva generación, como Xbox 360, Nintendo wii, Playstation 3, llevan mandos inalámbricos y son emisoras de fuertes radiaciones electromagnéticas de 2.400 megahercios.

La consola de Sony Playstation 3 tiene la opción de conectar el cable USB al mando y por tanto de eliminar estas innecesarias radiaciones tanto del mando como de la consola, si no hay otros mandos inalámbricos. Es muy importante que los usuarios, especialmente los niños, usen la conexión por cable.

También habría que limitar el uso de auriculares bluetooth, ya que emiten radiaciones electromagnéticas a una frecuencia de dos mil cuatrocientos megahercios en una zona tan sensible como es el cerebro. Los cascos de la PS2 con cable son menos perjudiciales.

Deberíamos deshabilitar el wlan desde el menú de la consola, para eliminar radiaciones en el medio ambiente a un metro a su alrededor aunque nadie esté conectado.

## Radares

Los radares emiten la radiación de forma muy direccional. Operan con frecuencias que van desde los dos mil megahercios hasta los nueve mil megahercios e incluso más.

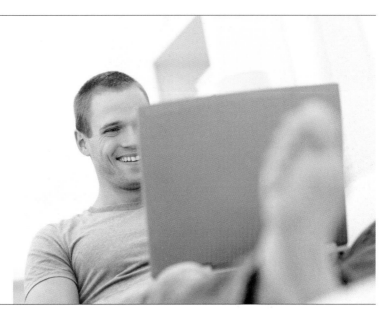

Hay que evitar tener el ordenador portátil con sistema wifi junto a nosotros y encima de las piernas, ya que se expone la zona genital a dosis muy elevadas de campos electromagnéticos.

Su potencia de emisión hace que la contaminación electromagnética abarque zonas muy extensas.

Como primera valoración podemos establecer, al igual que con muchas antenas de telefonía, que si desde nuestra casa estamos viendo el radar es probable que nos esté afectando.

Para paliar esta contaminación por radiofrecuencias se pueden usar pinturas con partículas metálicas, cortinas con filamentos de metal, mallas de metal y planchas de cobre o de aluminio.

Para más información:
www.contaminacionelectromagnetica.org

### Contaminación radiactiva

Nuestro medio ambiente presenta un fondo de radiactividad natural producida por elementos radiactivos presentes en la naturaleza, más los rayos cósmicos. Nuestro propio cuerpo contiene elementos radiactivos: potasio-40, carbono-14 y tritio, y trazas de radio, plomo y uranio.

Recibimos radiactividad por el hecho de vivir junto al mar o en la montaña. De la propia tierra que pisamos recibimos una importante dosis de radiactividad. El propio terreno es el foco radiactivo más importante en cuanto a las dosis que recibimos, aunque sus valores varían según la naturaleza mineralógica del terreno y la altura, entre un treinta y más del cincuenta por ciento del total que recibimos, y la radiación cósmica supone una dosis entre el diez y el quince por ciento.

El gas radón participa en la dosis total que recibimos en cerca de la mitad. El restante porcentaje procede de radiografías, radioterapias, exploraciones con marcadores radiactivos, lluvia radiactiva originada por pruebas nucleares, centrales nucleares, detectores de humos, fuentes luminosas (relojes...), televisión, viajes aéreos y tabaco.

Entre un diez y un quince por ciento de

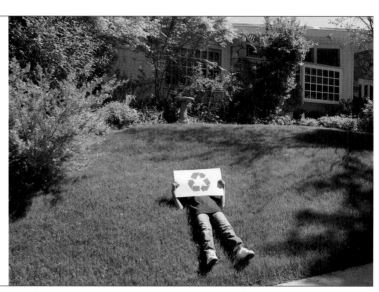

Hay que reducir y no aumentar la radiación ambiental en el interior de los edificios.

nuestra dosis radiactiva procede de lo que comemos. Los tubérculos contienen más radiactividad que los vegetales de crecimiento aéreo. El marisco es el alimento que mayor radiación genera, un cincuenta por ciento más que la media de la alimentación.

A estas dosis hay que añadir las que proceden de los materiales de construcción.

*Niveles de radiactividad en los materiales*
Los isótopos radiactivos que encontramos en los materiales de construcción son principalmente los de uranio, el torio y el potasio-40.

Entre los efectos biológicos, la radiactividad puede producir cataratas en los ojos, reducir la fertilidad, acelerar el proceso de envejecimiento, ocasionar roturas en el ADN y producir iones y radicales libres. Aunque afecta a todo el organismo los tejidos más vulnerables son la médula ósea, la mama y la glándula tiroides, y en el caso del gas radón los pulmones.

Antes de decidir los materiales que se van a emplear en un edificio es aconsejable estudiar sus niveles de radiactividad para saber a qué dosis de radiación vamos a estar sometidos.

Hay que reducir y no aumentar la radiación ambiental en el interior de los edificios. Daremos algunos valores radiactivos a título orientativo, ya que según su composición exacta, su procedencia, etc., pueden variar ostensiblemente.

Hay hormigones y cementos de baja radiactividad y otros con valores veinte veces más elevados, especialmente los que llevan añadidos, escorias o cenizas industriales. Las cenizas procedentes de la combustión de carbón en centrales térmicas o acerías pueden contener uranio, torio y radio, y las escorias que se obtienen en la fabricación de aluminio, óxidos de titanio, silicio y hierro. Todo ello, en ocasiones, acaba siendo agregado a materiales de construcción, con lo que en el interior de los edificios pueden producirse niveles elevados de radiactividad y emanación de gas radón.

El cemento, arcilla y rocas graníticas pueden provocar dosis significativas en el interior de los edificios, que, dependiendo del tipo y del lugar de la construcción, pueden llegar a ser un veinticinco por ciento del total.

Los edificios construidos en granito pueden presentar, según su procedencia, elevados niveles de radiactividad, que puede llegar a añadir cien milirem/año a la dosis media, más del doble que los edificios más convencionales de ladrillo y hormigón. Los granitos tienen una amplia variación de emisión radiactiva. Los que más radiactividad emiten son los que incluyen en su composición cristales de feldespato potásico.

La piedra pómez y el zirconio también presentan elevados niveles de radiactividad.

Los carbones emiten una dosis similar a la media de la corteza terrestre. Entre ellos,

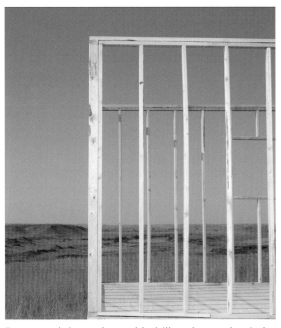

En general, la madera, el ladrillo, el yeso, la piedra arenisca, la creta, la piedra calcárea y la caliza suelen tener un bajo nivel radiactivo.

los lignitos suelen ser una excepción, debido a su alto contenido de uranio.

La pizarra, dependiendo de su origen, puede llegar a emitir elevados valores radiactivos. Por ejemplo, la pizarra extremeña supone una dosis del doble de la dosis media mundial.

También los materiales usados en decoración de interiores pueden ser importantes focos radiactivos, como es el caso de los materiales cerámicos que usan sales de uranio para darles color.

Los ladrillos de arcillas rojas tienen en su gama más radiactiva unos valores superiores a los ladrillos de arenas arcillosas, y ambos son recomendables en su composición menos radiactiva.

El yeso natural suele presentar índices radiactivos bajos, al contrario del fosfoyeso o yeso sintético.

Las serpentinitas, también conocidas como mármol verde, no emiten prácticamente radiación, y si se usaran más como material de construcción ayudarían a reducir el nivel de radiación en el interior de las casas, al sustituir a otros materiales más radiactivos.

En general, la madera, el ladrillo, el yeso, la piedra arenisca, la creta, la piedra calcárea y la caliza, siempre que sean naturales y sin mezclas y añadidos radiactivos, suelen tener un bajo nivel radiactivo.

También hay que ver el entorno en que vivimos, ya que la quema de gas natural y de carbón, la fabricación de fertilizantes con fosfatos y la generación de escorias en altos hornos genera una gran cantidad de gas radón.

Las aguas subterráneas transportan radón en mucha mayor concentración que los ríos o el mar. En general, el agua, especialmente el agua templada o caliente, transporta radón. Por ello, en el cuarto de baño las concentraciones de radón son tres veces más elevadas que en las cocinas y cuarenta más que en el cuarto de estar. Tras una ducha de agua caliente o templada los niveles de radón se disparan, por lo que es importante que se ventile para que se disperse lo más rápidamente posible. Cinco minutos de ducha precisan de más de una hora hasta que los valores de radón se normalizan. La mejor ventilación para un baño es la directa; es decir, a través de una ventana que dé al exterior.

El agua de un pozo situado en un terreno rico en uranio puede llevar una dosis miles de veces mayor que la media. Es mejor no beber estas aguas radiactivas o inhalar gas

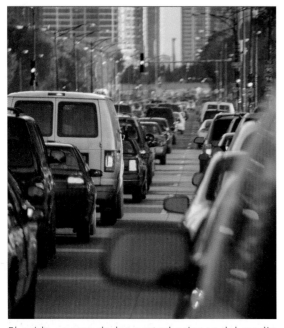

El ruido es una de las perturbaciones del medio ambiente que más altera el equilibrio físico y psíquico de las personas que lo sufren.

radón, aunque haya supuestas terapias que lo sugieran.

Se calcula que fumar un paquete y medio diario supone una dosis de ocho mil milirem/año. La causa de una dosis tan elevada radica en que se deposita en un volumen pequeño de tejido, como es el pulmonar.

Algunos consejos para reducir el radón:

Una buena ventilación cruzada, que permita una rápida y eficaz aireación.

- Instalación de extractores adecuados y respiraderos en las dependencias con poca aireación que puedan realizar una rápida renovación del aire.
- El baño es la dependencia que debe tener la mejor ventilación, cuando generalmente es justo lo contrario.
- Tener las ventanas abiertas, siempre que ello sea posible: ventilar, aunque no exista el problema del gas radón, es más sano.
- Colocar cámaras de aire debajo del edificio, incluso, si es necesario, manteniendo un sistema de ventilación permanente en ellas.
- Sellar los cimientos y tapar todas las grietas de los suelos, al igual que alrededor de las entradas de tuberías y cables eléctricos.
- Instalar filtros para el agua potable. Ciertos modelos reducen la cantidad de radón.
- Limitar o eliminar los materiales susceptibles de generar gas radón.

### El ruido

El ruido es una de las perturbaciones del medio ambiente que más altera el equilibrio físico y psíquico de las personas que lo sufren.

En los últimos años se han incrementado de manera notable los niveles de contaminación acústica especialmente en las ciudades, lo que supone un grave deterioro del bienestar y de la salud, tanto física como psíquica, de los habitantes de las urbes.

Fuentes emisoras de ruido:

– Vehículos.
– Tráfico aéreo.
– Ferrocarril.
– Industrias.
– Construcción.
– Centros de esparcimiento (discotecas, bares).
– Vecinos.
– Otras fuentes emisoras de sonido son los sistemas de aire acondicionado, los transformadores de las compañías eléctricas, los talleres, las sirenas de urgencias y las alarmas de coches y locales.

### Salud y ruido

Como primeras manifestaciones orgánicas del ruido tenemos: inflamaciones del oído interno, dificultad para conciliar el sueño y despertar involuntario frecuente, alteraciones del sistema nervioso, reducción de la capacidad de respuesta ante enfermedades, alteraciones psíquicas, dolores de cabeza, pérdida de apetito, tensión muscular, fatiga, estrés, hipertensión, problemas cardiovasculares y alteraciones pulmonares, y un aumento en la secreción de adrenalina, que conduce a una hiperexcitación y crea comportamientos anormales en las personas afectadas.

Su efecto sobre el sistema cardiovascular es evidente: se acelera el ritmo cardiaco,

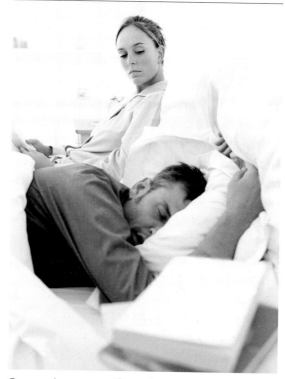

Como primeras manifestaciones orgánicas del ruido tenemos: inflamaciones del oído interno, dificultad para conciliar el sueño, fatiga, estrés, etc...

aumenta la presión arterial y se altera el sistema respiratorio.

La capacidad auditiva de los habitantes de las grandes ciudades disminuye comparando con aquellas que viven en el campo, y las lesiones cardiacas y el infarto de miocardio aumentan en personas expuestas a ambientes ruidosos en comparación con otras que viven en ambientes tranquilos.

Ya en niveles relativamente bajos de presión acústica, unos setenta decibelios, aumenta el flujo de la sangre al cerebro, y se comprueban modificaciones en el electroencefalograma aun en exposiciones breves, así como cambios en la resistencia eléctrica de la piel y en la tensión muscular.

## Medidas preventivas

La intensidad del ruido va disminuyendo conforme aumentamos la distancia entre el foco emisor y el receptor, aunque también depende del carácter del origen sonoro, de su posición, de los obstáculos existentes, e incluso del clima y de las peculiaridades del terreno.

Los ruidos pueden transmitirse de dos formas: a partir del aire, atravesando los obstáculos y perdiendo progresivamente intensidad, y a través de la materia. Estos últimos se producen al caminar, por caídas de objetos, por máquinas, tuberías, etc.

Hay dos vías de control para cada forma de transmisión del sonido; aislar mediante barreras, para el primer caso, o utilizar materiales que favorezcan la absorción, para el segundo. Los ruidos y vibraciones

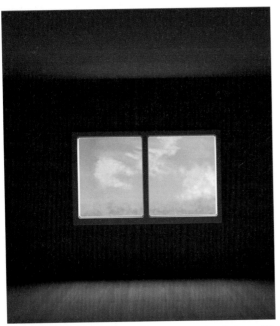

Conseguir amortiguar el ruido en el interior de los edificios se puede lograr gracias a la insonorización de las paredes, incluso de los techos y suelos

provocados por aparatos y electrodomésticos (frigorífico, lavadora, lavavajillas, aire acondicionado) se pueden reducir separándolos de las paredes. Otra solución, al igual que se hace con la maquinaria industrial, consiste en instalarlos sobre materiales antivibratorios (corcho, caucho, fieltro, plástico, goma, etc.).

Los ruidos provocados por la batidora, el aspirador, el secador, etc., son más difíciles de reducir, si no es limitando su uso; sin embargo, el control en el proceso de fabricación de sus componentes, y un diseño más respetuoso con el bienestar y la salud de los usuarios, contribuirían a la eliminación de uno de los riesgos electromagnéticos y acústicos más significativos dentro de las viviendas.

El ruido que llega a través del aire, como el ruido del tráfico, se puede aislar mediante materiales pesados y gruesos, así como con un mejor acristalamiento.

Las construcciones tradicionales mitigan los ruidos y sonidos desagradables, procedentes del exterior o incluso del interior de la vivienda, al contrario que en los edificios de hormigón, en los cuales los ruidos por impacto se trasladan con facilidad afectando a grandes áreas. Los materiales como el hormigón o el plástico no amortiguan el sonido, sino que lo reflejan, tal como sucede al andar con tacones sobre un piso. Este tipo de ruido se amortigua al emplear materiales absorbentes como la madera, el corcho, las moquetas y las alfombras, que se usan contra el ruido provocado por transmisión a través de un material.

Las zonas ajardinadas, correctamente concebidas y distribuidas, pueden ayudar a rebajar los niveles de contaminación acústica, al tiempo que atenúan la polución atmosférica de las ciudades.

Las propias instalaciones del edificio pueden ser focos de ruido. Las vibraciones de las tuberías se pueden impedir fijándolas correctamente con materiales elásticos, y limitando los trayectos del agua mediante manguitos flexibles. La misma solución se puede emplear para reducir los ruidos provocados por una presión excesiva.

Conseguir amortiguar el ruido en el interior de los edificios se puede lograr gracias a la insonorización de las paredes, incluso de los techos y suelos, cuando el problema lo requiere. Se puede rellenar la cámara de los muros exteriores con material aislante. Cuando no existe cámara, se puede levantar otra pared suplementaria dejando un espacio de separación que sirva de cámara. La amortiguación hay que realizarla sobre todo en las fachadas o en los puntos orientados hacia el lugar de donde proviene el ruido. El acristalamiento en las ventanas es una de las medidas más importantes en el aislamiento acústico, ya que son el punto más débil para la penetración del ruido exterior. Una ventana cerrada con un acristalamiento de tres milímetros de espesor rebaja el ruido en quince decibelios, mientras que un acristalamiento con cristales dobles de cinco y diez milímetros, respectivamente, reduce hasta treinta y cinco decibelios.

### Reproductores personales de música

Por otra parte, están los daños irreparables en la capacidad auditiva causados por los reproductores de música y los teléfonos móviles que usan niveles acústicos elevados.

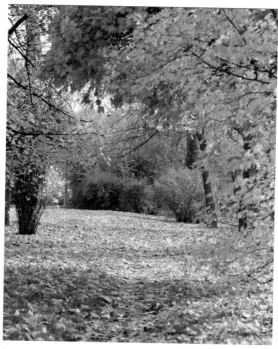

Las zonas ajardinadas, correctamente concebidas y distribuidas, pueden ayudar a rebajar los niveles de contaminación acústica, al tiempo que atenúan la polución atmosférica de las ciudades.

La norma europea limita a cien decibelios el nivel de ruido de los reproductores de música personal. Pero estos elevados niveles mantenidos al cabo del tiempo pueden causar un grave daño auditivo. La solución radica en la reducción del nivel sonoro y en la duración de la exposición.

El Comité Científico de la Unión Europea señala que los usuarios de estos sistemas de reproducción de música no deben usarlos más de cinco horas a la semana a un volumen que no supere los ochenta y nueve decibelios, ya que si no estarían superando los límites de ruido autorizados actualmente en los lugares de trabajo. Una exposición mayor puede causar pérdida auditiva permanente después de cinco años.

# CAPÍTULO 12

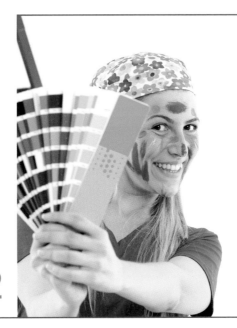

## El color

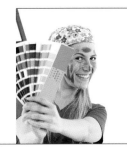

# CAPÍTULO 12

## El color

## Los colores

Unos colores nos atraen y otros nos causan un cierto rechazo. En ocasiones, elegimos usar ciertos colores y en otras, los evitamos. Cada color comunica una energía distintiva que irradia a su alrededor, favoreciendo determinadas actitudes e inhibiendo otras.

Los colores ejercen un notable efecto en la respuesta orgánica y emocional, y, por tanto, sobre nuestra calidad de vida. La cromoterapia actúa contribuyendo a mejorar el entorno para facilitar ciertas respuestas del organismo en la busca de la armonía interior.

## Los colores en la vivienda

Los colores no deben considerarse de forma aislada, sino en un conjunto cromático, pues, por ejemplo, el rojo es más intenso junto al verde, y el amarillo junto al azul. Hay colores cálidos (rojo, naranja...) y fríos (azul, verde...), y hay uniones muy potentes entre los llamados opuestos o complementarios:

– Amarillo y azul ultramar.
– Naranja y azul turquesa.
– Rojo y verde esmeralda.
– Violeta y verde vegetal.

Cada dependencia necesita su propio color en base al destino que le vayamos a dar y a su orientación. La orientación norte, que es más fría y oscura, precisa de colores más dinámicos y alegres; y la orientación sur, que es más calurosa y luminosa, debería ir en tonos más fríos y mitigados, pero, en general, lo que más debe influir en la decisión es la actividad que en cada dependencia se va a desarrollar:

– Pasillo: colores suaves.
– Cocina: colores cálidos y fríos.
– Comedor: colores cálidos y fríos.
– Aseo: colores suaves.
– Sala de estar: colores cálidos.
– Dormitorio: colores fríos y pastel.

## Espacio, luz y color

Los tonos rojos son estimulantes de los sentidos; hay que tener cuidado con su uso en grandes superficies y generalmente es mejor que el color rojo figure en detalles y elementos decorativos más que en todas las paredes de una dependencia, ya que puede resultar agobiante.

La iluminación roja aumenta la vitalidad, por lo que puede usarse como estímulo así como para incitar la pasión, lo que explica su uso como excitante sexual. Es, junto a la luz y el color azul, la de efectos más potentes. Por ello, a pesar de sus indudables cualidades, el rojo debe ser utilizado con precaución y siguiendo unas pautas determinadas para cada caso y ocasión.

El violeta es un color difícil para trabajar en la decoración de interiores, ya que las combinaciones que crea el violeta o el púrpura pueden ser delicadas, ricas o, inadecuadamente dosificadas, llegan a la vulgaridad. Se puede utilizar en lugares que precisen de gran solemnidad o dignidad como centros de curación, oración o culto, pues favorece los estados espirituales y es adecuado para salas de meditación.

El gris utilizado en demasía es un color negativo, ya que puede favorecer la apatía y la depresión; crea ambientes fríos y desnaturalizados, pero en algunos casos puede servir como contraste de otros colores para resaltarlos o para armonizarlos. A pesar de que se relaciona con la confusión, también simboliza la inteligencia.

El color negro absorbe la luz. Una superficie negra absorbe ciertas longitudes de onda de las radiaciones electromagnéticas, impidiendo que se difundan hacia otras superficies menos absorbentes.

Corresponde a la ausencia total de radiación luminosa. Vemos de color negro los cuerpos que, al no incidir en ellos iluminación exterior, no emiten ninguna radiación correspondiente a la zona del espectro visible de la luz y, asimismo, los cuerpos que, aun estando iluminados, absorben todas las radiaciones visibles.

En decoración debe usarse con prudencia, mejor como realce o contraste con toques negros no muy abundantes y en elementos

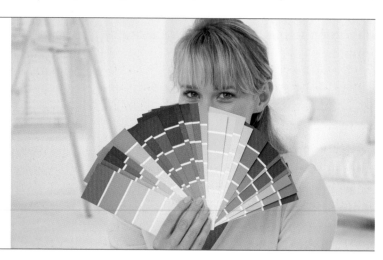

Los colores ejercen un notable efecto en la respuesta orgánica y emocional, y, por tanto, sobre nuestra calidad de vida. La cromoterapia actúa contribuyendo a mejorar el entorno para facilitar la armonía interior.

decorativos o mobiliario, aunque en salas destinadas al recogimiento y la meditación sí puede ser recomendable.

El blanco es luz total: una superficie blanca refleja casi toda la luz incidente. Las superficies exteriores pintadas de blanco reflejan buena parte de las radiaciones, prueba de ello es la menor penetración de la radiación calórica en el interior de los edificios pintados de blanco.

Un lugar totalmente blanco puede provocar sensación de pánico y de rechazo, lo mismo que si fuese en negro. Posiblemente ésta sea una de las causas del rechazo de la gente a los hospitales. Por ello, no es conveniente utilizar el blanco en demasía en interiores. Si pintamos las paredes en blanco habrá que colocar cuadros, plantas, ventanales, etc., que rompan la monotonía que produce; es frío, puro y limpio.

Tanto el blanco como el negro son colores poderosos, considerados desde tiempos inmemoriales como sagrados. Son los símbolos del principio y del fin, del renacer y de la muerte como paso a la vida.

## La cocina

Si nos gusta el color blanco para la cocina hay que saber que es importante combinarlo con otros que sean más cálidos e intensos, aunque sin llegar a los colores demasiado vivos y fuertes, caso del rojo. Es mejor, si las paredes son blancas, que los muebles sean de tonos cremosos; y en caso de que las paredes sean de color crema, el mobiliario puede ser blanco.

El blanco es un color que provoca que seamos más ordenados y limpios, pero es un color apático y desvitalizador si predomina demasiado.

Lo que sí debemos evitar es que las baldosas de las paredes, de la cocina, del baño o de cualquier otra dependencia, tengan contraste de colores, como, por ejemplo, blanco y rojo o blanco y negro. Los colores opuestos producen confusión y cansancio ocular, y, por tanto, fatiga generalizada.

Un color muy favorable en la cocina es el naranja. Los tonos anaranjados dan energía, estimulan el apetito y son muy adecuados para cocinas y comedores. Además de pintar alguna pared de la cocina de este color, podemos usarlo en detalles decorativos o en la propia alimentación. Hay muchas frutas y verduras de color naranja: naranjas, mandarinas, zanahorias, calabazas, mangos

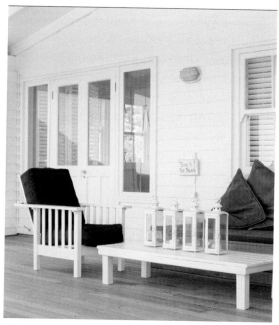

El blanco es luz total. Las superficies exteriores pintadas de blanco reflejan buena parte de las radiaciones.

y muchas más que hacen que el naranja sea un color vinculado a la alimentación sana y natural.

También la gama de los amarillos está indicada en la cocina. Algunos detalles de este color dan alegría y luminosidad. Muchas frutas, como el plátano, el limón o las ciruelas, pueden dar ese toque de color en una fuente repleta de sabrosas frutas y verduras.

En general, en la cocina, una combinación de tonos claros, luminosos y suaves es lo más adecuado, junto a una iluminación cálida.

## El dormitorio

El dormitorio es la dependencia más personal de la vivienda y donde más se refleja nuestra personalidad más íntima.

En el ambiente cromático del dormitorio, los colores más adecuados son los suaves y relajantes, como son los crema y los fríos, especialmente en casos de personas nerviosas o impacientes. En caso de ser apáticas, lo mejor es introducir colores más cálidos, como son los terrosos.

Los colores anaranjados-terrosos son favorables en las habitaciones de personas apáticas o depresivas, dado su carácter estimulante físico y psíquico.

Los blancos y ocres son apropiados en los dormitorios de los jóvenes, aunque combinados con colores más vivos.

Los azules son relajantes del sistema nervioso y, en general, son favorables para los dormitorios. Un entorno azul ejerce un efecto calmante, una influencia relajante frente a los estímulos estresantes del día a día.

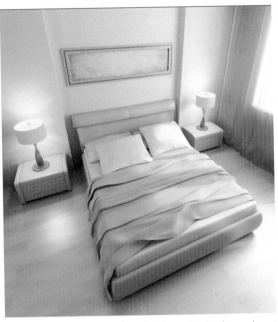

En el ambiente cromático del dormitorio, los colores más adecuados son los suaves y relajantes.

Su gama abarca desde el alegre azul del cielo en verano hasta los más oscuros y melancólicos. El azul marino es el color del silencio, evocador de la calma, la paz, la tranquilidad, así como de la melancolía; es el más cálido de los colores fríos, y las personas que lo prefieren reflejan la necesidad de sentirse seguros. El azul celeste, al contrario, es un color discreto, etéreo, da sensación de espacio, pero, en ocasiones, puede resultar insulso o frígido.

La luz azul crea el clima adecuado para facilitar el sueño, siendo un buen aliado contra el insomnio. Al reducir las ondas cerebrales, facilita los estados de relajación y meditación, ya que relaja la mente y el cuerpo al disminuir la presión sanguínea y mental, el ritmo cardiaco y la actividad muscular. Por ello, es un color apropiado para los dormitorios, lugares de descanso o de recogimiento y meditación. Sin embargo, en zonas de recreo, relación social o de conversación no está recomendado, ya que predispone a la introspección.

El color verde es de fácil percepción, y significa estabilidad y seguridad. En decoración debe usarse con sumo cuidado, ya que un exceso de verde da la sensación de frialdad y vacío, por lo que no se recomienda para pintar paredes en caso de no combinarlo con objetos (cuadros, lámparas) o muebles (estanterías, repisas) de otros colores complementarios. El color verde puede ser relajante y beneficioso para el sistema nervioso y está recomendado para las salas de descanso, pero en dosis no excesivas, ya que, a la vez, es irritante y crea tensión si predomina en un conjunto cromático.

El amarillo es el más reflectante de todos los colores, da la sensación de avanzar; otros colores son visualmente estáticos o incluso retroceden, pero, sin embargo, el amarillo destaca dando la sensación de acercamiento. Es el único de los colores que, a mayor saturación, resulta más claro, ya que los demás, cuanto más saturados están, más oscuros se presentan. Es el color más luminoso y brillante, el que se percibe más rápidamente, incluso en la penumbra. Es un color mental y creativo que, adecuadamente combinado con su color complementario, el violeta, o incluso con el azul, está recomendado para salas de estudio, pues predispone a la concentración.

La gama de los verdes es antiséptica, fría, y también es adecuada para zonas de estudio.

## Sala de estudio

Los colores amarillos tienen una elevada energía y estimulan el sistema nervioso. Los tonos pastel, ocres y terrosos nos conectan con la tierra y el crecimiento.

## Sala de estar

El color naranja, dado su carácter estimulante físico y psíquico, es recomendable en salas hospitalarias, tan necesitadas de estímulos positivos.

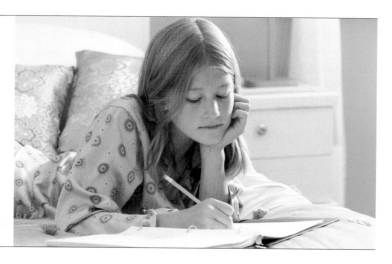

En la sala de estudio, los tonos pastel, ocres y terrosos nos conectan con la tierra y el crecimiento.

La gama de las tonalidades terrosas es muy indicada para crear ambientes armónicos y compensados, recomendables para el hogar, ya que no polarizan a la mayoría de las personas en ningún sentido, permitiendo, por tanto, su expresión natural. Por ello, son los tonos más adecuados en salas donde se reúnen distintas personas. Psicológicamente, el pardo está unido a la sensación de bienestar y seguridad.

El naranja se complementa con el azul. Ésta es una de las combinaciones más favorables y equilibradas para la mayoría de las personas, pues crea un ambiente armónico y relajante al tiempo que estimulante en el hábitat. Está especialmente indicado para salas donde se precise la comunicación o la creatividad, ya que es el color de la sociabilidad por excelencia, aunque no debe utilizarse en demasía para no llegar a exacerbar.

El índigo es un color azul oscuro, favorable a la espiritualidad y al misterio, recomendado en salas destinadas a la contemplación interior.

## El baño

El cuarto de baño viene marcado por el color que elijamos para el suelo. Si es claro, los sanitarios, accesorios, paredes, armarios y puertas deberían ser de tonos crema y pastel, con los detalles y accesorios en tonos más intensos. En cambio, si el suelo es oscuro, los sanitarios pueden ser blancos, y las paredes, armarios y puertas, en tonos más vivos, como el amarillo.

Al ser generalmente un espacio bastante reducido, no conviene recargarlo con colores intensos u oscuros. Tonos tenues, claros y asépticos son los más adecuados.

## El color en la ropa

El color que elegimos para vestirnos se relaciona estrechamente con nuestro mundo interior: nuestros deseos y temores se ven reflejados en los colores que usamos habitualmente.

Los colores que creemos más favorecedores, con los que estamos más a gusto, son

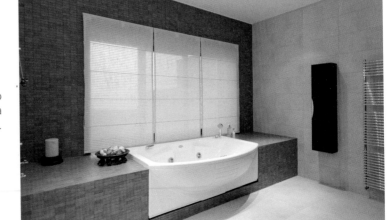

El cuarto de baño viene marcado por el color que elijamos para el suelo.

aquellos con los que nos identificamos, además de por otros factores como el color del pelo, de los ojos o de la piel, así como la tradición o la moda. El problema surge cuando la persona se estanca en la gama de colores que usa. De hecho, estadísticamente, las personas que cambian a menudo los colores de su atuendo, suelen tener mejor salud.

Si estamos ligados a unos determinados colores y nos es difícil cambiar, podemos aprovechar los cambios de clima para variar: además de pintar algunas paredes en colores pasteles, podemos aprovechar la llegada del buen tiempo para vestirnos con tonalidades cálidas y con los colores alegres de la primavera, para que nuestro pensamiento vaya abriéndose paso a cambios más dinámicos que amplíen nuestra personalidad y nuestras posibilidades.

Aun así, podemos cambiar los colores que usamos en cualquier momento para abrirnos a nuevas experiencias con nosotros mismos.

El color rojo en la vestimenta da calidez y vitalidad. La persona que lo usa se agranda y atrae la atención hacia sí y da sensación de poder y al mismo tiempo inspira confianza. Pero hay que tener cuidado ya que los demás pueden verse influidos a adoptar determinaciones apresuradas e impulsivas, por lo que no debemos usarlo si lo que queremos es que sean pacientes y cuidadosos con nosotros. Si queremos concentrarnos y que otros lo hagan, debemos evitar el rojo, también para resolver problemas con los demás.

El verde es uno de los colores menos usados para vestirse, ya que suele dar un aspecto amarillento a la piel. Sin embargo, proyecta una imagen en los demás de que

quien lo lleva es una persona original y de ideas nuevas, aunque pueda dar también la impresión de cierta inestabilidad e inmadurez.

El blanco suscita la imagen de limpieza, también de ser metódica, educada y sensata. Se usa con acierto en reuniones sociales formales, de trabajo, exámenes orales, etc.

El color negro es un todoterreno, combina con cualquier otro color y estiliza a quien lo lleva. Es seductor y suele dar confianza a quien se acerca, y le permite sincerarse. Pero si queremos ser innovadores, audaces o presentar nuestras ideas a otros, el negro no es el color más favorable.

Los colores amarillos, térreos y ocres son colores relajantes que acentúan el equilibrio y la seguridad de quien los lleva. Dan una impresión moderada y hogareña. Pero

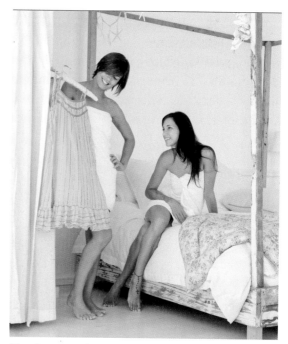

El color que elegimos para vestirnos se relaciona estrechamente con nuestro mundo interior.

si lo que queremos es que nos vean enérgicos e innovadores debemos evitarlos.

El color azul da una imagen de ecuanimidad, de idealismo y de orden. Las personas que lo llevan expresan aspiraciones de paz, tranquilidad y también de soledad, timidez y egoísmo, por lo que un uso excesivo puede alejar a otras personas.

## La cromoterapia

La cromoterapia o terapia con los colores es el uso de la luz y el color para estimular, regenerar y, en general, para ayudar a mantener el equilibrio y la armonía del cuerpo y la mente.

Cada color tiene una frecuencia y una longitud de onda diferente y ejerce una influencia física, psíquica y emocional que actúa sobre nuestra energía vital, favorable o desfavorablemente.

La aplicación de los colores en el ámbito de la salud y la armonía interior se puede aplicar a distintos aspectos de la vida diaria. Desde el empleo de colores directamente sobre la piel, o en la ropa, los objetos, la comida o las paredes, todo es susceptible de usarse para cambiar una dinámica por otra más favorable.

A través del conocimiento de los beneficios de cada color, aprendemos a integrarlos de forma natural en nuestra vida cotidiana y así recibir sin esfuerzo sus magníficas cualidades benéficas para el cuerpo y la mente.

Así pues, podemos usarlos para prevenir y tratar desequilibrios y enfermedades. Si la enfermedad surge de un desequilibrio energético, mediante la luz y el color podemos compensar dicho desequilibrio, haciendo que la frecuencia de los colores se ponga en resonancia con nuestro campo energético y le ayude a armonizarse.

Los colores influyen en nuestro estado de ánimo y pueden ayudar a relajar o a elevar la energía.

Existen dos grandes grupos en los que podemos englobar los colores: fríos y cálidos. Cualquiera, sin ningún conocimiento previo, es capaz de distinguir que el azul o el verde son colores fríos y que el rojo o el naranja son cálidos. A partir de ahí, pode-

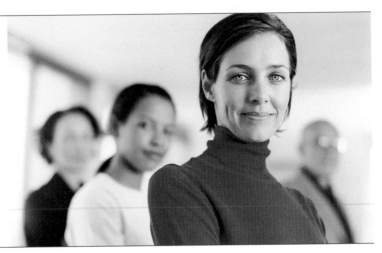

Los colores influyen en nuestro estado de ánimo y pueden ayudar a relajar o a elevar la energía.

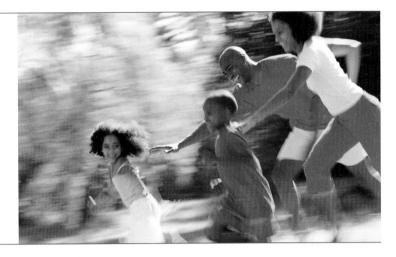

Rojo. Es un color muy energético, estimulante y revitalizador.

mos vestirnos, comer o pintar una pared con una u otra gama según lo que deseemos lograr: más energía, más relajación, etcétera.

Cada color produce un determinado efecto y es un instrumento muy eficaz para terapias físicas y emocionales.

## Beneficios de los colores en la salud

### Rojo

Es un color muy energético, estimulante y revitalizador. El rojo es el primer color que perciben los recién nacidos o las personas tras un largo periodo de oscuridad. Simboliza la alegría, la felicidad y, al mismo tiempo, la pasión y la lujuria.

Es un color caliente, el más cercano al infrarrojo, de ahí la sensación de calor que provoca. Es estimulante, a veces tanto, si predomina en exceso, que puede llegar incluso a ser agresivo. Despierta los sentidos, la pasión, la energía, la vitalidad, anima a actuar, a la actividad y a la creatividad.

Es un estimulador de la respiración, la cir-

culación sanguínea y la presión arterial, del sistema nervioso y la actividad muscular, agudiza los sentidos del olfato y del gusto y ayuda en casos de tuberculosis, anemia, fatiga, cansancio, falta de vitalidad, enfermedades infecciosas y cutáneas, eccemas, quemaduras, viruela o sarampión. Se usa para contrarrestar la depresión, la tristeza y en general los estados anímicos de abatimiento.

Ayuda a personas anémicas, cloróticas, raquíticas o con poca energía. Es estimulante para las personas linfáticas, ya que son apáticas y poco vitales, pero llega a ser demasiado excitante para los sanguíneos, al ser personas nerviosas.

Así que, según sea la persona, más flemática o más nerviosa, puede ser más o menos favorable, pero en general hay que tener cuidado, ya que en demasía puede inducir al exacerbamiento y revertir sus efectos positivos cuando se prolonga la exposición a este color. Puede provocar ansiedad, acelerar la presión sanguínea, la respiración y el ritmo cardiaco, elevar las ondas cerebrales y favorecer la descarga de adrenalina en el flujo sanguíneo.

### Naranja

También es un color con mucha energía. Es, sin ninguna duda, un color cálido; más cercano, como sensación, al amarillo que al rojo. Es un color animado, extravertido, expansivo, alegre, que predispone al optimismo y aporta seguridad.

Es vitalista, revitalizante, reduce el cansancio, la fatiga, eleva las defensas del organismo debilitado, sobre todo en debilidad crónica o en personas asténicas, y es un reconstituyente sexual. Es un color que se usa para disminuir los estados depresivos y las dificultades respiratorias.

Alivia el estreñimiento, las digestiones pesadas y los dolores neurálgicos o reumáticos. Se relaciona con las glándulas suprarrenales y con el bazo. Ayuda a elevar la creatividad, el estado de ánimo, el entusiasmo, la alegría y la autoestima.

### Amarillo

Es el color relacionado con la inteligencia, la memoria, la atención y el aprendizaje. Se usa preferentemente en zonas de estudio y de trabajo.

Simboliza la luz y la alegría. Es un color estimulante y optimista, que confiere confianza y eleva las facultades intelectuales. Es un activador del sistema nervioso, aunque en dosis excesivas resulta sobreexcitante. Da vitalidad y se usa contra la depresión, la tensión o el miedo, mejora el vigor y estimula la mente. Se usa en casos de problemas del tracto gastrointestinal, de digestión, de molestias menstruales y de enfermedades pulmonares, del aparato respiratorio y de la piel; es un tonificante epidérmico y neuromuscular, ya que sube la tensión de la sangre.

En general, estimula los caracteres linfáticos y, por otra parte, excita los nerviosos.

### Verde

Es un color que regenera y da frescura al ambiente. El verde da paz y tranquilidad, es el color de la esperanza, y las personas que lo prefieren suelen ser vitales y amantes de la vida.

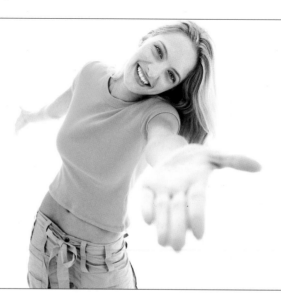

Naranja. Es vitalista, revitalizante, reduce el cansancio, la fatiga, eleva las defensas del organismo debilitado, sobre todo en debilidad crónica o en personas asténicas, y es un reconstituyente sexual.

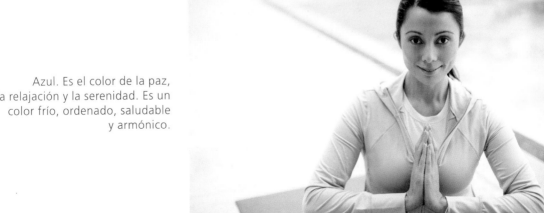

Azul. Es el color de la paz, la relajación y la serenidad. Es un color frío, ordenado, saludable y armónico.

Es un color sedativo, reduce la presión sanguínea, tonifica la glándula pituitaria, y se usa en problemas de estrés, insomnio, ansiedad y fatiga, así como en casos de trastornos cardiacos y tensión arterial alta.

## Azul

Es el color de la paz, la relajación y la serenidad. Es un color frío, ordenado, saludable y armónico.

Es antiséptico, refrescante, astringente y febrífugo. Se usa en casos de asma, sobrepeso, celulitis y estados de irritabilidad. Es un color calmante, se usa para aliviar los dolores de garganta, de cabeza o de muelas, la tensión muscular, el reumatismo, la ciática, las neuralgias, el asma, los desarreglos del sistema nervioso, las crisis nerviosas, así como las enfermedades de la sangre, de la piel o las contusiones y es beneficioso para el sistema vascular.

Es el color de la espiritualidad, el infinito y la grandiosidad, y también de la melancolía, la soledad, la calma, la tranquilidad, la creatividad y la reflexión.

El azul y el índigo son colores favorables para los individuos obesos, linfáticos, reumáticos, sanguíneos, congestivos o artríticos, activa la digestión y ayuda a mantener el equilibrio psíquico. Ayuda en las enfermedades del hígado y en los resfriados. Está relacionado con el corazón, el plexo cardiaco y el timo.

El índigo posee propiedades curativas similares a las del violeta o a las del propio azul. Es un color antiséptico y su luz se utiliza para tratar las enfermedades de la piel. Las heridas cicatrizan más rápidamente y con menos efectos secundarios al ser bañadas con su luz, que es muy refrescante y relajante para el sistema nervioso y circulatorio.

En general, la luz azul se utiliza para aliviar los dolores crónicos. Una luz azul puede, en ocasiones, sustituir las transfusiones de sangre en niños prematuros con icteria, pues, al atravesar la piel, destruye el exceso de bilirrubina que el hígado, todavía en proceso de desarrollo, no puede eliminar.

El azul está relacionado con las glándulas tiroides y paratiroides, así como con la glándula pineal o epífisis. Es analgésico y anties-

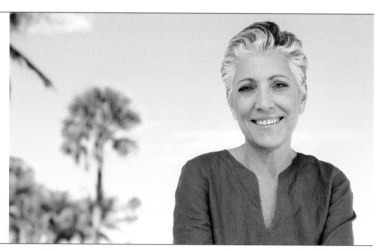

Violeta. Es el color de la serenidad y la relajación. Es un color intuitivo e impulsa la inspiración.

pasmódico. Para los sanguíneos, es calmante; y para los linfáticos, depresivo, ya que produce una disminución del riego sanguíneo en las áreas cutáneas más profundas.

## Violeta

Es el color de la serenidad y la relajación, por lo que se usa en casos de trastornos nerviosos y psíquicos, así como en ciática, epilepsia, anemia y hemorragias. Fortalece en casos de ansiedad, angustia o temor. Se usa para la meditación. Es un color intuitivo e impulsa la inspiración.

Sedante y calmante, se relaciona especialmente con el sistema nervioso y circulatorio, sobre todo en casos de inflamación. Es muy efectivo en las enfermedades de estómago, en digestiones difíciles o lentas, histerias, hemorragias, problemas renales y reumáticos.

Una iluminación violeta crea la sensación de paz y sosiego, e induce al sueño profundo y regenerador. En los quirófanos, la luz ultravioleta se utiliza para limpiar el aire de patógenos por sus propiedades antisépticas, ayudando a mantener la higiene.

## Magenta

Es un color espiritual, que actúa sobre el cuerpo, la mente y el espíritu. Eleva la tensión arterial y ayuda en casos de sinusitis, zumbido de oídos, quistes, así como en casos de depresión.

## Negro

Simboliza solidez y fortaleza, es el color del espacio infinito y de la oscuridad. Se relaciona con los riñones.

## Gris

Es el color de la indecisión y de la incertidumbre. Es desvitalizante y se asocia con la depresión; en este tipo de patologías lo mejor es eliminar el color gris del entorno de la persona afectada, tanto en el ambiente como en el vestuario.

## Blanco

Es el color que simboliza la bondad, la pureza y la inocencia. Se le considera el color de la paz, de la rendición o de la tregua.

Por su acción superficial, que repercute sobre las células y los vasos cutáneos, produce hipertermia. Su luz hace elevar el tono vital de los órganos.

Tanto el blanco como el negro son colores poderosos, considerados desde tiempos inmemoriales como sagrados. Son los símbolos del principio y del fin, del renacer y de la muerte como paso a la vida.

## La cromopuntura

La cromopuntura se sirve de la aplicación de luz de color en determinados puntos de la superficie del cuerpo. Los principales puntos son los usados en acupuntura, pero también puede actuar en otras zonas de la piel y en sus correspondientes órganos internos. Su objetivo es desbloquear y armonizar la circulación energética de la persona. También podemos emplear cristales de cuarzo en puntos específicos para activarlos.

En nuestro cuerpo existen canales o meridianos energéticos que están vinculados a determinados órganos, funciones vitales y emociones. Al bloquearse este flujo energético surgen desequilibrios y enfermedades.

Al acceder a estos canales energéticos a través de determinados puntos, la energía vuelve a fluir y recuperamos el equilibrio interno. Esta práctica usada en acupuntura puede optimizarse aplicando luz de determinados colores. De hecho, las células de nuestro cuerpo se comunican entre sí a través de fotones; es decir, de luz.

Con la cromopuntura hablamos a las células en su propio lenguaje de luz, transmitiéndoles información específica para tratar determinados problemas.

Mediante el color adecuado, correctamente aplicado, el organismo recupera su equilibrio natural.

Al aplicar un color frío a zonas tensas del cuerpo de una persona estresada, de forma inmediata se produce una relajación en esa zona que se transmite a todo el cuerpo.

Con este método terapéutico es posible recuperar la autoestima y eliminar bloqueos y miedos.

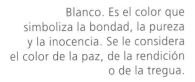

Blanco. Es el color que simboliza la bondad, la pureza y la inocencia. Se le considera el color de la paz, de la rendición o de la tregua.

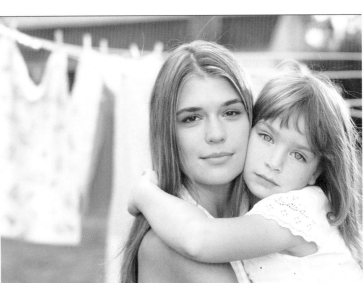

## El ordenador

El trabajo con el ordenador puede provocar fatiga visual. Para mitigarla hay que tener en cuenta varios aspectos en relación al monitor:

Hay que ajustarlo para que los colores se aproximen lo máximo a la realidad.

Cuando el monitor lleva encendido una media hora es cuando se estabiliza el color y menos distorsión produce.

Hay que evitar que la luz del sol caiga directamente sobre la pantalla y en general evitar los reflejos de la luz natural. Podemos usar protectores, toldos, etc.

Sobre el ordenador es mejor que la iluminación sea relativamente baja y constante. Una iluminación fluorescente compacta, como la que semeja la luz natural, es adecuada, cálida y económica. Asimismo, es importante evitar que se refleje en la pantalla y que el foco esté dentro de nuestro campo visual.

Para evitar deslumbramientos, podemos usar pantallas mates, incluso con viseras laterales y superiores o filtros reticulados.

Es mejor que las paredes y superficies no tengan colores brillantes.

La luz procedente de detrás del usuario debe ser lo más débil posible.

Las lámparas del techo no deben estar encima del usuario y tener una distribución homogénea de la luz.

El color verde es beneficioso para la vista y para la mente, es un color reposado ante el cual la visión se relaja, por lo que es aconsejable como fondo cromático en las pantallas de los ordenadores.

La pantalla, teclado y documentos en papel que necesitemos deben estar situados, cada uno de ellos, a una distancia aproximada de unos cincuenta centímetros de los ojos para prevenir el cansancio visual.

El mejor ángulo visual para trabajar con el ordenador es entre diez y veinte grados por debajo de la horizontal.

Para más información:
www.fengshuintegral.com

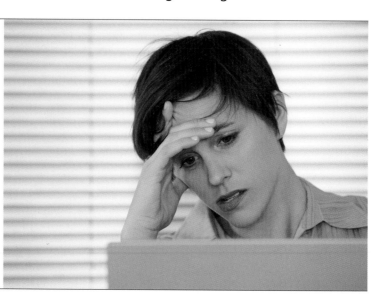

El trabajo con el ordenador puede provocar fatiga visual. Para mitigarla hay que tener en cuenta varios aspectos en relación al monitor.

# CAPÍTULO 13

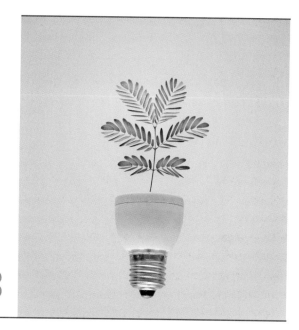

*La iluminación*

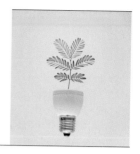

# CAPÍTULO 13

## La iluminación

### La luz

La luz es una forma de energía, una gama de radiaciones electromagnéticas caracterizada como colores, que se dividen en diferentes frecuencias y longitudes de onda. Por tanto, cada uno de los colores y de las distintas tonalidades de luz tiene un efecto diferente sobre nosotros.

La luz es la fuente de todos los colores, pues la materia sólo refleja, absorbe o transmite las radiaciones lumínicas. Sin ella todos los objetos nos parecen negros, todo es oscuridad: sólo la luz da vida a los colores. Así pues, la calidad y el bienestar cromático de una habitación no depende solamente de los colores que se integran en ella, sino de la iluminación; la correcta conjunción de ambos factores crea el ambiente apropiado en cada actividad y en cada momento.

La importancia de la luz y del color es vital desde el aspecto psicológico e incluso fisiológico. Para cuidar nuestro bienestar y nuestra salud, deberíamos cuidar al máximo el entorno de luz y color que nos rodea habitualmente, y más cuando actualmente la mayoría de las personas pasa gran parte de su tiempo en ambientes interiores.

### La luz es el espacio

La iluminación, sea natural o artificial, crea la sensación de espacio y produce ambientes favorables o desfavorables. La luz es un elemento tan obvio que suele pasar inadvertido, pero que sin embargo genera espacios cálidos o fríos, amplios o reducidos, oscuros o luminosos... según sea su intensidad, frecuencia, cualidad cromática, etc.

De hecho, la percepción de los colores de la decoración está directamente relacionada con la forma en que la luz se refleja sobre las superficies. El efecto del color depende en gran medida del efecto de la luz que refleja.

La luz es la clave para mostrar lo que un espacio quiere expresar. Un ambiente cálido

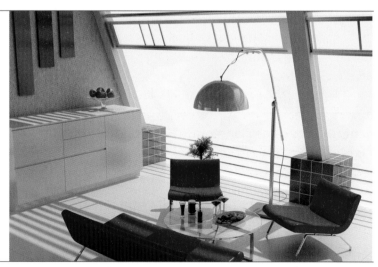

o uno frío suelen diferenciarse en distintos aspectos, el más importante en muchas ocasiones es la luz.

## Tipos de luz

Los tipos de luz se dividen en dos grandes grupos: natural y artificial; que a su vez se dividen en otras muchas: por su frecuencia, luminosidad, formas de aplicación, etc.

## Luz natural

La luz natural viene del sol y es la que más debemos aprovechar desde el punto de vista de la salud personal y de la del planeta, y deberíamos aprender a beneficiarnos al máximo de ella. Consumir energía natural es reducir el impacto ambiental. La luz natural tiene, al igual que la artificial, diferentes características: frecuencia, intensidad, calidez, temperatura, etc.

Al objeto de aprovechar al máximo posible sus beneficios, hay que estudiar correctamente la posición de las aberturas de la casa para aprovechar los beneficios de la luz natural y evitar sus perjuicios. La entrada de la luz solar en el interior de los edificios supone un ahorro energético y un efecto bactericida y saludable, así como una extensa gama lumínica.

La luz solar es nutritiva, y la falta de luz solar puede traer un amplio abanico de enfermedades. Donde no entra el sol se dan con más frecuencia asma, resfriado, bronquitis, raquitismo, etc., y proliferan los agentes patógenos con más facilidad.

Es importante abrir la casa al exterior con ventanas amplias, patios, galerías, terrazas, claraboyas, etc.

La composición cromática de la luz cambia del alba al crepúsculo, del verano al invierno o del norte al sur, y sus distintos matices hacen variar el efecto que produce sobre nosotros.

Estos efectos son más favorables, física y psíquicamente, ante la cálida luz del nacimiento del día y la del atardecer. Por el contrario, al mediodía, bajo la luz intensa de los rayos solares cayendo verticalmente, los colores no se distinguen bien, como si una neblina los velase.

En las orientaciones de la casa en donde se produce un exceso de luz solar, podemos poner vidrios esmerilados, que neutralizan los rayos infrarrojos, o materiales transparentes especiales que filtran selectivamente las radiaciones de diversas longitudes de onda. Existe en el mercado un tipo de vidrio antiluz y anticalor, que impide también que la luz solar altere los colores.

Un dormitorio orientado al este recibe los primeros rayos solares de la mañana; una sala de estar, un comedor o la cocina orientados al sur, recibirán luz natural buena parte del día; y un patio al oeste, por la tarde.

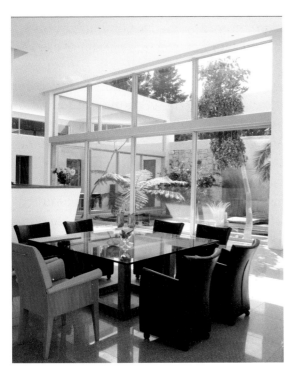

Es importante abrir la casa al exterior con ventanas amplias, patios, galerías, terrazas, claraboyas, etc.

En los cuartos de estudio o de trabajo la luz más recomendable es la natural, siempre que no sea excesivamente fuerte y deslumbrante; la más suave es la que se consigue a través de una ventana orientada hacia el norte y situada a la izquierda de la mesa, en caso de que utilicemos la mano derecha para trabajar, y al contrario si se es zurdo, para de esta forma no crear barreras entre el foco de luz y la zona de atención.

## Luz artificial

La luz artificial nos ofrece una amplia gama de posibilidades. El primer aspecto a considerar es su cualidad cromática: luz fría y luz cálida. Hay iluminaciones que tienden a crear espacios fríos, caso de las fluorescentes, o cálidos, caso de las incandescentes.

Asimismo, debemos valorar su intensidad. Podemos lograr diferentes ambientes mediante la graduación de la intensidad de la lámpara. Es una forma de adecuar el consumo y el ambiente a las necesidades del momento.

A la hora de elegir un color debemos considerar que éste depende no sólo de sí mismo, sino también del tipo de luz que lo ilumina.

Hay que evitar las luces deslumbrantes y de gran intensidad, pues causan la alteración del sistema hormonal, especialmente en la glándula hipófisis, que provoca, entre otros efectos, una elevación de cortisol en la sangre y una consecuente reacción de estrés y sobreestimulación.

La solución está en usar bombillas de menor consumo y repartir mejor los puntos

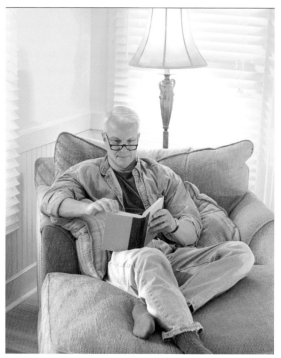

Para ahorrar energía no podemos tener un nivel de iluminación general elevado en toda una estancia.

luminosos y usar pantallas o tulipas que maticen el impacto visual.

Asimismo, una iluminación pobre crea estados de tensión.

El espectro lumínico más favorable es el más cercano al solar, especialmente en las horas en que presenta una luz más cálida: al amanecer y al atardecer.

Para ahorrar energía no podemos tener un nivel de iluminación general elevado en toda una estancia, si, por ejemplo, vamos a leer. Bastaría una sola luz de menor intensidad a baja altura para cubrir nuestras necesidades y en general para crear ambientes más relajados: áreas de descanso, estudio, etc., cuando sea necesario.

La mejor forma de crear espacios lumínicos polivalentes es graduando la intensidad en relación a las actividades que vayamos a realizar: estudio, tránsito, comer o descanso.

Poner un punto de luz dirigido a la zona de lectura, favorece la concentración. Otras actividades, como las de la cocina precisan de luz directa y más intensa y clara.

Entre las luces artificiales encontramos las incandescentes, las de arco voltaico y las fluorescentes.

Las incandescentes son de luz cálida, y la mayor parte de la electricidad se convierte en calor, lo que supone un gran derroche y que el polvo que se deposita sobre la bombilla se convierta en un tóxico ambiental.

Asimismo, hay que tener cuidado en que el calor de las bombillas no afecten a materiales plásticos para evitar que emitan más contaminantes al ambiente.

Las lámparas halógenas son una variante más ahorradora de las bombillas incandescentes, aunque son más caras. Las hay que funcionan a doscientos veinte voltios y otras que necesitan transformadores que crean fuertes campos electromagnéticos a un metro de distancia. En el caso de tener varios puntos de luz en el techo, se puede emplear un solo transformador, de baja emisión electromagnética, que impide que la radiación salga fuera de su propio circuito, que alimente varios al mismo tiempo y que esté separado lo suficiente de los lugares de estancia.

Las luces de arco voltaico de gas de sodio, de mercurio, de neón, de xenón, etc., tienen mucha visibilidad y poco consumo de energía y son de gran eficacia para exteriores.

Las luces fluorescentes clásicas son luminosas, claras, frías, planas y sin personalidad, imitan la luz del mediodía.

En un edificio, esta clase de iluminación debería limitarse a áreas de tránsito, pasillos, zonas de acceso, jardines o donde la estancia no sea prolongada, porque emite un tipo de luz pulsante que agota al sistema nervioso, por lo que hay que evitarla en lugares de descanso, trabajo o estudio.

Las luces fluorescentes blancas remarcan los colores amarillos y los verdes, creando un ambiente frío y desapacible. Los tubos fluorescentes son muy utilizados para la iluminación en las escuelas, en donde pueden generar diversas problemáticas a niños y profesores. En primer lugar, el tipo de luz pulsante y de banda estrecha, unido a la radiación ultravioleta que genera, provoca nerviosismo, irritabilidad, dificultad para mantener la concentración, etc., todo lo cual es agravado por el campo electromagnético de las reactancias.

Además, las luces fluorescentes convencionales usan reactancias, condensadores o cebadores, generadores de elevados campos electromagnéticos a un metro de distancia.

En el caso de los halógenos, que usan transformadores, o los fluorescentes, que llevan reactancias, hay que evitarlos como lámparas de pie o de mesa por la escasa distancia a la que suele encontrarse el usuario.

Los fluorescentes compactos tienen una luz más cálida y relajante en cuanto a su incidencia sobre el sistema nervioso, la vista y el organismo en general, y en la gama de encendido electrónico la contaminación electromagnética es prácticamente nula.

Tienen la ventaja de no calentarse demasiado, por lo que atenúan el problema del polvo que se deposita sobre el tubo y que contamina el aire.

Podemos conseguir una buena iluminación y al mismo tiempo un buen ambiente, con la amplia gama de focos, tubos, apliques, filtros, reflectores y bombillas que existen actualmente, combinando luz y color, el marco ideal a los fines deseados, incluyendo la correcta instalación y protección contra los campos eléctricos y electromagnéticos. Hay que valorar el aspecto de cualquier compra desde una perspectiva

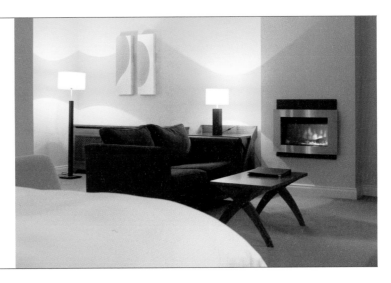

Basta una sola luz de menor intensidad a baja altura para cubrir nuestras necesidades y en general para crear ambientes más relajados.

amplia, incluyendo la salud y el bienestar de los usuarios, así como el consumo y el impacto que provoca su fabricación, uso y desecho.

## Velas

El uso del fuego para iluminar es tan antiguo como el ser humano. Una simple vela crea un ambiente especial y relajante que induce a la mente a estados de armonía, serenidad, calidez y sensualidad.

Pero no cualquier vela es adecuada para inhalar el humo que emiten al quemarse.

Los aceites fragantes extraídos de las flores, de las plantas y de los árboles son los ingredientes fundamentales para hacer velas aromáticas, sanas y ecológicas.

Las velas vegetales, las de aceite de soja, las de cera de palma y cera o miel de abeja son ecológicas, no contienen sustancias tóxicas y proceden de ingredientes renovables y biodegradables, y además no contienen grasa animal.

Estas velas naturales se queman más lentamente, duran más tiempo y tienen un rendimiento del doble en comparación con las de parafina, se consumen generando menos calor y, por lo tanto, despiden el aroma más uniformemente por lo que provocan menos residuos.

Las velas de parafina pueden ser nocivas para la salud de quienes inhalen con frecuencia su tóxico humo y estén en contacto con sus residuos contaminantes. Emiten tolueno y benceno, dos productos químicos considerados cancerígenos, además de causar o agravar trastornos respiratorios, asma y alergias, al igual que las anilinas, unos derivados del benceno. Además, muchos colorantes, pinturas, tintes y aromatizantes usados en la elaboración de velas pueden ser altamente tóxicos.

Las velas aromáticas convencionales emplean sustancias químicas sintéticas que

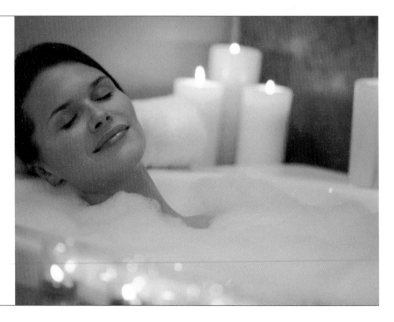

Una simple vela crea un ambiente especial y relajante que induce a la mente a estados de armonía, serenidad, calidez y sensualidad.

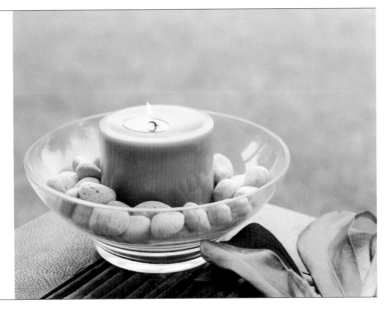

Pero podemos encontrar velas ecológicas aromáticas, que se usan, asimismo, en aromaterapia, y que emplean únicamente como fragancia aceite esencial puro.

al quemarse se diseminan contaminando el aire. Pero podemos encontrar velas ecológicas aromáticas, que se usan, asimismo, en aromaterapia, y que emplean únicamente como fragancia aceite esencial puro.

Otro aspecto de gran importancia es la mecha. Muchas de ellas están hechas de sustancias poco idóneas para la combustión, como el plomo, y que son potentes tóxicos. La inhalación o ingestión de plomo es perjudicial para el sistema nervioso y sus consecuencias tóxicas pueden ser irreversibles.

Estas y otras partículas quedan suspendidas en el aire durante bastante tiempo después de haberse consumido la vela con el riesgo por inhalación, y finalmente se depositan en el suelo, los muebles, etc., con el peligro que conlleva su contacto, especialmente para los niños que pueden ingerirlo después de tocarlo con las manos.

Si queremos distinguir una mecha tóxica de una que no lo es, debemos desechar las que usan filamentos metálicos para conferir-les rigidez y para prolongar el tiempo de uso.

Hay alternativas de algodón, papel o cáñamo.

Nosotros mismos podemos fabricar velas naturales teniendo a mano, por ejemplo, cera de soja, colorante natural y aceite esencial, mecha de algodón, un envase para la vela, una olla para el baño maría y un termómetro.

Necesitaremos un tarro o vaso de cristal, de cerámica o de metal para depositar en su interior la vela, ya que no tiene rigidez.

Lo primero, calentamos la cera al baño maría hasta los sesenta grados centígrados, temperatura que controlaremos con el termómetro. Añadimos el colorante y dejamos enfriar hasta los treinta y seis grados centígrados y añadimos la esencia. Ponemos la mecha y dejamos que seque al menos durante veinticuatro horas.

Para más información:
www.hogarsanoy natural.org

# CAPÍTULO 14

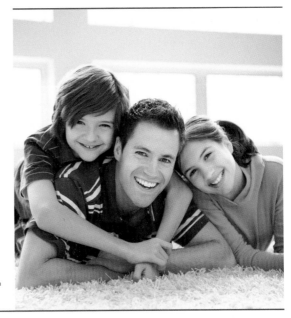

*La armonía del espacio*

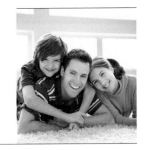

# La armonía del espacio

Al entrar en una casa hay que tratar de percibir los sentimientos que despierta en nosotros: satisfacción, placer, indiferencia o rechazo.

Una casa debe ofrecernos un marco de satisfacción y bienestar.

Para lograr crear un espacio armónico y favorable, además del conocimiento de las formas, los colores, el espacio o la distribución, la mayor parte de los cambios que hagamos deben partir de nuestro instinto y de nuestra intuición.

## Las formas

Las formas producen sensaciones conscientes o inconscientes, que pueden ser favorables o desfavorables, comparables a las que producen los colores y la luz, dependiendo de su posición, dirección, tamaño, color y textura.

En nuestra percepción de las formas, el cuadrado y el círculo son las más neutras y fáciles de recordar, lo cual muestra su orientación y regularidad espacial, en comparación con otras formas más complejas y extrañas.

La naturaleza nos ofrece formas redondeadas, hexagonales, pero no cúbicas o rectangulares, que son de concepción humana, pues las líneas rectas no existen en la naturaleza.

Precisamente, parte de las formas que debemos valorar en nuestra vivienda son las que encontramos en la naturaleza que nos rodea.

Pero, en general, el círculo, las formas hexagonales o cuadradas son equilibradas y favorables para la mayoría de las personas.

Las formas cuadradas o cúbicas representan a la tierra, y las formas circulares o esféricas, al cielo. Por este motivo, los edificios presentan una armonía simbólica cuando poseen una base cuadrada coronada por una cúpula.

Un cuadrado y sus polígonos derivados, si están bien orientados, mantienen una

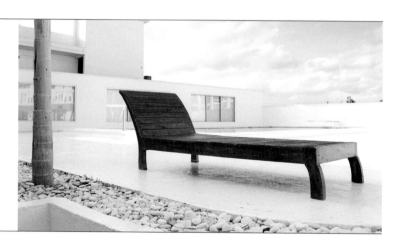

Al entrar en una casa hay que tratar de percibir los sentimientos que despierta. Una casa debe ofrecernos un marco de satisfacción y bienestar.

correcta correspondencia con los cuatro puntos cardinales y traen armonía al interior. Debemos buscar el bienestar a través de la correcta ubicación y distribución del mobiliario, ornamentos, plantas y objetos presentes en el interior.

## El arte de la fluidez

Podemos usar el feng shui, que es el arte de la colocación de los distintos elementos y de la fluidez de la energía para mejorar nuestro entorno y nuestra vida.

Aspectos favorables del feng shui:

- Tener la casa ubicada en un entorno favorable favorece la salud y el bienestar.
- Hay que estudiar la situación de la casa con respecto a la orografía del lugar, a las montañas, cursos de agua, edificios y calles.
- La orientación de la casa favorece que entre en ella más o menos energía.
- Los colores, adecuadamente elegidos a cada actividad, transmiten sensaciones y emociones favorables.

- Un buen diseño y distribución de la casa atrae las buenas energías y permite que fluyan por el interior.
- La correcta ubicación de la cama facilita un descanso profundo y reparador.
- Una buena ubicación de los muebles permite el flujo del chi, de la energía vital.
- El mobiliario más favorable para el flujo de la energía ha de tener formas redondeadas, ovaladas, cuadradas o rectangulares, evitando las aristas pronunciadas o las medidas excesivamente alargadas y descompensadas.

El feng shui pretende que la energía vital entre en nuestra vivienda como si fuese una brisa suave: ni mucho ni poco; ni rápido ni lento.

Un flujo de energía bloqueado o precipitado puede crear tensión en quien viva en ese lugar, y conflictos si son varias personas.

Hay que eliminar los obstáculos que impidan a la energía vital su correcta circulación.

En el feng shui están los opuestos y complementarios: yin y yang, y los cinco elementos: agua, fuego, tierra, madera y metal, que deben figurar en mayor o menor medida para favorecer determinadas actitudes. Pueden estar representados en paredes, muebles, cuadros, fotografías, ornamentos, etc.

El yin representa al invierno, lo húmedo, fresco y pasivo.

El yang al verano, lo seco, cálido y activo.

En la vivienda estas dos fuerzas deben estar equilibradas, en caso contrario se crean espacios generadores de inquietud y desarmonía.

Los colores son una buena forma de representar a los cinco elementos y equilibrar el espacio.

Agua: azules, negro.
Fuego: rojos, naranjas, malvas.
Tierra: terrosos, amarillos, marrones.
Madera: verdes.
Metal: blancos, plateados y grises.

## La entrada

La entrada de la vivienda es el lugar por donde entra más energía al interior. La orientación es, por tanto, muy importante.

Se deben evitar la orientación sur (demasiado energética), la norte y nordeste (poca energía); y son favorables la orientación este, sureste, suroeste y noroeste.

La puerta principal debe tener un tamaño suficiente como para permitir la entrada de energía. Debe ser firme, segura y sólida. Es mejor que sea de tonos claros; en caso contrario, podemos poner una luz sobre ella.

Debemos poder abrirla completamente hasta tocar la pared, sin obstáculos.

El vestíbulo es el lugar de bienvenida y por donde circula la energía hacia las demás dependencias: salón, dormitorios, etc., y por tanto debe ser amplio, claro y estar bien iluminado.

## El salón

El salón es un lugar de reunión, la parte más pública de la vivienda y como tal debe tener un lugar destacado en la distribución.

La luminosidad debe ser uno de los aspectos más representativos de un salón, por lo que la orientación sur es muy apropiada.

El sofá es la pieza más importante del salón. Preferentemente ha de ser de mimbre, bambú o madera tapizada en tejidos naturales como el algodón o la lana. Ha de estar apoyado en una pared desde donde se pueda ver la puerta de entrada y todo el salón.

La mesa del comedor no debe estar ocupando el centro, sino situada en un lateral. Mejor si es de una sola pieza, sólida, gran-

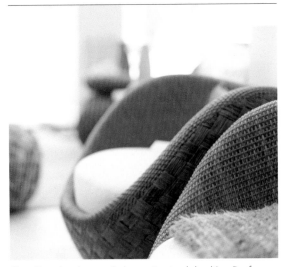

El sofá es la pieza más importante del salón. Preferentemente ha de ser de mimbre, bambú o madera tapizada en tejidos naturales como el algodón o la lana.

de, redonda o cuadrada y de color claro, evitando las mesas de cristal.

El acto de comer debe ser un momento relajado y en armonía, sin la televisión encendida, para que podamos compartir la comida y una conversación agradable.

## La cocina

La cocina es una de las piezas más importantes de la casa, ya que en ella es donde se preparan los alimentos. Por tanto, han de ser espacios agradables, ordenados, limpios y armónicos.

Hay que diseñarlos para que sean un lugar de encuentro que produzca buenas relaciones y armonía.

Los fogones, sean del tipo que sean, han de estar en perfecto estado de uso y especialmente limpios, al igual que la pila de fregar.

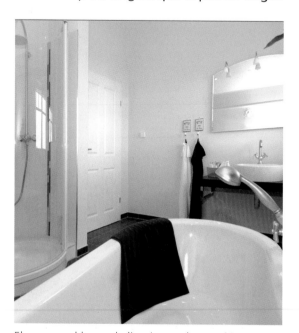
El aseo es el lugar de limpieza y depuración.

Los colores más favorables para la cocina son los claros, evitando el predominio de los colores calientes, caso del rojo, y los fríos, como es el verde o el azul. Lo mejor son los tonos tierra, anaranjados, arena y tostados no muy oscuros.

De todas formas, es una zona en donde hay que tener todos los colores, aunque sea en detalles, cuadros, adornos, flores, frutas... que le confieran un aire relajante y al mismo tiempo renovador.

La cocina es un lugar que irradia calor y energía, por lo que la orientación sur es demasiado energética para ubicar la cocina, además debemos alejarla del baño, que es lo opuesto a la cocina, y tampoco debe estar cerca de la entrada para evitar obsesionarnos con la comida.

## El baño

El aseo es el lugar de limpieza y depuración. No debería situarse cerca, ni integrado o contiguo al dormitorio, ni tampoco de la puerta de entrada, cerca de la escalera, cocina o comedor.

Tiene que ser espacioso para no dar agobio, y los sanitarios y paredes deben ser de colores claros.

El váter es mejor que no se vea desde la entrada.

## Cuarto de estudio o de trabajo

En estos casos, hay que procurar que la habitación no tenga un exceso de objetos que distraigan la atención. Otro aspecto que permite trabajar con mayor relajación es que la mesa esté situada de manera que permita ver la puerta de acceso a la habitación, pues en caso contrario puede producir inseguridad y tensión.

La luz debe ser la correcta para ejercer la actividad deseada, tal como hemos visto anteriormente, eliminando cualquier tipo de superficie reflectante, incluso minimizando con una pantalla antibrillo los molestos destellos procedentes de la pantalla del ordenador.

## El dormitorio

El dormitorio es quizá la habitación principal de una vivienda; en él se realizan actividades fundamentales para la vida: el descanso, el amor y la procreación, también suele ser el escenario donde se desarrolla la enfermedad y la muerte.

El dormitorio ha de ser un lugar tranquilo, que aporte relajación y serenidad, a la vez que estimulante, realizando pequeños cambios ocasionales (cortinas, luz, música, etcétera).

Un dormitorio orientado hacia el sur recibe demasiada energía. La mejor orientación para el dormitorio es hacia el este, el lugar de donde procede la purificación de los rayos solares del amanecer.

La cama debe orientarse con la cabecera hacia el norte o, en segundo término, hacia el este. Si tenemos el cuarto de baño contiguo al dormitorio, debe evitarse la pared de separación para adosar la cama.

También hay que procurar no situar la cama entre dos puertas o ventanas que puedan generar corrientes. La cabeza o los pies en ningún caso deben estar dirigidos a una ventana o una puerta. Lo mejor es poder ver la puerta sin necesidad de girar la cabeza.

Los mejores colores para las paredes del dormitorio son en tonos pastel suaves.

Las sábanas, edredones y mantas también deben ser preferentemente en tonos suaves, lisos, y de tacto agradable, evitando los colores fuertes como el rojo.

No debe haber aparatos eléctricos (televisor, ordenador) o aparatos para gimnasia, que en vez de relajar mueven a la acción. Si por cuestión de espacio no los podemos quitar, podemos taparlos con una tela, al igual que los espejos.

Para más información:
www.fengshuintegral.com

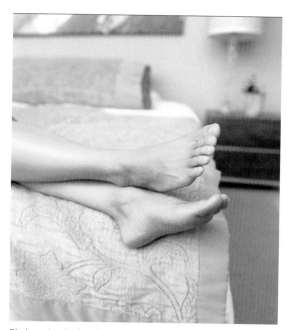

El dormitorio ha de ser un lugar tranquilo, que aporte relajación y serenidad.

# Remedios alternativos

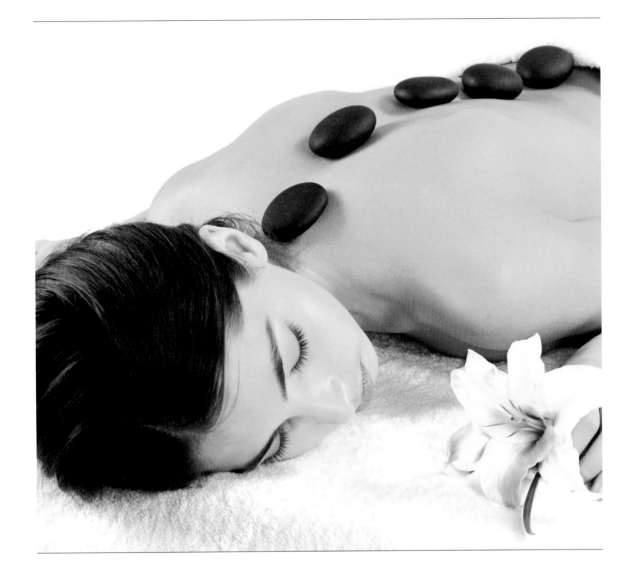

# CAPÍTULO 15

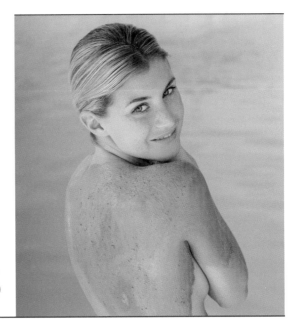

*Geoterapia*

# CAPÍTULO 15

## Geoterapia

El efecto terapéutico de la geoterapia consiste principalmente en el correcto uso de la arcilla y el barro, aunque también podríamos sumar el efecto de las piedras, así como de los lugares donde vivimos.

### Fangoterapia

La fangoterapia es una técnica que se vale de las propiedades curativas del agua y de la tierra.

La fangoterapia utiliza la arcilla y el barro para mejorar la salud. Éstos poseen diversas propiedades, entre las cuales destacan su capacidad refrescante, antiinflamatoria y cicatrizante. Se usan tanto por vía interna, oralmente, como por vía externa, mediante baños de inmersión, cataplasmas y compresas y máscaras de belleza. Es una excelente terapia de limpieza y salud.

Las arcillas, parafangos y barros destacan por absorber toxinas y son ricos en minerales, que pasan rápida y eficazmente a nuestro organismo.

El barro que se utiliza es regenerador, desinflamante, descongestionante, purificador, cicatrizante, antiséptico, absorbente y analgésico.

La tierra nos transmite energía que nos ayuda a reactivar y estimular las funciones naturales del organismo y es una excelente aliada, padezcamos o no una dolencia.

Los fangos termales son aguas termales y restos fósiles de animales y plantas, pero no todos sirven de la misma manera.

Propiedades de los distintos fangos:

- **Fangos cloruro-sódicos:** estimulantes, antiinflamatorios.
- **Fangos sulfurosos:** sedantes.
- **Fangos salinos:** anticelulíticos, alivian la artrosis.

Los fangos termales volcánicos son ricos en calcio, zinc, cobre, magnesio, azufre y fósiles silícicos.

Los fangos marinos tienen todos los minerales presentes en el agua del mar por lo que retrasan el proceso de envejecimiento de la piel. Además, se usan contra la celulitis, las estrías y la flacidez, psoriasis y los eccemas, artrosis y artritis, y en el tratamiento de la gota. Limpian la piel en profundidad, oxigenándola y liberándola de toxinas; estimulan la circulación y son antiinflamatorios, analgésicos y antirreumáticos.

Para potenciar su acción, los fangos pueden complementarse con aceites o esencias.

Existen diferentes formas de usar los fangos:

- Baños de inmersión en depósitos con fangos fríos o calientes.
- Compresas o cataplasmas aplicadas sobre la zona del cuerpo afectada.
- Poniendo el fango sobre la piel de la zona a tratar y retirándolo cuando se seque.

Las mujeres embarazadas deben abstenerse de usar los fangos termales, al igual que quienes padezcan flebitis o enfisema.

Los de origen volcánico son los únicos que pueden ser aplicados sobre los párpados.

La arcilla blanca y la verde son las más comunes, baratas y abundantes.

## Los usos terapéuticos de las diferentes arcillas

### Arcilla blanca

Tiene propiedades desintoxicantes, antibacterianas, antiinflamatorias y cicatrizantes por su contenido en aluminio. Disuelve las fermentaciones, absorbe las toxinas, ayuda a combatir el estreñimiento y regula el pH intestinal, y por sus propiedades vasoconstrictoras se usa para las piernas cansadas. Como enjuague bucal y en afecciones de garganta, así como en casos de úlcera gastrointestinal.

Dentro del grupo de las arcillas, es la que posee mayor efecto purificante.

Ayuda a eliminar impurezas y manchas de la piel y le da luminosidad, especialmente a las pieles secas y mates.

Se aplica mezclada con agua libre de cloro, se deja reposar sobre la piel unos quince o veinte minutos y se retira con una esponja y agua fría o tibia. Para mejorar el efecto, se puede mezclar con salvado de avena, aceite de trigo, aceite de almendra dulce y extracto de tilo o de caléndula.

### Acné

Se aplica sobre la zona de piel afectada para impedir el desarrollo de elementos patógenos y favorecer la regeneración celular.

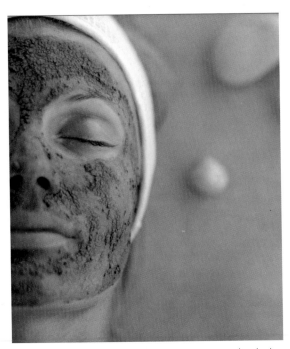

La fangoterapia es una técnica que se vale de las propiedades curativas del agua y de la tierra.

*Colitis*
Tratar bebiendo un vaso de agua arcillosa cada mañana y tarde al menos treinta minutos antes de comer.

*Dolor estomacal*
Beber un vaso de agua arcillosa antes de cada comida.

*Estreñimiento*
Como enjuague bucal ayuda a combatir el estreñimiento.

*Piernas cansadas*
Por sus propiedades vasoconstrictoras, se usa en casos de piernas cansadas.

*Arcilla verde*
Posee propiedades desintoxicantes, purificantes, absorbentes, antiinflamatorias y remineralizantes. Es muy rica en magnesio, silicio, potasio, sosa, cal, fosfatos, hierro, aluminio, manganeso, magnesio y titanio.

La que tiene mejores propiedades es la bentonita, que además de verde puede presentar tonalidades pardas o grises. La variedad illita tiene un gran poder de absorción y se usa para absorber residuos e impurezas, y en traumatismos, esguinces y luxaciones.

*Dolor reumático*
Tomar un vaso de agua arcillosa con una cucharadita de vinagre por la mañana y dos horas antes de cada comida. Aplicar una compresa húmeda a temperatura tibia en las articulaciones dos veces diarias.

*Fatiga*
Sus oligoelementos estimulan el organismo y revitaliza en casos de fatiga crónica, decaimiento o convalecencia.

*Hematomas*
Primero se fricciona la zona afectada con una pomada de árnica y después se aplica una cataplasma de arcilla verde a temperatura fría, y se va renovando cada dos horas hasta la desaparición del dolor.

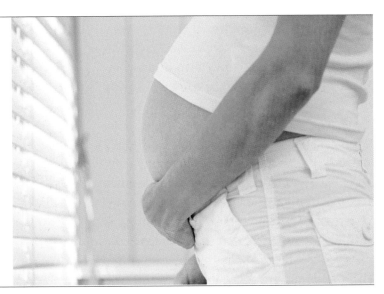

Las mujeres embarazadas deben abstenerse de usar los fangos termales, al igual que quienes padezcan flebitis o enfisema.

### Hemorroides

Tomar tres vasos de agua con arcilla verde cada día durante tres semanas, reduciendo la dosis medio vaso por semana; descansar tres semanas y repetir.

### Radioprotección

En los tratamientos con radioterapia, la aplicación de arcilla, proporciona una mejor respuesta del organismo a la radiación.

### Varices

Meter las piernas en agua con arcilla y masajear desde los tobillos a las rodillas. También se pueden aplicar cataplasmas que recubran toda la pierna. Para mejorar el efecto se puede sustituir el agua por una infusión de tomillo.

### Arcilla roja

Rica en hierro, magnesio y aluminio, es astringente, antiinflamatoria y descongestiva. Especialmente indicada para pieles sensibles y casos de dermatitis, regeneración celular, celulitis y heridas abiertas. Posee propiedades astringentes y cicatrizantes. Está indicada en problemas circulatorios. Favorece la eliminación de toxinas e impurezas del organismo. Se usa en casos de varices y de dolor en zonas inflamadas o de artrosis. Al resecar la piel menos que otras arcillas, se usa en las pieles sensibles y delicadas, especialmente en casos de acné, espinillas; limpia, purifica y da vitalidad a la piel y ayuda a su regeneración. Es un magnífico exfoliante. También se usa contra la celulitis.

Para preparar la arcilla roja la mezclamos con agua sin cloro hasta lograr un engrudo homogéneo ni muy líquido ni muy seco que aplicamos sobre la parte del cuerpo a tratar, dejamos que actúe unos quince o veinte minutos y eliminamos con agua tibia.

### Arcilla amarilla

Parecida a la verde, aunque muy pobre en aluminio, es rica en hierro y potasio. Gracias a estos minerales tiene propiedades desintoxicantes y remineralizantes, y ayuda a la oxigenación y reparación de la piel, múscu-

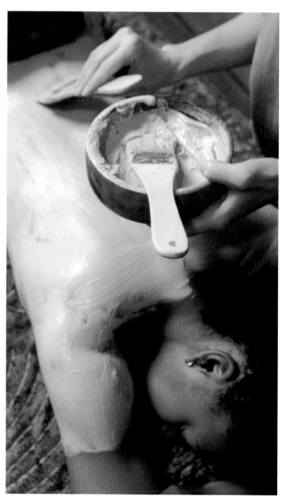

La arcilla no debe mezclarse con un utensilio de metal, ya que perdería sus propiedades.

los y ligamentos y elimina toxinas y grasas. Se recomienda en casos de irritaciones externas y como analgésico.

Está indicada en problemas óseos, reparación de tejidos, limpieza de órganos internos y fatiga crónica, especialmente si se combina con arcilla verde.

*Algunos consejos*

La arcilla no debe mezclarse con un utensilio de metal, ya que perdería sus propiedades. Deben ser de cristal, porcelana o madera.

En ningún caso hay que volver a usar de nuevo la misma arcilla.

Si ingerimos la arcilla, tiene más efecto por la mañana en ayunas o una hora antes de las comidas, y nunca hay que tomarla junto a alimentos grasos o aceites. El tratamiento suele hacerse durante tres semanas.

Se disuelve una cucharada de arcilla pura, libre de arena, en medio vaso de agua.

## El poder de las piedras

Las piedras y más específicamente los cristales se usan para ayudar en la búsqueda del equilibrio interior y para ayudar a sanar ciertos desequilibrios del organismo.

También se conoce como gemoterapia a la utilización de cristales y gemas para el reequilibrio de la persona. Los cuarzos son los más utilizados.

Los cristales se usan como amuletos y talismanes, ya que transmiten una energía positiva a la persona que los lleva como colgante, en el bolsillo o en el bolso, al igual que al entorno en donde lo ponemos. Crean armo-

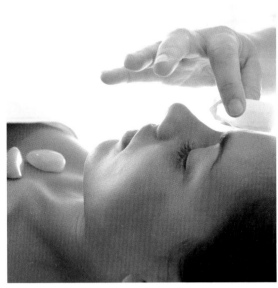

Las piedras y más específicamente los cristales se usan para ayudar en la búsqueda del equilibrio interior y para ayudar a sanar ciertos desequilibrios del organismo.

nía a su alrededor y se usan como potenciadores y para activar positivamente cualquier espacio.

La gemoterapia puede ayudar a superar estados de desvitalización, depresión y facilita poder hacer cambios en nuestras vidas.

Gracias a la gemoterapia se logra restaurar y elevar la capacidad de autocuración de la energía del organismo.

Cada piedra tiene unas características y cualidades específicas. Conociéndolas podremos saber cuál debemos utilizar en cada ocasión.

Las piedras pueden tener una energía expansiva o captadora.

Las expansivas son de tonalidades fuertes y brillantes, rechazan las malas energías y facilitan la acción y vigorizan el cuerpo y la mente.

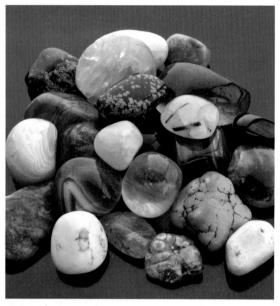

Gracias a la gemoterapia se logra restaurar y elevar la capacidad de autocuración de la energía del organismo.

Las piedras captadoras son cristalinas, favorecen la relajación, la meditación y la espiritualidad, e impregnan de paz el ambiente a su alrededor.

Con regularidad conviene limpiar las piedras para eliminar las energías que hayan podido quedar impregnadas en ellas.

Podemos exponerlas a la acción del viento, al sol o a la luz de la luna, bajo la lluvia, en la corriente de un río, en la orilla del mar, debajo del grifo o recubrirlas de sal. Unos pocos minutos suele ser suficiente tiempo para devolverles su frescura energética natural.

## Usos y propiedades

– Ágata: Confiere energía y valor, rejuvenece a quien la lleva en contacto con su cuerpo, previene las energías negativas y es un purificador del ambiente. Fortalece al organismo y lo protege de desequilibrios.

– Aguamarina: Da serenidad, paz y alegría, y mejora las relaciones y la capacidad de comunicación. Es un potente purificador interior, alivia el estrés, la ansiedad y la angustia. Se usa en trastornos psíquicos y en irritaciones de la garganta. La mejor forma de usarla es como collar o manteniéndola en las manos en meditación.

– Amatista: Es un cuarzo que se usa, por ejemplo, en casos de dependencia a las drogas para fortalecer la voluntad. En este caso, lo más eficaz es llevar la piedra en contacto con el cuerpo mediante un anillo o un colgante. Además se usa para calmar los miedos y para mejorar la calidad del sueño en casos de insomnio, así como para las jaquecas y dolores musculares y gástricos. En estos casos, podemos poner una amatista debajo de la cama o de la almohada.

– Ámbar: Es una resina fósil que se usa para afecciones de las vías respiratorias y del sistema digestivo, así como en casos de asma, tos y jaqueca. Equilibra la mente y la libera de pensamientos negativos, y fomenta la imaginación.

– Azabache: Es una madera fosilizada que tradicionalmente se ha usado como protección contra las energías negativas. Se usa para levantar el ánimo; es tonificante y estimulante. Se pone debajo de la cama o de la almohada para evitar el insomnio y tener sueños plácidos. Calma los dolores y calambres. Aunque se puede usar en forma de pendientes, anillos, pulseras y adornos, en estado puro tiene un efecto más potente.

– Azurita: Purifica la mente y desbloquea el cuerpo y las emociones. Se usa en casos de estrés, nerviosismo, gastritis o estreñimiento, así como en congestiones nasales e irritaciones de los ojos.

– Coralina: Ayuda a concentrarse y a mejorar las capacidades psíquicas, y da optimismo y alegría. Favorece en casos de nerviosismo y estimula el hígado, la vesícula y el páncreas.

– Cuarzo rosa: Es la piedra del amor por excelencia. Tiene efectos relajantes y transmite bienestar físico y psíquico. Neutraliza las energías negativas y ayuda a encontrar el equilibrio y la serenidad. En el entorno da paz y armonía.

– Cuarzo ahumado: Es relajante y beneficioso en casos de ansiedad y depresión. Elimina el miedo, y puesto debajo de la cama o de la almohada ayuda en casos de insomnio.

– Cuarzo transparente o hialino: Posee una energía equilibrada. Protege y elimina las energías negativas. Es estimulante del organismo y mejora el estado de ánimo. Se puede colocar en el espacio que queramos armonizar o en el cuerpo. Libera del estrés, el nerviosismo o la depresión, y estimula la creatividad, la autoestima y la autoconfianza. El cristal con cuarzo es el mejor recipiente para contener el agua para beber, ya que le transmite sus propiedades armonizadoras y energéticas.

– Lapislázuli: Se usa como purificador psíquico y emocional. Induce a la comunicación y da seguridad en uno mismo. Es bueno para la faringe y contra la afonía, calma el dolor de garganta y actúa saludablemente sobre la piel y permite respirar mejor. Se usa contra el estrés, el nerviosismo y la depresión, así como contra el insomnio, para evitar miedos y pesadillas, y tener un sueño profundo y sosegado.

– Malaquita: Tiene múltiples usos, se puede decir que es un todoterreno. Confiere calma y serenidad a quien la lleva. Es

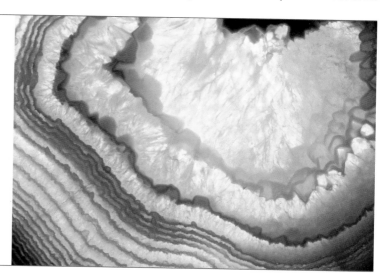

Ágata: Confiere energía y valor, rejuvenece y es un purificador del ambiente.

la piedra de la alegría y del buen humor. Absorbe malas energías y aparta las pesadillas del sueño. Se usa en trastornos de las articulaciones, de los riñones y del sistema digestivo.

– Selenita: Estimula la actividad cerebral y ejerce un control de las emociones desbocadas. Aporta claridad mental y activa nuestra parte más intuitiva. Se usa preferentemente como collar, aunque puede llevarse en la mano para impulsar su efecto o ponerla en el entrecejo durante unos minutos cada día para potenciarlo aún más.

– Topacio: protege contra las energías negativas y los maleficios. Da energía y alegría a quien lo lleva. Fortalece ante la depresión y la melancolía, y junto a la cama elimina las pesadillas y el insomnio, ya que tiene un efecto relajante del sistema nervioso.

El topacio azul favorece la comunicación y la concordia. Ideal para dar confianza a quien lo lleva. Incita al movimiento y al erotismo.

El topacio blanco impulsa a la reflexión. Calma el dolor y aporta paz y sosiego.

## Geobiología

Dentro de lo que se conoce como geoterapia, podríamos englobar a la geobiología, la ciencia que estudia la relación entre la tierra y los seres vivos.

La tierra emite diferentes energías gracias a las cuales existe la vida. Sin embargo, esta benéfica energía cuando se focaliza en determinados lugares se vuelve nociva para el ser humano. Son las llamadas zonas geopatógenas. Vivir en la vertical de corrientes de agua subterránea y fracturas geológicas, especialmente si la cama está en esa posición, puede ser causa de una amplia gama de síntomas y enfermedades.

Al permanecer en estos lugares, el pulso se acelera, sube la presión sanguínea, y surge el insomnio, malestar, dolores musculares, reuma, asma, vértigo, alergia, irritabilidad, nerviosismo, apatía, depresión y otros trastornos

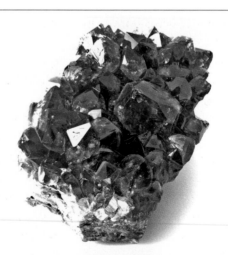

Amatista: Es un cuarzo que se usa, en casos de dependencia, para fortalecer la voluntad.

o enfermedades que dependen de la intensidad de la alteración y de la capacidad de respuesta de la persona. Cuando la exposición a estas radiaciones naturales se prolonga, aumenta el riesgo de padecer enfermedades degenerativas, trastornos cardiovasculares y otros muchos problemas de salud.

Aunque no siempre sucede, ciertos síntomas del edificio nos pueden advertir de la presencia de estos fenómenos geofísicos: humedad, moho, sensación de frialdad, olores anómalos, grietas...

Cuando no descansamos correctamente, podemos probar a hacer algo sencillo: trasladar la cama a otro lugar y comparar la calidad del descanso. También podemos comparar entre el descanso en nuestra cama habitual y el de otro lugar ocasional. Si este último es mejor, seguramente el lugar de la cama esté situado en una zona geopatógena.

Al tratar de dormir en estos lugares alterados, se genera en el organismo una tensión que impide el descanso normal y en vez de eliminar la tensión acumulada a lo largo del día se incrementa, y la persona se levanta cansada, desanimada, irritable. Los niños son mucho más sensibles, y los bebés lloran sin motivo aparente cuando están en estos lugares alterados. Un simple cambio de ubicación resuelve de forma inmediata este problema.

El insomnio es uno de los primeros síntomas indicadores de que la cama puede estar situada sobre una zona alterada. Este trastorno suele ser precursor de problemas más graves. En estos casos, lo primero es cambiar la posición de la cama hasta encontrar una en la que descansemos mejor.

Elegir un buen lugar para dormir puede ayudar a cambiar una vida.

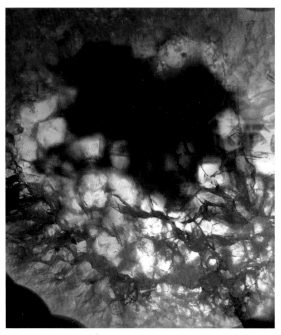

La tierra emite diferentes energías gracias a las cuales existe la vida. Sin embargo, cuando se focaliza en determinados lugares se vuelve nociva para el ser humano.

Las modificaciones geofísicas pueden provocar alteraciones del comportamiento y trastornos depresivos. En la gran mayoría de los casos, cuando la persona con depresión sale del lugar alterado, se registra una mejoría o la recuperación total en poco tiempo.

## Métodos de comprobación

Una forma de comprobar la salubridad de una ubicación es practicando la radiestesia. Para ello, se suele utilizar un instrumento (vara, péndulo, varillas, etc.), en la búsqueda de zonas alteradas.

Otra forma es informarse sobre la salud del vecindario, especialmente la de los anteriores inquilinos, en caso de haber sido ya habitada, o de los que vivan en la misma vertical, como medida de precaución antes de trasladarse a una vivienda. Un exceso de enfermedades degenerativas, psicosomáticas, depresiones o casos de suicidios e, incluso, de desavenencias pueden ser un indicio de la existencia de alteraciones geofísicas.

Algunos métodos son sencillos de aplicar y accesibles a cualquiera que desee diferenciar las zonas más favorables de aquellas que pueden suponer un riesgo para la salud. Colocando platos de plástico con agua y sal a punto de saturación en distintos lugares, observaremos que, al cristalizar la sal, los platos situados en zonas inestables presentan un tipo de cristalización anárquica, mientras que en las zonas neutras resulta más homogénea.

También se pueden detectar zonas alteradas mediante la utilización de plantas cortadas y sumergidas en un recipiente con agua. Un rápido o lento marchitamiento nos indicará el grado de habitabilidad del lugar. Una planta muy adecuada para comprobarlo es el helecho macho, que se conserva durante mucho tiempo, pero se estropea rápidamente sobre un lugar alterado. También se pueden cortar los helechos machos en trozos e introducirlos en recipientes con agua. Al día siguiente, si observamos que éstos han cambiado su color verde por otro marrón oscuro, si están arrugados y el volumen de agua se mantiene en los mismos niveles, podemos deducir que el lugar está alterado. Si en otro de los recipientes los trozos de helecho presentan su color y textura habituales y el agua ha reducido su nivel, probablemente el punto sea neutro. Igualmente, colocando jarros con tallos de rosas, gladiolos y otras variedades de flores sensibles a las radiaciones geofísicas, podemos comprobar, por comparación, si el lugar está alterado, ya que en estos casos se marchitan más rápidamente.

## Los animales

Muchas especies animales reaccionan negativamente ante las perturbaciones te-

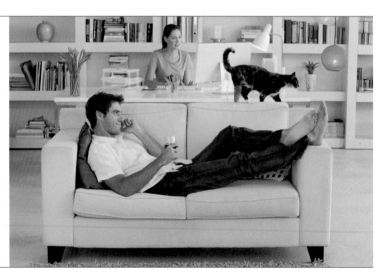

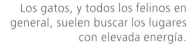
Los gatos, y todos los felinos en general, suelen buscar los lugares con elevada energía.

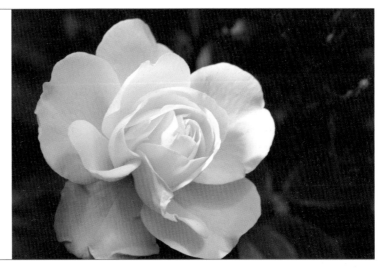

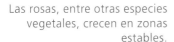
Las rosas, entre otras especies vegetales, crecen en zonas estables.

rrestres y, transcurrido un corto espacio de tiempo, presentan claros trastornos en su metabolismo.

La naturaleza ofrece variados contrastes, de ahí que existan otros animales que buscan los lugares alterados. Las hormigas se sitúan especialmente sobre fracturas geológicas debido a su elevada radiactividad, al tiempo que, en muchas ocasiones, coinciden con agua subterránea. Si vamos a construir una vivienda evitemos las zonas donde proliferen los hormigueros; es una de las señales que indican la agresividad del terreno, al igual que la presencia de un excesivo número de lagartijas e insectos. Por ejemplo, sobre corrientes de agua subterráneas hallamos una mayor presencia de termitas. En estos casos, proliferan las plagas de insectos (hormigas, pulgones, escarabajos) u otros animales, como caracoles o topos. Todos estos seres buscan, preferentemente, los lugares que para el ser humano son agresivos.

Los gatos, y todos los felinos en general, suelen buscar los lugares con elevada energía, quizá por las características de su sistema neuromuscular.

## Las plantas

Al igual que los animales, los vegetales también muestran respuestas diferentes ante un lugar alterado. Así pues, entre la amplia variedad de especies vegetales, las hay que aprovechan los lugares inestables, al igual que otras sufren alteraciones en sus procesos de desarrollo y crecimiento.

Especies vegetales que buscan los lugares de fuerte radiación: ortiga, dieffenbachias, espárrago, crisantemos, violetas, líquenes, hongos, musgos, digital, belladona o muérdago.

Especies vegetales para zonas estables: begonias, azaleas, rosas, capuchinas, dalias, hortensias, grosellas, boj, girasoles, pepino, apio, maíz, patata, cebolla, fresa, frambuesa, etc.

Para más información: *Geobiología: Medicina del hábitat*. Raúl de la Rosa.

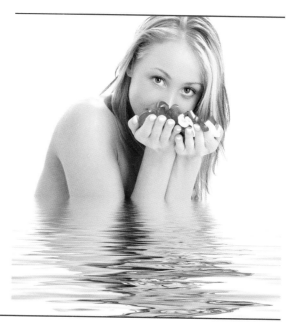

# CAPÍTULO 16

## El poder sanador del agua

# El poder sanador del agua

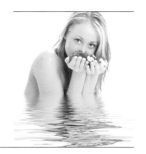

## La hidroterapia

La hidroterapia es una de las formas terapéuticas más antiguas que se conocen y consiste en el uso del agua como prevención y tratamiento de malestares, lesiones y enfermedades: reumatismos, traumatismos, dolor (artrosis, artritis, lumbalgias, cefaleas), trastornos de la piel (psoriasis, dermatitis atópica), digestivos y circulatorios (pies fríos, varices, hemorroides), así como problemas respiratorios y neurológicos entre otros.

El agua es un excelente conductor del frío y el calor, por lo que generalmente se utiliza a diferentes temperaturas en forma de baños, duchas, chorros, vahos, friegas o compresas para relajar o estimular determinadas partes y funciones del organismo.

Podemos dividir el agua en tres grupos: caliente, fría y contraste.

Agua caliente: Relaja y estimula el sistema inmunológico. Los leucocitos (glóbulos blancos) se desplazan hacia los tejidos, fuera de los vasos sanguíneos, y limpia el organismo de toxinas y elimina desechos.

Agua fría: Reduce las inflamaciones por la constricción de los vasos sanguíneos. Tonifica los músculos y mejora los casos de incontinencia.

Contraste: La alternancia de agua caliente y fría activa las glándulas endocrinas y suprarrenales, disminuye la congestión y estimula las funciones del organismo.

## Salud con la hidroterapia

Aparte de su efecto revitalizante y estimulante del sistema inmunitario (mejora nuestras defensas frente a infecciones), la hidroterapia puede ser de ayuda en múltiples dolencias.

Hay diversas técnicas de hidroterapia que pueden realizarse en casa sin ningún problema y mucho beneficio para la persona. Por otra parte, es útil saber que hoy en día existen muchos balnearios donde se hacen

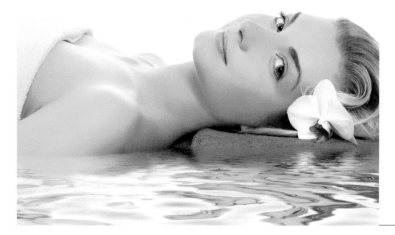

La hidroterapia consiste en el uso del agua como prevención y tratamiento de malestares, lesiones y enfermedades.

tratamientos de hidroterapia muy diversos y efectivos.

Pese a sus bondades, debemos respetar ciertos criterios de uso:

– Si nuestro cuerpo está frío, antes de usar aplicaciones frías deberíamos calentarlo.
– Tras una aplicación fría debemos entrar en calor secándonos bien, abrigándonos o haciendo ejercicios de calentamiento.
– Normalmente, las aplicaciones calientes han de terminar con una aplicación fría, de corta duración.
– Nunca se hará una sesión de hidroterapia antes o después de haber comido o de haber ingerido sustancias tóxicas o vasoactivas como alcohol, café o tabaco.
– La sensación estimulante que experimenta nuestro cuerpo tras una sesión de hidroterapia debe ser agradable. En caso de presentarse mareos, palpitaciones o frío permanente debe suspenderse la aplicación.

## ¿Cómo responde nuestro organismo?

Nuestro organismo al recibir un determinado estímulo por la presión, la humedad, la ionización y por la temperatura responde por vía refleja, principalmente de forma neurovascular.

Un chorro de agua fría tras una aplicación de agua caliente provoca una vasodilatación reactiva, reforzando el efecto en la circulación producido por el agua caliente.

## Aplicaciones

**Dinámica:** agua a presión sobre el cuerpo.
**Química:** por el propio efecto terapéutico del agua o por la adición en el agua de productos que aumentan este efecto benéfico.
**Física:** a través de distintas temperaturas del agua.
**Mecánica:** mediante fricción, que eleva la temperatura corporal.

## Distintas técnicas

### Compresas y cataplasmas

Se aplican sobre la piel y, según su composición, sirven para diferentes dolencias.

La cataplasma es una untura de diversos componentes naturales, que se aplica sobre la piel. Posee un efecto calmante, antiinflamatorio y cicatrizante.

La compresa es un remedio natural que se prepara impregnando una gasa y se aplica sobre la piel de una zona concreta del cuerpo y se deja actuando un tiempo determinado fijándola con una venda o cualquier otro medio.

El uso de compresas y cataplasmas es bien sencillo: las colocamos sobre la zona que se quiere tratar y se deja que actúen. El tiempo de aplicación según el tipo de dolencia, los ingredientes y cuándo aplicar compresas frías o calientes son los criterios básicos que debemos conocer para que sean efectivas.

Las compresas calientes alivian la tos, los dolores y los calambres, relajan las contracturas musculares, estimulan la circulación sanguínea y son muy efectivas contra el nerviosismo, el estrés y el insomnio.

Las compresas frías alivian la fiebre, reducen las inflamaciones y el dolor, especialmente en casos de traumatismo.

Para la conjuntivitis se aplica una compresa de agua fría sobre el ojo afectado.

Para la gastritis se pone una compresa de agua caliente sobre el abdomen.

Para las hemorroides lo mejor es un baño frío de asiento, o de medio cuerpo y una compresa fría en la región lumbar.

Las compresas son un paño, trapo o toalla que se sumerge en agua. Al sacarlo se escurre antes de doblarlo dos o tres veces. A continuación se coloca sobre una zona determinada del cuerpo durante un par de minutos y se repite la aplicación en esa u otra zona del cuerpo.

Los esguinces y la distensión muscular pueden aliviarse con la aplicación continuada de agua fría e incluso con hielo durante las primeras horas. A partir del segundo día, se usan compresas calientes alternadas con frías. Las primeras se pueden dejar sobre la

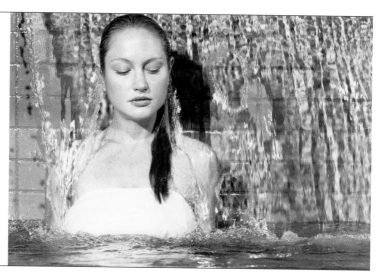

Nuestro organismo al recibir un determinado estímulo por la presión, la humedad, la ionización y por la temperatura responde de forma neurovascular.

zona afectada durante dos o tres minutos, hasta que se advierte que se están enfriando, a continuación se aplica otra compresa fría durante medio minuto.

El hielo es una de las formas caseras de tratar los dolores generados por esguinces, luxaciones o inflamaciones.

Las compresas y envolturas tibias o calientes alivian el dolor de los órganos internos y estimulan la circulación en las articulaciones y los músculos. El dolor mejora alternando compresas muy frías y muy calientes.

También se puede envolver la zona del cuerpo con paños de diferentes texturas, al menos dos. Los paños exteriores han de estar secos y el que está en contacto con la piel puede estar seco o húmedo, caliente o frío, según la dolencia que se quiera tratar.

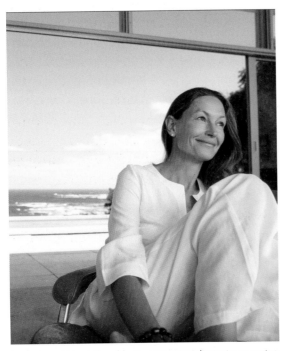

La sensación estimulante que experimenta nuestro cuerpo tras una sesión de hidroterapia debe ser agradable.

*Ejemplos y usos de las compresas*

**Compresa de patata:** es un buen remedio para dolencias de cervicales, hombros y espalda, infecciones como bronquitis y cistitis, así como quemaduras solares.

**Compresa de linaza:** se usa para problemas de las vías respiratorias como tos, bronquitis, inflamación del seno maxilar, sinusitis y para los problemas de la piel como los forúnculos y los orzuelos.

De la linaza se extrae un aceite muy rico en omega 3, omega 6 y omega 9 y con magníficas propiedades terapéuticas.

Para hacer la compresa necesitaremos entre doscientos y quinientos gramos de linaza, según sea el tamaño de la zona a tratar. Hervimos la linaza durante unos diez minutos en una cantidad de agua del volumen de una taza. Después metemos la linaza dentro de una bolsa de hilo y la ponemos en la zona a tratar y la dejamos cinco minutos. Pasados esos cinco minutos, se vuelve a calentar y se repite dos veces la aplicación.

*Ejemplos y usos de las cataplasmas*

**Cataplasma de alholva o fenogreco:** hemorroides, granos, forúnculos, antiinflamatorio, articulaciones, artritis, artrosis, etc.

**Cataplasma de cebolla:** migrañas, otitis, dolores dentales, antiséptica, cicatrizante, calmante, dolencias estomacales, de la vejiga y los riñones.

**Cataplasma de mostaza:** ciática, dolores reumáticos y neuralgias y enfermedades pulmonares.

**Cataplasma de arcilla verde o blanca, fría o caliente:** varices, hematomas, traumatismos, inflamaciones, problemas de la piel.

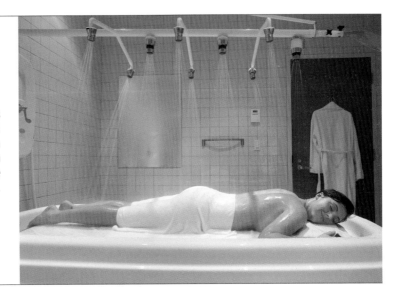

Las duchas son uno de los tratamientos principales del termalismo. Se usa para enfermedades cutáneas, para aliviar dolores articulares y tiene efectos sedantes y tonificantes.

### Friegas

Las friegas o lavados se hacen pasando un paño húmedo sobre la piel. Se humedece una toallita o paño con agua fría y se pasa por las zonas elegidas del cuerpo siguiendo un orden determinado. Con ello se favorece la transpiración de la piel y se estimula la circulación sanguínea y la capacidad del sistema inmunológico.

Un masaje o friega con una toalla humedecida con agua fría estimula el sistema nervioso al frotar con vigor los brazos, las piernas, pecho, abdomen y espalda.

La frotación debe hacerse preferentemente de pie y de arriba abajo.

Frotación completa: Primero, empezar desde los pies ascendiendo por las piernas; después, por las caderas hasta el hombro; a continuación, la parte central del cuerpo desde la parte baja del estómago hasta el cuello; luego, los brazos y, finalmente, la espalda.

Una vez que hemos acabado la sesión de frotación del cuerpo, lo mejor es tumbarse bien envuelto en una colcha o manta para favorecer el efecto terapéutico. Para mejorar este efecto se puede añadir al agua con que se impregnan los paños algunos preparados medicinales, incluso al agua de los baños.

### Ducha

Las duchas son uno de los tratamientos principales del termalismo. Cada uno de estos tratamientos precisa de una determinada potencia, una presión del agua, un flujo exacto y una orientación concreta en la zona a tratar.

A diferencia del chorro, su efecto se produce por la presión que ejerce el agua menos concentrada y en una zona del cuerpo más amplia. Según la presión del agua y la forma de emisión se logran diferentes efectos.

Se usa para enfermedades cutáneas, para aliviar dolores articulares y tiene efectos sedantes y tonificantes.

La ducha o el chorro de agua a tempera-

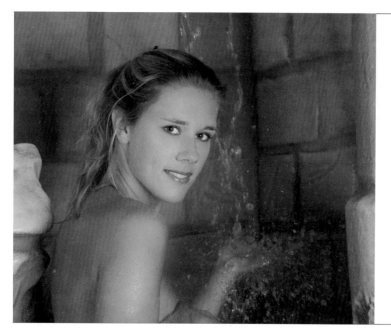

La alternancia de agua fría y caliente estimula el riego sanguíneo. Es uno de los mejores vigorizantes y revitalizantes del cuerpo.

turas alternas de agua caliente y fría tienen un potente efecto revitalizador y terapéutico.

El frío contrae los vasos sanguíneos y alivia las inflamaciones y dolores, y aumenta la afluencia de sangre hacia el interior del organismo.

El calor dilata los vasos sanguíneos, favorece la transpiración y relaja los músculos y las articulaciones. De esta manera, la sangre y el calor fluyen a la piel y da la sensación de que la temperatura del organismo se eleva.

La alternancia de agua fría y caliente estimula el riego sanguíneo, tanto en la dermis como en los órganos internos. Uno de los primeros y más evidentes efectos es la tonificación de la epidermis. Nada mejor para ir eliminando las varices que un baño, o mejor aún, una ducha todos los días de piernas, alternando agua caliente y fría.

Es uno de los mejores vigorizantes y revitalizantes del cuerpo al fortalecer el sistema inmunológico, así como de la psique. Gracias a esta alternancia somos capaces de resistir mejor los cambios de temperatura exteriores y es un gran preventivo de las afecciones de las vías respiratorias.

La aprensión primera hacia este tipo de uso del agua se transforma a los pocos días en una práctica placentera y estimulante. Al principio, es mejor empezar la sesión con agua caliente y pasar después a la fría. Puede hacerse de golpe o comenzando por los pies e ir ascendiendo hasta la parte superior del tronco. Tres o cuatro breves alternancias, acabando siempre con agua fría, son suficientes para notar los efectos positivos desde las primeras sesiones. El tiempo no es el elemento fundamental, sino el impacto del propio contraste. La variación desde unos pocos segundos hasta varios minutos depende de cada cual, lo importante es hacerlo y percibir cómo reacciona el cuerpo ante las variaciones térmicas.

Otra forma de vigorizar el cuerpo y el sistema inmunológico es darse directamente duchas, chorros o baños sólo de agua fría.

El masaje con el agua de la ducha en las palmas de las manos y los pies y de la columna vertebral relaja el cuerpo y el sistema nervioso e incrementa la circulación sanguínea.

Existen diferentes modalidades de duchas terapéuticas y el aplicar una u otra dependerá del problema que se quiera tratar.

### Variedades de ducha terapéutica

**Afusión:** la persona permanece tumbada y el agua cae desde arriba en forma de lluvia desde varias duchas. También se realiza una aplicación parcial con la persona en posición de decúbito prono. Especialmente indicada en casos de contracturas y estrés.

**Babosa:** es una clase de ducha terapéutica con virtudes relajantes que actúa sobre la zona lumbar, hepática, etc. El agua sale de una boquilla con muy poca presión, deslizándose con suavidad por la zona a tratar.

La temperatura del agua debe estar entre templada y caliente, y la duración será entre diez y quince minutos.

**Circular:** la persona recibe el agua de varias duchas al mismo tiempo. La presión y la temperatura del agua son variables y proporcionan un progresivo masaje superficial de todo el cuerpo. Es adecuada en casos de mala circulación sanguínea y en tratamientos adelgazantes.

**Escocesa:** alterna chorros de agua fría y caliente. Con el agua caliente y el vapor se logra una dilatación de los vasos sanguíneos, una relajación de los músculos y las articulaciones y un aumento de la transpiración. El agua fría y el hielo constriñen los vasos sanguíneos y reactivan la circulación, reducen la inflamación y la congestión y tonifican la piel eliminando células muertas y actuando como exfoliante. Es estimulante y ayuda a combatir el estrés.

**Filiforme:** se caracteriza por aplicar finos chorros de agua caliente, que salen de orificios de medio milímetro con una abundante

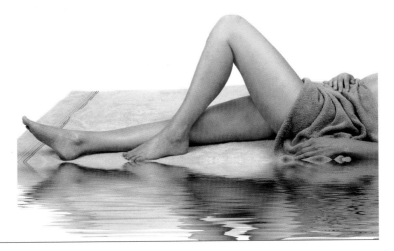

Existen diferentes modalidades de duchas terapéuticas y el aplicar una u otra dependerá del problema que se quiera tratar.

presión de agua. El agua se proyecta sobre la zona que se desea tratar y se aplica durante aproximadamente cinco minutos. Tiene como función disminuir las contracturas musculares, relajar cualquier punto de tensión y estimular la circulación.

**Lluvia:** los agujeros de la ducha deben tener un milímetro de diámetro, con lo que se logra una fuerte presión de salida del agua. Dura unos cinco minutos y la temperatura del agua debe ser templada o caliente.

**Vapor:** se usa en caso de problemas de las vías respiratorias, como la bronquitis. Consiste en proyectar un chorro de vapor sobre el tórax.

## Chorro

El chorro de agua a alta presión a través de un solo agujero tiene un efecto revitalizante y vigorizante. El chorro permite concentrar la presión del agua sobre un punto determinado del cuerpo. Se usa con más o menos presión y temperatura dependiendo de los efectos pretendidos. Puede ser de cuerpo completo o, preferentemente, zonal.

La aplicación de frío en la planta de los pies reduce la circulación cerebral; en los músculos, la circulación pulmonar; en la espalda repercute en la pituitaria, y en una oreja eleva la frecuencia cardiaca.

Para tratar la anorexia se puede tomar un baño, dar fricciones y preferentemente un chorro de agua fría en todo el cuerpo.

Sobre el tórax se usa en tratamientos de las vías respiratorias; y sobre el abdomen en tratamientos de trastornos digestivos.

Los chorros de baja presión se los puede dar fácilmente uno mismo en casa. Se aplica sobre la zona elegida focalizando el chorro en la parte alta, dejando caer el agua por toda ella. Se puede ir cambiando la zona de aplique y la intensidad del chorro moviendo

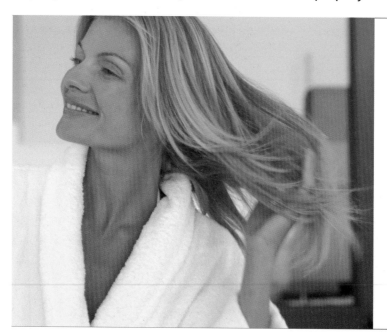

El chorro de agua a alta presión a través de un solo agujero tiene un efecto revitalizante y vigorizante.

el conducto, acercándolo o alejándolo. La presión del agua sobre el cuerpo genera un efecto relajante en el organismo.

## Baños

En los baños se usa la inmersión del cuerpo total o parcialmente. La temperatura del agua puede ser caliente o fría, creciente, decreciente o alterna, según los efectos que queramos lograr.

Los baños completos se hacen en una bañera o similar. Su objetivo principal es la relajación del cuerpo. El agua puede usarse con más o menos temperatura.

Los baños parciales se administran sobre una parte específica del cuerpo, como son los brazos, pies y pantorrillas o bajo vientre.

De pie, con los pies sumergidos en una palangana con agua caliente a la altura de los tobillos y durante unos diez minutos se logra una buena relajación de todo el cuerpo.

Se puede usar bien un solo recipiente, o bien dos con temperaturas distintas para ir alternando la inmersión. Los pies cansados encuentran un gran alivio con este sistema alterno.

En los baños de contraste se introduce el cuerpo o partes de él en agua a diferentes temperaturas de forma alterna.

Con el agua fría, el sistema nervioso recupera y eleva su vigor, y el agua caliente tiene un efecto sedante debido a la vasoconstricción y a la vasodilatación.

El agua fría contrae los vasos periféricos y al principio la piel palidece, pero enseguida enrojece, se aminora la presión arterial y aumenta la frecuencia cardiaca.

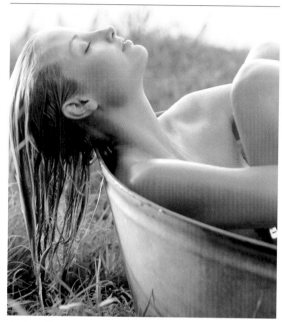

En los baños, la temperatura del agua puede ser caliente o fría, creciente, decreciente o alterna, según los efectos que queramos lograr.

Un baño de asiento de agua tibia durante unos quinces minutos alivia las hemorroides.

Las quemaduras, especialmente las solares, pueden aliviarse al sumergir la zona afectada en agua fría durante cinco a quince minutos.

El cuerpo sometido al agua caliente tiene un efecto vasoconstrictor con hipertensión y luego se produce una vasodilatación con hipotensión. El agua tan caliente como pueda tolerarse alivia las jaquecas y migrañas, tiene un efecto relajante, incluso sedante, y alivia el dolor de las articulaciones. Para aprovechar bien sus cualidades terapéuticas, es importante que estos baños sean de corta duración. Unos pocos minutos son suficientes. Se puede acabar abriendo el grifo del agua fría para enfriar el agua o dándose una ducha de agua fría.

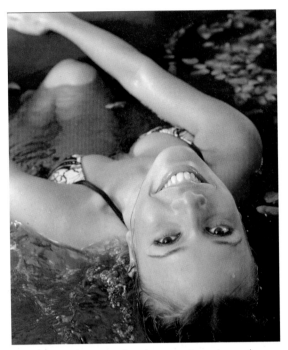

También podemos aplicar la cromoterapia en el agua de la bañera. Disoluciones de diferentes colores tienen, asimismo, un notable efecto en nuestro organismo.

El efecto positivo del baño, de las envolturas, compresas, friegas, incluso de los chorros y duchas se incrementa con la adicción al agua de ciertos compuestos según cada caso.

– Agua marina.
– Algas.
– Barro.
– Arena.
– Flores de heno.
– Cola de caballo.
– Paja de avena.

Existe una amplia variedad de baños, la cuestión es conocer cuáles se adaptan mejor a nuestras necesidades.

Lo principal del baño es su efecto relajan-

te. Al sumergirnos en el agua nuestro peso corporal se reduce en un noventa por ciento, lo que disminuye la presión sobre las articulaciones y los músculos produciendo una agradable sensación de laxitud y bienestar.

Para mejorar su efecto relajante debemos crear un ambiente propicio: es importante encontrar al menos una media hora en la que no vayamos a ser interrumpidos y podamos desconectar el teléfono. La música relajante y una luz tenue ayudan a crear ambientes relajantes.

También podemos aplicar la cromoterapia en el agua de la bañera. Geles, esencias y disoluciones de diferentes colores tienen, asimismo, un notable efecto en nuestro organismo.

Azul turquesa: relaja y disuelve la energía negativa.
Naranja: es vitalizante y estimulante sexual.
Rosa: produce armonía y paz interior.
Verde claro: da serenidad.

El factor principal para obtener los mejores beneficios terapéuticos es la temperatura del agua. El agua caliente dilata los vasos sanguíneos, favorece la transpiración y relaja las articulaciones y los músculos, y hace fluir la sangre y el calor hacia la superficie del organismo. La temperatura ideal del agua para obtener los mejores beneficios de un baño relajante oscila entre los treinta y los treinta y seis grados centígrados.

Pero si se prolonga en demasía, provoca debilidad y mareos, además el corazón tiene que hacer más esfuerzo. En caso de estar mucho tiempo sumergido, lo mejor es que el agua esté templada, ya que disminuye la tensión muscular e interviene sobre las terminaciones nerviosas subcutáneas.

Si nos introducimos durante poco rato en agua fría nuestro ritmo cardiaco aumenta, se activa la circulación y se tonifica la piel.

*Baño con esencias florales*

Si queremos aumentar los benéficos efectos de los baños terapéuticos podemos añadir al agua unas gotas de aceites esenciales. La aromaterapia y las esencias florales son una gran ayuda al ser combinadas con la hidroterapia.

Al bañarnos, el agua caliente y el vapor hacen que los poros de la piel se abran y estén más receptivos a las propiedades terapéuticas y curativas de hierbas y plantas.

*Propiedades de los aceites:*

Aceite de albahaca: estimula y eleva el ánimo.

Aceite de eucalipto: es estimulante y balsámico.

Aceite de jazmín: calma la ansiedad y mejora los estados de tristeza, la depresión y la falta de confianza.

Aceite de lavanda: combate el insomnio y los dolores musculares. Es relajante y tonificante.

Aceite de menta: es estimulante, refrescante y analgésico.

Aceite de pino: es relajante y antirreumático.

Aceite de romero: relaja y desinfecta.

Aceite de rosas: actúa sobre el sistema nervioso y alivia la tensión.

También podemos preparar una infusión doble de hierbas con efectos similares a los aceites y la añadimos al agua de la bañera. Manzanilla, menta, valeriana, jengibre, paja y hojuelas de avena, tilo, tomillo, azahar, salvia, madera de cedro, limón, rosa, árbol de té, vinagre de manzana, naranja, romero, saúco, eucalipto, entre otros también competentes, son excelentes aliados de nuestro baño. Asimismo, podemos añadir un buen puñado de sal gorda para semejar

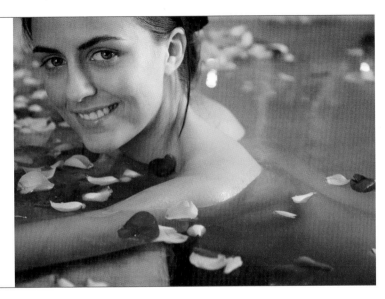

El factor principal para obtener los mejores beneficios terapéuticos es la temperatura del agua. La aromaterapia y las esencias florales son una gran ayuda al ser combinadas con la hidroterapia.

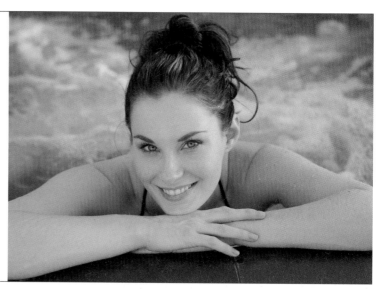

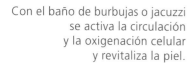

Con el baño de burbujas o jacuzzi se activa la circulación y la oxigenación celular y revitaliza la piel.

las condiciones de las aguas marinas, así como bicarbonato y almidón.

### Baño con hierbas aromáticas

Echamos en el agua del baño una infusión con diferentes hierbas aromáticas.

Relajante y somnolencia: tilo, tomillo y azahar.

Antidepresivo: naranjo y romero.

Fatiga mental: saúco, eucalipto seco y menta seca.

Jaquecas, migrañas y estados nerviosos: manzanilla.

Cuidado de la piel: salvia.

### Baño de hidromasaje

Una bañera de hidromasaje masajea los músculos tonificándolos, además mejora el flujo sanguíneo y da más elasticidad a la piel.

### Baño de burbujas o jacuzzi

Este tipo de baño con burbujas de aire mezcladas con agua a presión ejerce un masaje intenso y estimulante sobre la piel, el tejido conjuntivo, los músculos y las terminaciones nerviosas, lo que produce una relajación del cuerpo y una placentera sensación de bienestar. Además activa la circulación y la oxigenación celular y revitaliza la piel.

### Baño de flotación

Se fundamenta en meterse en un tanque completamente cerrado e insonorizado. En el interior el agua está a treinta y seis grados, la misma temperatura de nuestro cuerpo, y con un elevado nivel de salinización. En este ambiente aislado de todo ruido, similar al útero materno, nuestro cuerpo flota sin esfuerzo, sin tensión muscular, y se crea una sensación de ingravidez, lo que favorece una relajación profunda.

El baño de flotación alivia el estrés, los dolores y relaja; al mismo tiempo activa la mente. Al eliminar el noventa por ciento de las señales externas que llegan al sistema nervioso y al cerebro, entramos enseguida en un profundo estado de relajación física y mental. Está indicado en casos de: insomnio, depresión, ansiedad, fatiga, dolores articulares, lesiones, dolores crónicos, reumatismo, artritis, cefalea, migraña, dermatitis, psoriasis, etc.

### Baño de asiento

Consiste en sumergir la pelvis en agua caliente o agua fría. Se emplea en personas que padecen cólicos uterinos, dolor de ovarios o testículos y para las hemorroides, para el estreñimiento, inflamaciones, para el flujo vaginal y la impotencia.

Las hemorroides se tratan con un baño frío de asiento, o de medio cuerpo, ayudado por una compresa fría en la región lumbar.

### Baño de pies y manos

Son muy eficaces contra el insomnio, la garganta inflamada, los cólicos menstruales, los resfriados, dolores de cabeza, calambres en los pies, piernas y dolores de gota.

Los baños de pies alternando agua caliente y fría producen un importante efecto en las zonas donde se localizan los reflejos nerviosos de los pies.

Al sumergirse en el baño, los primeros cinco minutos hay que tratar de no hacer nada y relajar la mente.

Una vez relajados, podemos darnos un masaje por todo el cuerpo con un guante de crin, preferentemente en dirección al corazón. Al finalizar el baño nos damos una ducha fría de forma ascendente, es decir, empezando por los pies y acabando en la cabeza, que servirá de masaje estimulante.

Los baños relajantes nunca deben exceder los quince minutos, de lo contrario el agua caliente resecará la piel y tendrá un efecto desvitalizante.

Al salir del agua, hay que abrigarse bien con un albornoz, por ejemplo, y tumbarse durante unos cuantos minutos. Después, un suave masaje con una buena crema hidratará la piel.

## Baños de vapor

Hay una amplia variedad de baños de vapor: sauna finlandesa, baños turcos, termas romanas, etc. Estos baños tienen múltiples y beneficiosos efectos:

Acné: con el vapor los poros se dilatan y se produce una limpieza profunda de la piel.

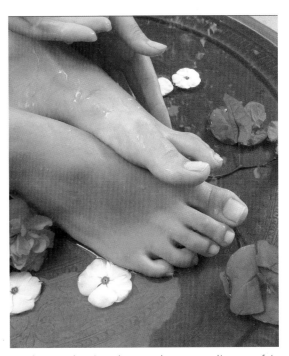

Los baños de pies alternando agua caliente y fría producen un importante efecto en las zonas donde se localizan los reflejos nerviosos de los pies.

Toxinas: el vapor ayuda a eliminar las toxinas a través de la piel.

Vías respiratorias: el baño de vapor tiene excelentes efectos saludables sobre los bronquios, la garganta y la nariz.

Sistema nervioso: Tienen un efecto calmante y relajante.

## Sauna

La sauna es un baño de vapor o de sudoración que consiste en una pequeña estancia cerrada y un elemento generador de calor que provoca una temperatura elevada, que oscila entre los ochenta y los cien grados centígrados. No produce quemaduras ya que la sauna clásica tiene una humedad muy baja, calor seco, y, por lo tanto, no llega a quemar.

Generalmente las saunas se toman en un recinto con diferentes alturas en el que las paredes, el techo y los asientos son de madera y está provista de una estufa alimentada con leña o con electricidad, que calienta piedras a las que se arroja agua para generar vapor.

Hay dos modalidades: sauna húmeda o seca.

La húmeda consiste en crear una temperatura que no es mayor de sesenta grados y una humedad elevada.

La seca tiene una temperatura cercana a los cien grados y por el contrario tiene una humedad baja que no supera el veinte por ciento.

La sauna, como efecto inmediato, provoca una rápida e intensa sudorización, se abren los poros, se eliminan toxinas y se produce una regeneración celular y una limpieza de la piel, se regula la presión sanguínea, se dilatan los bronquios y mejora el ritmo cardiaco y circulatorio. Para incrementar el efecto positivo sobre los bronquios y el sistema respiratorio se puede añadir al vapor aceite de mentol o de eucalipto.

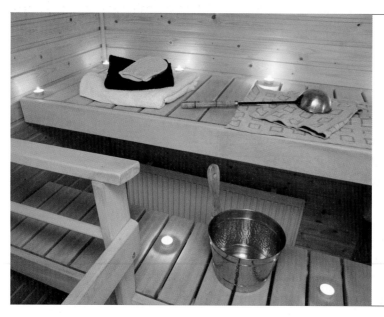

La sauna es un baño de vapor o de sudoración que consiste en una pequeña estancia cerrada y un elemento generador de calor que provoca una temperatura elevada.

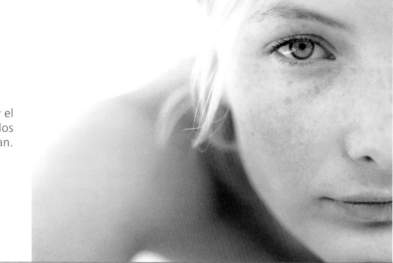

Si combinamos el calor seco y el húmedo con frío y masajes, los beneficios corporales se elevan.

Si a la sesión de calor se suma posteriormente un rápido enfriamiento, los efectos benéficos se amplían exponencialmente.

Un sistema muy eficaz para intensificar los efectos es mediante el escalonamiento de la temperatura. Una primera fase de veinticinco grados, una segunda de cuarenta grados y una tercera a sesenta grados. Cuanto más abajo nos situemos en el interior del receptáculo, más calor recibiremos.

Si combinamos el calor seco y el húmedo con frío y masajes, los beneficios corporales se elevan y se generan menos exigencias físicas al organismo.

A la sauna también se pueden sumar los efectos benéficos de la ducha fría.

Con el calor se dilatan los vasos capilares de la piel para tratar de mantener la presión sanguínea, que en principio tiende a reducirse. El ritmo cardiaco se eleva, lo que genera un incremento de la circulación en la superficie de la piel, similar a lo que sucede cuando andamos a buen ritmo.

Los beneficios de la sauna radican en la estimulación de la circulación sanguínea y en el aumento de la frecuencia cardiaca con el propósito de aumentar el flujo sanguíneo y la eliminación de toxinas. La sauna reduce los dolores y alivia la artritis reumatoide, ya que ejerce un efecto positivo sobre el sistema locomotor y sobre las emociones, además de aliviar el dolor. Asimismo, provoca una relajación muscular y mejora la capacidad respiratoria. Está especialmente indicada para aliviar los dolores reumáticos, el insomnio, las lesiones musculares, contracturas y lumbalgias, y reduce la celulitis.

Asimismo, expulsa del organismo metales pesados, como plomo, mercurio, zinc, níquel o cadmio, así como el alcohol y la nicotina. Combate el colesterol y eleva la capacidad defensiva del organismo y elimina virus y células tumorales. Libera endorfinas y, por lo tanto, ayuda a combatir el insomnio, la ansiedad y el estrés.

La sauna también tiene un importante efecto sobre la psique. La elevada temperatura ejerce una notable sensación en las ter-

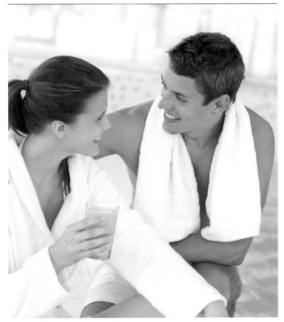

Al acabar, hay que reponer los líquidos perdidos, bebiendo agua mineral o zumos de fruta no muy concentrados.

minaciones nerviosas que aminora los impulsos sensitivos que van de la epidermis al cerebro y se genera una mayor emisión de endorfinas, con lo que además de aliviar el dolor y las molestias y mejorar la calidad del descanso, se produce una relajación y una consecuente reducción del estrés. Como bien dice una máxima escandinava: en la sauna se evapora hasta la ira.

Antes de entrar en una sauna, nos damos una ducha con agua tibia, y entramos en la sauna con la piel húmeda y limpia.

En la sauna no deberíamos entrar después de haber comido, y durante el tiempo de estancia es mejor no beber para no trastocar la desintoxicación del organismo. Al acabar, hay que reponer los líquidos perdidos, bebiendo agua mineral o zumos de fruta no muy concentrados.

En la sauna hay que permanecer quietos y preferentemente en silencio para no saturar el aparato respiratorio y la circulación sanguínea y dejar que el sudor salga naturalmente sin frotar la piel para evitar irritaciones.

Es recomendable no sobrepasar los quince minutos por sesión, con un máximo de tres sesiones.

La mejor posición para estar dentro de la sauna es tumbada o sentada con los pies sobre el asiento. De esta forma, el cuerpo recibe una temperatura uniforme. Al cabo de unos minutos, entre cinco y un máximo de quince, hay que salir para que el cuerpo se refrigere y descansar antes de abandonar o repetir la sesión. Es conveniente levantarse poco a poco, dejar los pies colgando antes de levantarnos para que la circulación se vaya adaptando a la posición vertical. Una incorporación súbita puede hacer que la sangre se acumule y provoque sensación de vértigo o mareo.

En la primera entrada, nos sentamos en el banco inferior y, pasado el tiempo fijado de quince minutos máximo, salimos y nos duchamos con agua fría.

Volvemos a entrar y nos tumbamos en el banco superior de la sauna, y nos relajamos durante unos diez minutos. Salimos y nos duchamos con agua fría.

Volvemos a entrar cinco minutos más, sentados en la parte de arriba, y salimos terminando con una ducha de agua fría. Ahora, también podemos acrecentar el efecto positivo frotando con un guante de crin o una manopla exfoliante para quitar bien el sudor, las impurezas y las células muertas.

Al salir, lo más indicado es darse una ducha

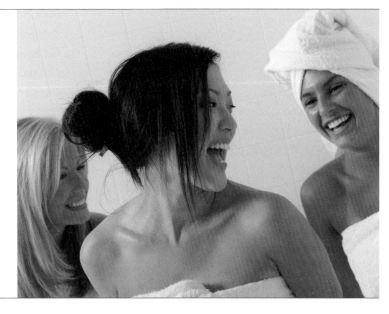

Como bien dice una máxima escandinava: en la sauna se evapora hasta la ira.

con agua fría, aunque si la presión sanguínea es alta, es preferible que el agua esté templada, en ningún caso caliente. Dirijamos el chorro desde las piernas y los brazos hacia el corazón para estimular el ritmo cardiaco.

Así combinamos las excelencias de la sauna con las de la ducha e incluso el baño. Un baño completo en agua fría hace reaccionar los vasos sanguíneos y eleva la presión arterial.

Finalmente, sin movimientos bruscos, nos tapamos bien y esperamos tranquilamente, porque la bajada de tensión enlentece los movimientos. Mientras tanto, podemos beber agua u otras bebidas como zumos para recuperar minerales y rehidratarnos, ya que podemos llegar a perder hasta dos litros de agua en forma de sudor junto a las toxinas expulsadas.

Es importante que no caminemos descalzos en saunas, duchas o piscinas públicas; podríamos coger verrugas o infecciones como el pie de atleta. Utilicemos siempre zapatillas de goma.

### El guante de crin

El guante de crin es un eficaz y placentero instrumento de salud y belleza. En realidad, es una especie de guante o una manopla que tiene una parte más áspera, que permite el aseo corporal y el cuidado de la piel.

Su uso nos ayuda a relajarnos mientras nos bañamos o duchamos. Con agua fría es estimulante y con agua caliente relajante.

El baño y la ducha, gracias al guante de crin, mejoran sus prestaciones, especialmente en el tratamiento de la piel de naranja, en la limpieza de la piel, en la eliminación de las células muertas, en la reactivación del flujo sanguíneo y, además, sirve para prevenir y tratar la celulitis.

### Consejos:

– No usar estas técnicas después de haber comido. Siempre antes de comer. No es conveniente entrar en una sauna con hambre o con el estómago lleno. Hay que dejar pasar al menos una hora desde la última comida y si ha sido copiosa hasta dos horas.

– Durante la aplicación no hay que beber líquidos, ya que impediría la desintoxicación del organismo.

– Después de la sauna no hay que ducharse con agua caliente, sino templada o preferentemente fría.

– No darse aplicaciones frías cuando el cuerpo está también frío.

– Es mejor que las aplicaciones de agua caliente finalicen con una aplicación fría y corta. De esta manera, por la reacción, se produce una mayor vasodilatación.

– Después del tratamiento es preferible descansar al menos quince minutos.

– Antes de entrar a la sauna es conveniente darse una ducha, al igual que al salir, y secarse bien la piel para eliminar bien el sudor e impedir la aparición de irritaciones y eccemas.

– No conviene realizar ejercicios gimnásticos dentro de la sauna, y es mejor guardar silencio.

– Ante cualquier síntoma desagradable (mareo, palpitaciones...), interrumpir la práctica.

– Es importante seguir estas aplicaciones bajo control médico, especialmente las personas con problemas cardiovasculares, con la tensión alta o con trastornos circulatorios.

## Baño turco o hamam

Una alternativa a la sauna es la que consiste en un edificio con salas a diferentes temperaturas: la primera, a cuarenta y cinco grados centígrados; la segunda, a cincuenta y cinco y la tercera, a setenta, con calor seco,

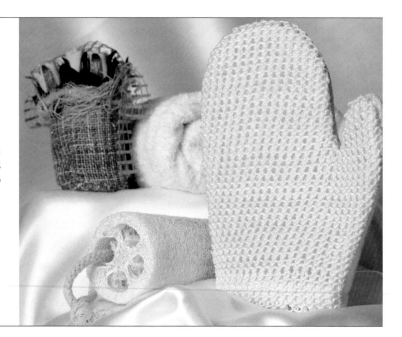

El uso del guante de crin mientras nos bañamos nos reactiva el flujo sanguíneo y previene la celulitis.

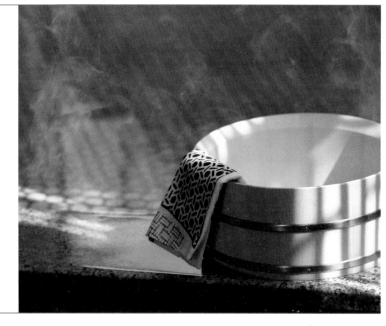

Las aguas termales proceden del interior de la tierra y aportan muchos beneficios para el organismo.

calor húmedo, frío y finalmente masaje. De esta manera, se estimula, depura y limpia el cuerpo, y tiene unas ventajas terapéuticas similares a las de la sauna.

## Temascal

El temazcal o temascal es un baño de vapor unido a un ritual que se realiza en una pequeña choza, generalmente hecha de hierbas y barro, cerrada y con una entrada muy pequeña. El suelo es de tierra y suele estar más bajo que el exterior.

El vapor se origina echando una infusión de plantas medicinales sobre piedras al rojo vivo. En su interior, se realiza una ceremonia o ritual de purificación que persigue la depuración física, emocional y espiritual.

Al salir del interior, es recomendable darse una ducha con agua fría y estar relajados y en silencio.

El temascal tiene los beneficios terapéuticos de un baño de vapor clásico y un valor espiritual añadido.

## Baños termales

Las aguas termales proceden del interior de la tierra, emergen a altas temperaturas, y aportan muchos beneficios para el organismo. Son aguas ricas en minerales, como hierro, fósforo, flúor, bromo, boro, yodo, sodio, cromo, arsénico o silicio carbónico.

Según su temperatura y su composición tendrán unas propiedades y aplicaciones diferentes.

Las aguas termales tienen las siguientes propiedades terapéuticas:

– Estimulan las defensas del organismo.

– Mejoran el flujo sanguíneo.

– Depuran la sangre.

– Efecto calmante y analgésico.

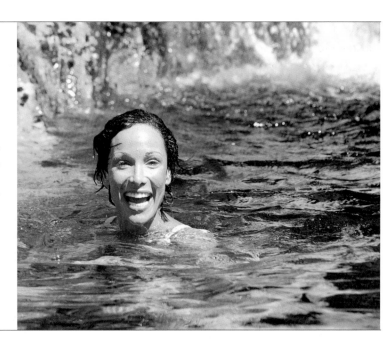

El efecto térmico del baño termal hace que los minerales del agua sean absorbidos en pequeñas concentraciones por la piel.

– Efecto sedante y relajante.
– Efecto tónico y reconstituyente.

Podemos clasificar las aguas termales por su origen, temperatura y contenido en minerales.

Origen:
– Magmáticas: tienen su origen en filones metálicos y su temperatura suele ser alta, hasta cincuenta grados centígrados. Son ricas en arsénico, boro, cobre, fósforo, etc.
– Telúricas: afloran en cualquier lugar. Son ricas en bicarbonatos, cloruros, sales de cal, etc.

Temperatura:
– Hipertermales: más de cuarenta y cinco grados.
– Mesotermales o calientes: entre treinta y cinco y cuarenta y cinco grados.

– Hipotermales o poco frías: entre veintiún grados y treinta y cinco.
– Frías: menos de veinte grados.

Por su contenido en minerales:
– Bicarbonatadas: contienen bicarbonato.
– Cloruradas: contienen cloro.
– Ferruginosas: ricas en hierro.
– Sulfatadas: contienen azufre, y a veces sodio, calcio o magnesio.
– Sulfuradas: contienen azufre.

El efecto térmico del baño termal hace que los minerales del agua sean absorbidos en pequeñas concentraciones por la piel.

Una vez absorbidos, los minerales se depositan en el tejido celular debajo de la piel, en donde activan el metabolismo.

Las aguas termales tienen un notable efecto terapéutico: acción relajante sobre las contracturas y la tensión neuromuscular.

Los spa ofrecen diferentes técnicas terapéuticas de hidroterapia: chorros, saunas, baños, etc. En el spa se utilizan tratamientos sin presión: baños con sales, salinos, con extractos vegetales, termales; tratamientos con presión: chorros, duchas, baños de burbujas; así como tratamientos térmicos: aplicaciones de hielo o agua helada, técnicas de calor y baños de vapor.

## Tratamiento del agua

Para eliminar el uso de cloro, que tantos daños puede causar en nuestro organismo, en el tratamiento de las aguas de baños y piscinas, los acondicionamientos de agua mediante sistemas magnéticos presentan una elevada eficacia. Si se les añade sulfato de cobre (quince partes por millón), se pueden usar durante todo el año sin necesidad de renovarlas. Asimismo, la desinfección con rayos ultravioleta se conoce desde hace bastante tiempo como una alternativa natural a la desinfección con cloro. La luz ultravioleta modifica la configuración química del ADN de las células, impidiendo la reproducción de microorganismos.

Precisamente en un estudio realizado por investigadores del Centro de Investigación en Epidemiología Ambiental y el Instituto de Investigación del Hospital del Mar de Barcelona se concluye que la combinación entre el cloro y otros desinfectantes del agua y la materia orgánica natural o la generada por los bañistas mediante el sudor, la orina y las células que se desprenden de la piel, origina sustancias que pueden causar mutaciones permanentes del ADN y alteraciones respiratorias. Se destaca que

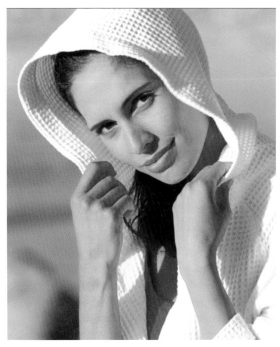

Las aguas termales tienen un notable efecto terapéutico: acción relajante sobre las contracturas y la tensión neuromuscular.

los efectos positivos para la salud de la natación, serían aún mayores si se redujesen los niveles de los productos químicos utilizados en la desinfección del agua. Las personas expuestas en la ducha, el baño o la piscina a través de la piel y el aire inhalado de los subproductos de la desinfección del agua potable tienen un mayor riesgo de sufrir cáncer de vejiga.

## La talasoterapia

Mientras que la hidroterapia usa el agua potable ordinaria, la talasoterapia emplea aguas saladas de mar o de lago.

La talasoterapia es la terapia a través, preferentemente, del agua de mar, ya que contiene más de ochenta compuestos necesarios para el buen funcionamiento del organismo, especialmente sodio y potasio, reguladores de la cantidad de agua en las células y los tejidos.

De hecho, el agua de mar tiene una composición similar al plasma sanguíneo, y al sumergirnos en ella gracias a la absorción osmótica a través de la piel, los compuestos marinos, como el yodo, el potasio o el zinc pasan al organismo reequilibrándolo.

Incluso, sólo por el hecho de estar en la orilla del mar se obtienen grandes beneficios para el organismo. La brisa marina y andar por la arena ayudan a nuestro organismo a mantenerse bien. Un paseo por la arena de la playa masajea los pies y activa la circulación en las piernas. El aire marino tiene propiedades antisépticas, antibióticas y estimula las defensas y produce bienestar. Se produce una relajación del cuerpo y la tensión arterial disminuye especialmente debido al efecto de los iones negativos, al yodo y al ozono presentes en el aire marino. Esta brisa cargada de iones negativos tiene un efecto relajante y antidepresivo.

Gracias a que la densidad del agua de mar es dos veces y media la del agua dulce, el movimiento del mar es muy beneficioso; las olas provocan un efecto tonificante que equivale a un hidromasaje para el cuerpo.

La arena húmeda de las playas contiene una alta concentración de minerales. Este barro se aplica directamente sobre la piel mezclado con agua de mar para que los minerales y oligoelementos pasen al organismo a través de la piel.

Está indicada en trastornos del aparato locomotor (reuma, osteoporosis, artritis), respiratorio (asma, faringitis) y del sistema circulatorio (edemas, circulación sanguínea), nervioso (estrés, ansiedad, depresión), piel (psoriasis, dermatitis), menopausia, dolor, lesiones, celulitis, etc.

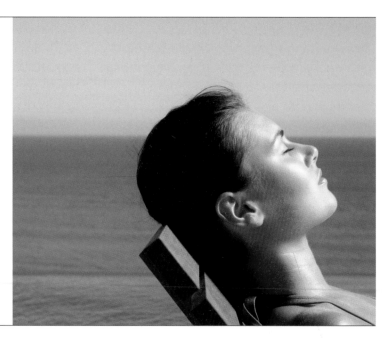

El agua de mar tiene una composición similar al plasma sanguíneo, al sumergirnos en ella gracias a la absorción osmótica a través de la piel reequilibra el organismo.

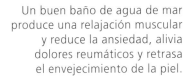
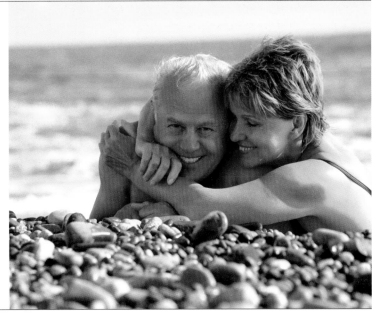

Un buen baño de agua de mar produce una relajación muscular y reduce la ansiedad, alivia dolores reumáticos y retrasa el envejecimiento de la piel.

Un buen baño de agua de mar produce una relajación muscular y reduce la ansiedad, mejora la capacidad respiratoria y la circulación sanguínea, elimina toxinas, alivia dolores reumáticos y musculares y retrasa el envejecimiento de la piel.

El agua de mar también tiene unas magníficas cualidades al beberla. La presencia de oligoelementos esenciales es una de las razones de su efectividad en el tratamiento de enfermedades.

## La algoterapia

Las algas son unos de los primeros organismos vivos que surgieron en nuestro planeta, y responsables de más de la mitad del oxígeno que respiramos.

Gracias a las propiedades terapéuticas de las algas marinas, especialmente las laminarias, el fucus y la lechuga de mar, se pueden tratar diversas enfermedades y dolencias. Son ricas en vitaminas A, B, C, E, F y K, aminoácidos, proteínas, clorofila, mucílagos, fósforo, potasio, azufre, magnesio, calcio, yodo, zinc, hierro y selenio, elementos que absorbemos a través de los poros de la piel.

Como alimento las algas aportan a nuestra dieta multitud de nutrientes, que sirven para cuidar nuestro cuerpo desde dentro y desde fuera. Las algas marinas son antitumorales, antibacterianas y antivirales, y son un suplemento alimenticio muy completo con propiedades antisépticas, desintoxicantes, saciantes y laxativas.

Como alimento o como complemento alimenticio, algunas clases de algas nos ayudan en los estados de fatiga, convalecencia, desmineralización, reuma, envejecimiento prematuro y en dietas de adelgazamiento y nos aportan una gran cantidad de nutrientes muy necesarios para nuestro organismo.

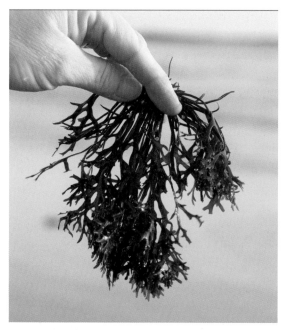

Por medio de la envoltura con algas, el cuerpo absorbe muchos oligoelementos que le ayudan a remineralizarse.

Las algas permiten tratar estados de malnutrición y desequilibrios alimentarios, tan comunes hoy en día. En forma de complementos alimenticios, aportan los nutrientes necesarios para revitalizar nuestro organismo.

Para más información: www.lineavital.es

En talasoterapia se envuelve el cuerpo con diferentes algas o se toman baños con algas. El fitoplancton libera en el agua del mar sustancias antivirales y antibacteriológicas, por lo que no se debe calentar más de treinta y seis grados.

Por medio de la envoltura con algas, el cuerpo absorbe muchos oligoelementos que le ayudan a remineralizarse. La envoltura de algas se aplica en todo el cuerpo o en una zona concreta. Tiene un efecto rela-

jante, quita el dolor y tiene propiedades antiinflamatorias, remineraliza el organismo al absorber los oligoelementos, elimina toxinas por sudoración y estimula la circulación linfática. Se recomienda especialmente en casos de reumatismo, secuelas de poliomielitis, traumatismos óseos y musculares, enfermedades de la piel, problemas de sobrepeso, edemas y celulitis. Regula la fisiología de la piel, previene el envejecimiento prematuro cutáneo, así como la higiene y reparación del rostro, del cuerpo y del cabello.

El baño con algas aporta al organismo sales minerales y oligoelementos muy concentrados, reduce el cansancio y el estrés y produce un gran efecto relajante, activa el metabolismo y estimula la circulación. Es ideal para pieles flácidas y contra la celulitis, y previene el envejecimiento prematuro de la piel.

El emplasto de algas calientes elimina toxinas.

El masaje con algas consiste en realizar masajes poniendo algas en la zona posterior del cuello, tórax, abdomen y extremidades. Con este masaje se consigue tonificar e hidratar la piel a la vez que tiene un gran efecto relajante.

Su aplicación elimina manchas de la piel y estrías y previene y retrasa los efectos del envejecimiento.

Como cosméticos se usan las algas para hacer cremas, jabones y mascarillas. Sirven para el tratamiento del acné y mantienen la piel fresca y limpia.

En general, los tratamientos con algas están indicados en casos de eccemas, acné, dermatitis, psoriasis, celulitis, flacidez y curas de adelgazamiento, problemas de lumbago, reuma u osteoporosis, y circulatorios, asma, faringitis, sinusitis, insomnio, cansancio, fatiga, estrés y depresión.

## Clases de algas

**Algas azules:** La más conocida y con mejores propiedades terapéuticas es la espirulina. Contiene más de doscientos cincuenta componentes distintos, de los cuales el setenta por ciento son proteínas. Hidrata y regenera la piel, ya que posee una amplia variedad de activos, así como disminuye la producción de sebo en el cuero cabelludo y, por tanto, controla la seborrea. Presenta una gran capacidad regeneradora de los fibroblastos, células fundamentales de la dermis, fabrica más colágeno y elastina y las defensas cutáneas aumentan su eficacia reduciendo la actuación de los radicales libres.

**Algas pardas:** La más importante es el *Fucus vesiculosus*, que estimula la síntesis del colágeno de la piel. Por su alto contenido en yodo, estimula la tiroides; y sus oligoelementos refuerzan el sistema vascular y combaten las retenciones de líquidos. En general, las algas pardas son ricas en aminoácidos, vitaminas y minerales, y contribuyen a frenar el proceso de envejecimiento.

**Algas rojas:** Existen más de cuatro mil especies. Por su composición semejante a la del líquido intercelular de la piel, la delesseria sanguínea es muy usada en cosmética.

**Algas verdes:** Hay más de siete mil clases de algas verdes. Se usan en la preparación de productos cosméticos. La *Ulva lactuca* hidrata, relaja, es antiestrés y dietética.

Para más información:
Web: ete.es

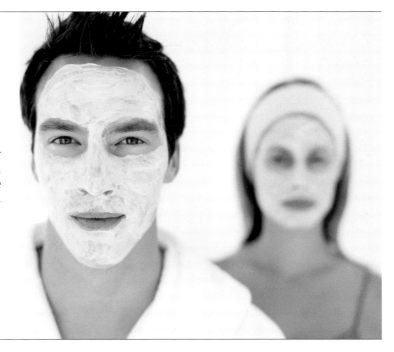

Las algas se usan para hacer cremas, jabones y mascarillas. Sirven para el tratamiento del acné y mantienen la piel fresca y limpia.

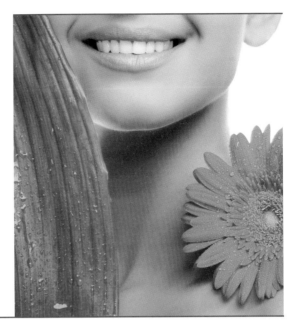

# CAPÍTULO 17

*Aromaterapia*

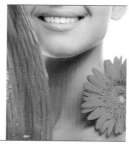

# CAPÍTULO 17

## Aromaterapia

La aromaterapia se usa como método de tratamiento y prevención, y especialmente eleva la capacidad de defensa del organismo en el ámbito físico y psíquico, e incluso en el espiritual.

La aromaterapia emplea aceites vegetales para optimizar la salud física y emocional. Es un método conocido desde la antigüedad para restablecer la armonía interior de la persona.

Al oler algo evocamos la memoria emocional, y por ello a través de determinados aromas activamos ciertas respuestas inconscientes que tienen una utilización terapéutica. Por ejemplo, el sistema límbico, centro de las emociones, está relacionado con el hipotálamo, la parte del cerebro vinculada con las glándulas sexuales y otras muchas funciones vitales del organismo.

Además de despertar determinadas emociones, la aromaterapia favorece la meditación, la concentración y el equilibrio y la armonía interior.

Hay dos formas de usar los aceites esenciales: por inhalación o aplicados en la piel.

Los componentes activos de los aceites y extractos vegetales se absorben fácilmente a través de la piel y penetran directamente en el organismo. De esta forma lo equilibran y armonizan a través de los meridianos energéticos y la circulación sanguínea y linfática, llegando a todos los órganos, aparatos y sistemas, a los tejidos y a las células.

Cada aroma natural tiene su propio olor y características sanadoras y se puede usar en cualquier lugar y momento, incluso mientras dormimos.

El olfato está activo en todo momento, y a través de él percibimos los olores del ambiente, de la naturaleza y de los demás. Todo lo existente posee un aroma característico, que transformamos en señales químicas. Éstas pueden ser agradables o no, favorables o desfavorables.

Hay ambientadores químicos que imitan los olores naturales, algunos de los cuales tienen una elevada toxicidad, como es el limoneno, considerado carcinógeno, que se usa como imitación del aceite esencial o el zumo de limón.

Los aceites esenciales son elementos orgánicos naturales que guardan la memoria de la planta de la que proceden. Son sustancias vivas, a diferencia de las sintéticas, que no contienen fuerza vital alguna.

En lugar de los tóxicos aromatizadores químicos, podemos usar sustancias naturales como el aceite de pino, la lavanda y el limón, y para crear un ambiente relajante nada mejor que el sándalo.

Una de las principales formas de uso de la aromaterapia es a través de aceites esenciales en masajes.

También se aplican mediante masaje a través de la piel. Los aceites esenciales, adecuadamente diluidos en agua o en otros aceites vegetales, conocidos como aceites base como el de almendras, aguacate, cacahuete y coco, entran por los capilares y llegan a todo el organismo a través de la corriente sanguínea.

Hay algunos aceites esenciales que es mejor no poner en contacto directo con la piel, caso de la bergamota, canela, clavo de olor, enebro, jengibre, limón, menta, pino o tomillo.

Lo más frecuente es que los aceites esenciales se diluyan en agua caliente para que el vapor del agua mezclado con las esencias se absorba a través de la respiración.

Los aceites esenciales se obtienen por destilación de diferentes plantas.

Los aceites esenciales no deben confundirse con las esencias florales, como las flores de Bach. Mientras que los aceites esenciales son muy aromáticos, las esencias florales no tienen olor.

Los aceites esenciales se obtienen de flores, árboles, frutos, hierbas, especias, semillas e incluso de extractos de origen animal, como son el almizcle o el ámbar gris. Poseen un aroma intenso, se evaporan con rapidez y son muy fluidos. De las más de ciento cincuenta variedades, cada una de ellas tiene un aroma y propiedades curativas diferentes.

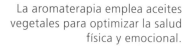
La aromaterapia emplea aceites vegetales para optimizar la salud física y emocional.

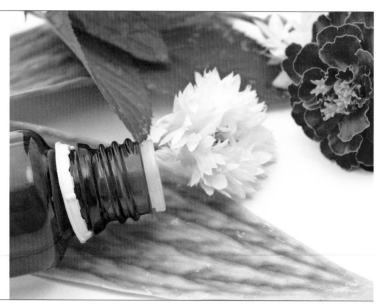

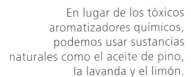

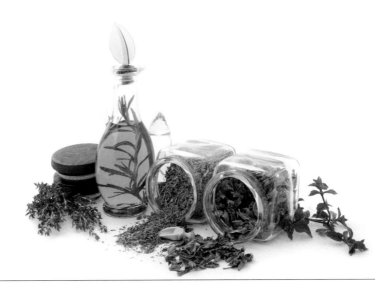

En lugar de los tóxicos aromatizadores químicos, podemos usar sustancias naturales como el aceite de pino, la lavanda y el limón.

Pero no debemos confundir los aceites esenciales con los aceites sintéticos, que pueden ser causa de toxicidad, alergias y quemaduras al ser aplicadas en la piel.

## Propiedades de los aceites esenciales

**Albahaca:** se usa contra la depresión, la fatiga mental, los dolores de cabeza y las migrañas, el acné, las úlceras y trastornos intestinales y en el tratamiento de infecciones respiratorias, asma, bronquitis. Tiene propiedades antivirales, antibacteriana, antisépticas y antiespasmódicas.

**Árbol de té:** es un tónico cardiaco y sudorífico y se utiliza contra las infecciones, los resfriados, la gripe, los catarros, las inflamaciones, el acné, las quemaduras o la cistitis por sus propiedades antiinfecciosas, antifúngicas, antisépticas, antibacterianas y antivirales.

**Bergamota:** es antiséptica, astringente, relajante, y se usa para combatir el estrés, la depresión, la ansiedad, la fatiga, la tensión, el acné, y para la piel y el pelo graso. Ayuda a curar las infecciones respiratorias y problemas pulmonares.

**Canela:** es afrodisíaca y estimulante, se usa contra la fatiga mental y la depresión.

**Cedro:** ayuda en casos de cabello seco y también graso, así como en tratamientos de la piel como dermatitis y eccema. Posee cualidades antisépticas, astringentes, diuréticas, expectorantes, y se usa contra el estrés.

**Enebro:** tiene un notable efecto sobre los procesos mentales y emocionales, especialmente en situaciones de desconcierto y fatiga.

**Eucalipto:** es muy favorable en casos de problemas respiratorios y tiene especialmente un efecto descongestionador.

**Geranio:** tiene propiedades astringentes, diuréticas y antidepresivas. Es relajante y ayuda a equilibrar las emociones. Tónico de la piel y repelente de insectos.

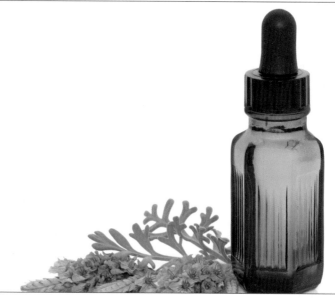

Lavanda. Alivia los dolores de cabeza, el insomnio y la depresión.

**Jazmín:** se usa como afrodisíaco, estimulante y tonificante, y contra la depresión. Posee propiedades antiespasmódicas y antisépticas.

**Jengibre:** se usa para aliviar los dolores reumáticos y musculares, así como en casos de desgana sexual y cansancio físico.

**Lavanda:** posee cualidades antisépticas, afrodisíacas, analgésicas y relajantes. Alivia los dolores de cabeza, el insomnio y la depresión.

**Mandarina:** es una fragancia fresca que difunde alegría en su entorno, y es un excelente calmante y sedante.

**Mejorana:** se usa en casos de soledad, angustia y ansiedad.

**Pino:** es un aceite estimulante del sistema nervioso, que da energía y bienestar.

**Rosa:** ayuda a la circulación sanguínea, es un hepático, laxante, purificador, así como sedante y regulador de las complicaciones menstruales y las emociones, es antidepresiva, y tiene propiedades antisépticas, antiespasmódicas, astringentes, cicatrizantes y estimulantes.

**Salvia:** tiene propiedades antisépticas, antiespasmódicas, astringentes, es calmante y antidepresiva.

**Sándalo:** es relajante, sedante, tonificante, afrodisíaco, y mejora las pieles secas. Es antidepresivo, antiséptico, antiespasmódico, astringente, cicatrizante y expectorante.

**Tomillo:** es antiséptico de las vías respiratorias. Tónico físico, mental y emocional, y se usa para mejorar la memoria.

Uno de los usos más eficaces de los aceites esenciales es en un baño de agua tibia. Así a través del agua y los poros abiertos actúan más profundamente, además de respirar los principios activos y los aromas que penetran profundamente en el organismo y nos llevan a un estado de relajación mental.

Podemos usar una sola esencia o mezclar varias para ampliar sus efectos, pero aun así normalmente no es necesario añadir más de ocho gotas de aceite esencial al agua para un baño.

Los evaporadores sirven para aromatizar una dependencia con la fragancia que queramos difundir en el dormitorio, el baño o en cualquier lugar que queramos ambientar o purificar.

## Efectos de los aceites esenciales en aromaterapia

– Afrodisíacos: amaro, angélica, canela, cardamomo, clavel, clavo, jazmín, jengibre, neroli, romero, rosa, sándalo, ylang-ylang.
– Antidepresivos: albahaca, bergamota, clavel, geranio, incienso, jazmín, lavanda, limón, mandarina, manzanilla, naranja, neroli, pomelo, rosa, sándalo, ylang-ylang.
– Equilibrantes: albahaca, bergamota, geranio, incienso, lavanda.
– Estimulantes: albahaca, canela, cardamomo, clavo, cilantro, eucalipto, hinojo, jengibre, menta, naranja, pino, pomelo y romero.
– Relajantes: ciprés, clavel, enebro, cedro, mandarina, manzanilla, mejorana, neroli, rosa, sándalo, ylang ylang.

## Cómo preparar aceites naturales

Una vez hemos elegido las hierbas con las que queremos conseguir un aceite natural, hacer nuestro propio aceite es fácil y sencillo. Veamos dos métodos.

Ponemos en un frasco de vidrio aceite de oliva o de almendras.

Envolvemos en una tela de algodón sin tratamientos químicos algunos manojos de las hierbas que queremos utilizar para nuestro aceite.

Introducimos en el frasco la tela con las hierbas y las dejamos en un lugar oscuro durante cuarenta días.

Filtramos el aceite y escurrimos la tela de algodón para conseguir más concentración, y ya tenemos nuestro aceite.

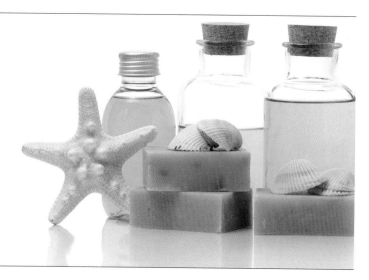

Uno de los usos más eficaces de los aceites esenciales es en un baño de agua tibia. Así penetran profundamente en el organismo y nos llevan a un estado de relajación mental.

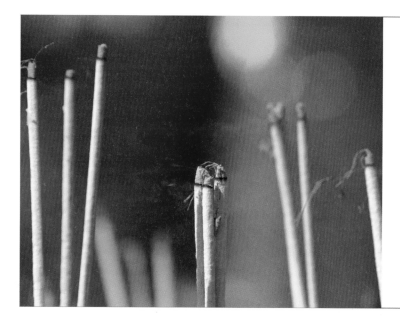

Para reconocer un buen incienso hay que fijarse en que cuando esté encendido humee poco y tenga un aroma agradable.

Ponemos en una olla de cocción lenta aceite de oliva o de almendras y añadimos los manojos de las hierbas que hemos elegido.

Dejamos cocer la mezcla a fuego muy lento entre cuatro a seis horas, dependiendo de la cantidad de hierbas.

Dejamos enfriar y desmenuzar las hierbas para que suelten todo su extracto y luego colamos la mezcla.

## Incienso

Cuando quemamos incienso se emiten al aire una serie de sustancias psicoactivas que inhalamos. Hay inciensos, como el de la resina *Boswellia papyrifera*, que activa unos canales iónicos específicos de las neuronas y puede aliviar la depresión y la ansiedad.

De la madera de sándalo se extrae un perfume que tiene la propiedad de relajar cuerpo y mente.

La energía, las vibraciones armónicas que emiten las hierbas, flores, raíces y cortezas son un regalo aromático de la naturaleza.

Ciertos aromas inciden de forma favorable sobre la psique y las emociones.

Los inciensos naturales son la alternativa a los ambientadores artificiales e inciensos tóxicos, tan nocivos que algunos sirven para eliminar insectos como moscas, mosquitos, etcétera.

Para reconocer un buen incienso hay que fijarse en que cuando esté encendido humee poco y tenga un aroma agradable, y cuando esté apagado no huela apenas. Si despide un olor fuerte, denota que lleva sustancias químicas, colorantes y aromas artificiales.

Si ponemos a unos pocos centímetros del incienso quemándose una tela de algodón blanco, veremos que si es tóxico el humo dejará una huella inconfundible, en muchos casos por el fósforo que se le añade para facilitar que se queme.

El color de un incienso natural debe ser de tonos terrosos.

Hay inciensos para todas las situaciones, desde los relajantes, calmantes o los que fomentan la concentración o el erotismo.

**Azahar:** genera optimismo, alegría y se usa como afrodisíaco.

**Eucalipto:** purifica el ambiente, es relajante y activador de la energía vital.

**Geranio:** tiene efectos relajantes y tranquilizantes. Es un potente armonizador del sistema nervioso.

**Jazmín:** invita al optimismo, se relaciona con la buena suerte, así como con la protección y la neutralización de las energías negativas, como la envidia.

**Lavanda:** es un aroma relajante del sistema nervioso, eleva el optimismo y el buen ánimo. Estimulante de pensamientos agradables, paz y armonía.

**Menta:** estimula la vitalidad y la respiración profunda. Ayuda en casos de trastornos de las vías respiratorias, así como de fatiga, depresión o tristeza.

**Pachuli:** agudiza los sentidos, aumenta el optimismo y el ánimo. Eleva las energías positivas y da confianza y seguridad.

**Pino:** es un buen tónico para activar el sistema neuromuscular y el sistema nervioso. Es un excelente purificador de aire.

**Romero:** purifica el aire interior de los edificios y activa la energía vital.

**Rosa:** trae calma y apertura, favorece el amor, el cariño, el afecto, la amistad y la paz y la armonía

**Sándalo:** es el incienso de la serenidad por excelencia. Crea buenas vibraciones y limpia su entorno de energías negativas. Favorece los estados de meditación y concentración, y es equilibrador de la psique y del sistema nervioso.

**Tilo:** es relajante del cuerpo y de la mente. Da confianza en uno mismo y paz interior.

**Tomillo:** es estimulante, genera vitalidad y activa la mente. Se usa en casos de depresión e induce al sueño profundo. Es desinfectante del ambiente interior de la vivienda.

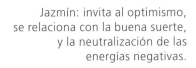
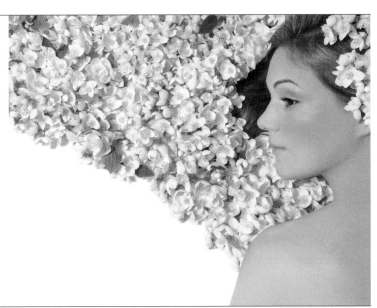

Jazmín: invita al optimismo, se relaciona con la buena suerte, y la neutralización de las energías negativas.

# CAPÍTULO 18

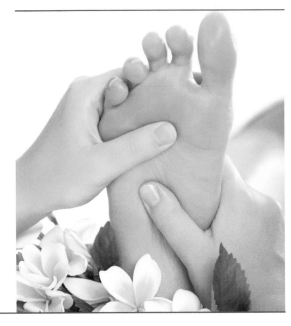

*Terapias alternativas*

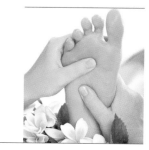

# CAPÍTULO 18

## Terapias alternativas

En los últimos tiempos hemos vivido un renacer de antiguos métodos de curación, basados en los recursos de la naturaleza y la sabiduría ancestral, así como de la nueva medicina natural.

Hoy en día disponemos de muchas terapias alternativas acordes a cada persona y sus circunstancias, ya que vemos que ante una misma terapia unos responden de una manera y otros de otra, por lo que deberemos informarnos de cuál es la terapia más apropiada a nuestro caso.

La enfermedad tiene una o varias causas y uno o varios métodos para lograr sanarla. En la mayor parte de las ocasiones, la causa está en los hábitos, en la alimentación, en el lugar donde vivimos y en el uso que le damos a la mente. Así que, en gran medida, la curación o el mantenimiento de la salud dependen de uno mismo. Incluso antes de que surjan los síntomas evidentes de la enfermedad, hay avisos que nos indican que algo no va bien y que debemos hacer cambios. Lo que sucede es que generalmente suele hacerse caso omiso a estas advertencias de nuestro propio cuerpo, y entonces la enfermedad aparece.

Hay métodos de medicina alternativa como la homeopatía y la naturopatía, nacidos en Occidente, otros venidos de Oriente como la medicina china tradicional y la ayurvédica, y otros como el shiatsu que fusionan ambos conocimientos. Unos abogan por el uso de la dieta adecuada o de complementos alimenticios y hierbas tradicionales; otros, también muy efectivos, son los sistemas de manipulación o movimiento del cuerpo, como la quiropráctica, la osteopatía y el masaje, o las terapias energéticas como el reiki u otras técnicas que tratan de estimular la capacidad de la mente para influir positivamente en las funciones del organismo, caso del yoga, la meditación, la música o la danza.

Todas estas terapias tienen sus ventajas y sus limitaciones, dependiendo de cada caso y de cada persona, pero buscan desde su propia óptica, de una forma natural, mejo-

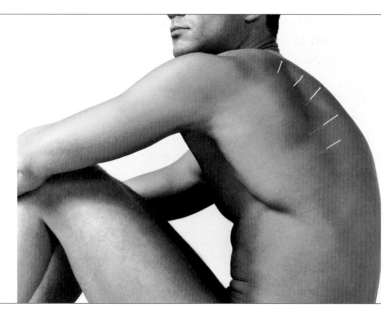

La acupuntura busca el equilibrio de la energía vital del organismo mediante la inserción de agujas en determinados puntos, situados en los canales energéticos del cuerpo.

rar la salud física, psíquica y espiritual del ser humano.

## Acupuntura

La acupuntura busca el equilibrio de la energía vital del organismo mediante la inserción de agujas en determinados puntos, situados en los canales energéticos del cuerpo. La energía fluye por el organismo por estos canales energéticos, uniendo todas las partes entre sí formando un sistema global.

Existen doce canales o meridianos fundamentales: corazón, pulmón, intestino grueso, triple calentador, intestino delgado, hígado, riñón, bazo-páncreas, estómago, vesícula biliar y vejiga. Además hay otros anexos que engloban unos ochocientos puntos donde se aplica la acupuntura.

La acupuntura actualmente está empleándose en muchos hospitales y centros médicos en todo el mundo, gracias a su eficacia en mitigar o eliminar dolores de todo tipo (dolores lumbares, de espalda y de cabeza, calambres musculares, esguinces, jaquecas, cefalea crónica, migrañas, artrosis, etc.), así como en el tratamiento de depresión, fibromialgia, enfermedades de la piel (eccema, acné, psoriasis), trastornos respiratorios (asma, tos o bronquitis), bucales (dolor de muelas, garganta, encías), adicciones (drogas, tabaco, alcohol...) o alteraciones endocrinas (obesidad, hipertensión, diabetes), alergias, insomnio, disfunciones visuales o trastornos ginecológicos.

La eficacia de la acupuntura se fundamenta en varios aspectos:

– El trastorno de cualquier órgano está representado y se refleja en otras partes del cuerpo.
– Las agujas provocan un aumento de la circulación sanguínea.
– Estimula la capacidad regenerativa del organismo.

– Las agujas adecuadamente implantadas activan la segregación de endorfinas, dopamina y neurotransmisores.

Se emplean de dos a ocho agujas, que se introducen en la piel a una profundidad de entre cuatro y veinticinco milímetros en diferentes puntos del cuerpo que estén obstruidos. Pueden estar en el mismo lugar desde unos segundos a varios días, aunque lo más frecuente es entre treinta y sesenta minutos y suelen necesitarse varias sesiones para ver resultados positivos.

Las agujas pueden ser de oro o de plata, aunque las usadas con más frecuencia actualmente son de acero inoxidable, para que puedan esterilizarse con facilidad, y también las hay desechables.

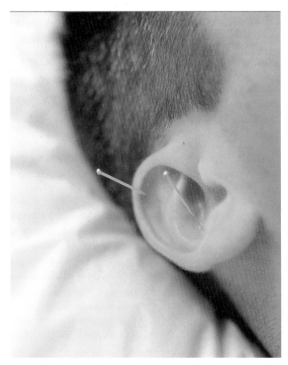

La auriculoterapia estimula con diminutas agujas puntos reflejos de la oreja.

## Electroacupuntura

Es la unión de la acupuntura y la electroterapia. En lugar de usar agujas, la electroacupuntura estimula los puntos del organismo con una pequeña corriente eléctrica.

La electroterapia usa la electricidad para aliviar el dolor mediante la electroestimulación de determinados puntos nerviosos con una corriente eléctrica de bajo voltaje. De esta forma se bloquea la transmisión de la señal de dolor al cerebro.

Se usa contra el dolor, el lumbago, la ciática, trastornos circulatorios, contracturas, etcétera.

## Auriculoterapia

La auriculoterapia es una técnica muy parecida a la acupuntura, que estimula con diminutas agujas que se llevan insertadas en determinados puntos reflejos de la oreja durante un tiempo, que pueden ser días, generalmente tapadas con una gasa o esparadrapo. También podemos conseguir muy buenos resultados terapéuticos mediante la presión con el dedo entero, con la yema o con la punta de la uña; asimismo, podemos usar objetos romos o con cierta punta (la punta de un lápiz o cualquier instrumento de punta roma, como estiletes, etc.) para estimular esos puntos o también un dispositivo especial electrónico expresamente diseñado para la auriculoterapia.

Su fundamento es que en la oreja hay una serie de puntos reflejos que al ser estimulados provocan una reacción del sistema nervioso sobre el órgano correspondiente o en la zona corporal obstruida que ayuda a su mejoría o recuperación.

Lo bueno de esta técnica es que es fácil de aprender y aplicar. Para comprender a qué parte del cuerpo corresponde cada zona de la oreja, ésta representa el cuerpo de un feto invertido. El lóbulo correspondería a la cabeza, el interior al abdomen y el borde exterior a la columna vertebral.

Asimismo, la auriculoterapia sirve como diagnóstico al sentir dolor o cambiar la resistencia eléctrica en el punto de la oreja correspondiente a la zona o al órgano afectado.

El punto exacto que se debe estimular corresponde al dolor que se siente al tocarlo.

La observación visual de la piel de la oreja es un método de diagnóstico muy certero. El color y la posible inflamación dan una valiosa información de la salud de la persona.

Un color pálido indica falta de vitaminas y de calcio; el rojo, problemas renales; y cuando es muy intenso, puede indicar jaquecas, pérdida de memoria o trastornos cerebrales. Una inflamación exterioriza si el trastorno es crónico o no.

Se usa de forma eficaz, con sólo estimular los puntos correspondientes de la oreja, para tratar adicciones y para reducir el estrés, la ansiedad, la depresión y el insomnio, así como para adelgazar, y en casos de migraña, lumbalgia, artritis, ciática, hemorroides, alergias, anginas, etc.

La presión o micromasaje sobre estas zonas de la oreja tan sensibles produce una reacción en las zonas corporales correspondientes.

## Digitopuntura

La auriculoterapia puede usar la digitopuntura en la oreja, aunque ésta puede aplicarse a todo el cuerpo en busca del reequilibrio

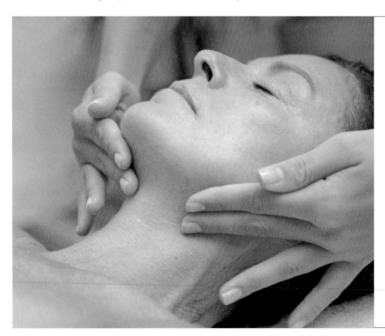

La digitopuntura puede aplicarse a todo el cuerpo en busca del reequilibrio energético a través de los meridianos.

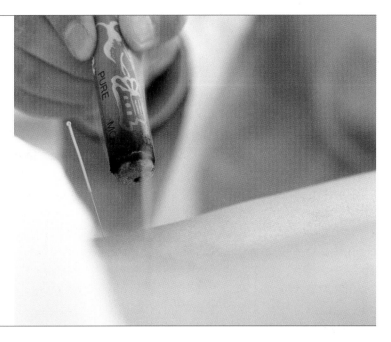

Con la moxibustión se logra un efecto calmante sobre el sistema nervioso y se consigue una relajación profunda.

energético a través de los meridianos. Funciona de la misma forma que la acupuntura, aunque con la variante de que en vez de usar agujas se usan los dedos para estimular los puntos del cuerpo.

Si hay carencia de energía y es preciso tonificar, se hará un presión más fuerte y se girará en dirección a las agujas del reloj en el punto afectado; en caso de que haya un exceso de energía bloqueada en un punto hay que dispersarla ejerciendo menos presión y girando en dirección contraria a la de las agujas del reloj.

La digitopuntura se emplea para atenuar distintas afecciones, como fatiga muscular, dolores de espalda, estrés, insomnio, depresión, alergias, asma, trastornos circulatorios y digestivos mediante la presión con la yema de los dedos en puntos específicos que se encuentran en la piel. Asimismo, eleva las defensas y la capacidad de respuesta del sistema inmunitario.

Se usan varias técnicas diferentes: presionar con todos los dedos; presionando con dos dedos haciendo una pinza, y masajeando un punto.

Debemos emplear una presión circular sobre el punto elegido: la punta del dedo o el nudillo y la piel deben moverse al unísono.

## Moxibustión

Es otra técnica reequilibradora de la energía que fluye por el organismo y que sigue los mismos principios que la acupuntura; de hecho en muchas ocasiones se combinan ambos métodos para tratar enfermedades y dolores crónicos, especialmente de los huesos, de los músculos o de los tendones. Con la moxibustión se logra un efecto calmante sobre el sistema nervioso y se consigue una relajación profunda.

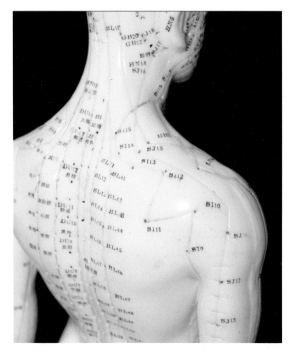

El efecto de la terapia magnética se basa en el mismo principio que la acupuntura, equilibrando el flujo de energía, aunque en vez de agujas se usa un imán.

Se fundamenta en la aplicación de calor sobre determinados puntos del cuerpo mediante un cilindro, llamado moxa, que despide un fuerte calor. Este cilindro suele estar hecho de hojas secas de artemisa.

## Imanterapia

La imanterapia o terapia magnética usa campos magnéticos estáticos, aplicando imanes permanentes directamente sobre la zona afectada como tratamiento terapéutico, seleccionando el polo adecuado.

El polo norte relaja, ayuda en casos de infecciones y a cerrar heridas. El polo sur da energía y vigor, y estimula la producción de proteínas.

En general, los campos magnéticos provocan en el organismo expuesto distintos efectos:

– Incrementan el flujo sanguíneo y mejoran el transporte de oxígeno.
– Modifican la migración de los iones de calcio, suministrando calcio a los huesos.
– Modifican el pH de los líquidos.
– Aumentan la producción hormonal de las glándulas endocrinas.
– Reducen el dolor.

El efecto de la terapia magnética se basa en el mismo principio que la acupuntura, es decir, equilibrando el flujo de energía, aunque en vez de agujas se usa un imán.

Se ponen en la zona a tratar para aliviar dolores y tensiones musculares, y mejorar la circulación sanguínea y la energía en el organismo. Entre otros efectos dilatan los vasos sanguíneos y aumentan el flujo sanguíneo en la zona del cuerpo donde se ponen.

Otro de sus efectos más notables es el aumento de la concentración de oxígeno y otros nutrientes fundamentales. Asimismo, su uso regular logra eliminar toxinas.

El Grupo Español de Estudio sobre Disco Intervertebral de la Universidad de Valencia, dirigido por el doctor Andrés Martínez-Almagro, realizó un esclarecedor estudio con más de cien personas sobre el tratamiento del dolor lumbar mediante fajas con imanes. Entre sus conclusiones, aboga por que la eficacia terapéutica de los imanes usados en esta faja lumbar ha quedado demostrada y que la baja potencia de los imanes no genera efectos secundarios. La conclusión del estudio doble-ciego fue que los pacientes que usaron la faja imantada tuvieron una desaparición completa o un significativo descenso del dolor, mientras que en los pacientes que usaron una faja placebo el descenso del dolor fue nulo o leve.

Los imanes, adecuadamente seleccionados según su potencia y su posicionamiento, tienen varios mecanismos de acción terapéutica: una vasodilatación sobre el sistema vascular, con un efecto antiálgico, cambios a nivel bioquímico en la superficie celular con un efecto en las redes y receptores del dolor, así como una inducción eléctrica que se transmite por vía nerviosa hasta los centros sensibles del encéfalo que modificaría el umbral del dolor. Además esta inducción magnética crea una regeneración de la zona afectada.

Para más información:
Lumbovital. www.lineavital.es

## Masajes

De forma instintiva, el ser humano se lleva la mano a las zonas de su cuerpo que están doloridas, contracturadas, tensionadas o endurecidas y trata de aliviarlas.

Mediante el masaje se produce un efecto relajante y al mismo tiempo vigorizante. Nos libera del estrés, así como de la tensión muscular, y se usa contra el insomnio, la hiperactividad, los dolores de cabeza y musculares, la hipertensión, los trastornos cardiacos y circulatorios, la ansiedad y la depresión.

Según lo que queramos lograr, disponemos de distintos tipos de masajes: amasamiento, fricción, presión, deslizamiento, percusión, etc., y de más o menos intensidad y profundidad.

Mediante el amasamiento se elige una zona determinada del cuerpo, especialmente los músculos, y se apretuja como si se amasara pan, a continuación se suelta y se vuelve a repetir. Se usa en la cintura y el

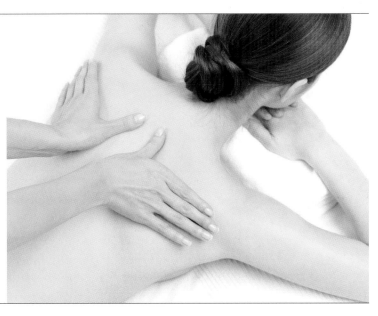
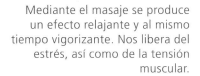

Mediante el masaje se produce un efecto relajante y al mismo tiempo vigorizante. Nos libera del estrés, así como de la tensión muscular.

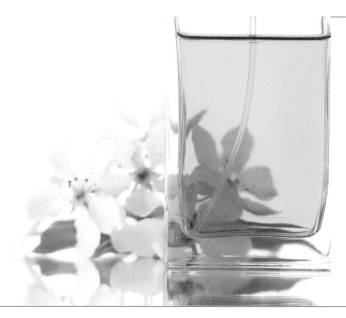

Según lo que queramos conseguir, en masajes se suelen emplear distintos aceites esenciales.

abdomen para eliminar toxinas. Es un tipo de masaje que relaja la tensión muscular y al mismo tiempo estimula la circulación.

Con el masaje de fricción, que son movimientos circulares sin deslizamiento sobre una zona corporal con los dedos o el talón o pulpejo de la mano, mejoran las lesiones de tendones y ligamentos, aminoran los espasmos y se favorece la evacuación de edemas.

La percusión estimula la circulación sanguínea mediante golpecitos de menos a más intensidad con las manos (palmas, puños, dedos...) especialmente en muslos y glúteos para estimular la circulación sanguínea.

Mediante el masaje de presión, que son aplastamientos lentos y rítmicos con las palmas de las manos o con los nudillos, se consigue estimular la energía vital obstruida.

La frotación o deslizamiento se hace presionando y dejando que las manos se deslicen de forma suave. A mayor presión, el deslizamiento es más profundo. Provoca una mayor circulación sanguínea.

Para facilitar los movimientos y desplazamientos sobre la piel es recomendable el uso de cremas o aceites. Podemos mezclar en cien mililitros de aceite de oliva, de almendras o de coco, por ejemplo, unas treinta gotas de aceite esencial.

Según lo que queramos conseguir, en masajes se suelen emplear distintos aceites esenciales.

**Eucalipto:** antiséptico, antiespasmódico, cicatrizante, desodorante, expectorante, estimulante, diurético y depurativo; ayuda en infecciones respiratorias, tuberculosis y asma.

**Geranio:** tónico, astringente, analgésico, antiséptico, antiespasmódico, antidepresivo, diurético, estimulante; ayuda a regular el sistema hormonal, las varices y los hongos.

**Lavanda:** calmante, analgésico, antibiótico, antiespasmódico, antiséptico, cicatrizante, diurético, sudorífico, expectorante y antirreumático; ayuda a calmar el sistema nervioso.

**Limón:** antiséptico, astringente, calmante, antirreumático, depurativo, diurético, expectorante, tonificante y regulador del sistema nervioso; ayuda a tratar la acidez gastrointestinal.

**Menta:** analgésico, carminativo, antiséptico, antiespasmódico, hepático y estimulante; ayuda contra los dolores de cabeza.

**Neroli:** antidepresivo, antiséptico, antiespasmódico, afrodisíaco y relajante; ayuda a equilibrar el sistema nervioso y a controlar la ansiedad.

**Romero:** estimulante, analgésico, antiséptico, antidiarreico, antirreumático, antiespasmódico, astringente, sudorífico, cicatrizante, hepático y tonificante; ayuda a estimular la circulación sanguínea.

**Salvia clara:** antiséptico, antiinflamatorio, antisudorífero y calmante; ayuda a combatir los hongos y la caspa, y reduce las inflamaciones de la piel.

**Ylang Ylang:** equilibrante, antidepresivo, antiséptico, calmante, afrodisíaco y tonificante; ayuda a reducir la tensión arterial.

### Cómo dar un masaje

Elijamos una habitación tranquila y con buena temperatura. Una superficie cómoda, aunque preferentemente algo dura, una cama o camilla.

Al tumbarnos boca abajo, podemos colocar una almohadilla o un cojín en el torso, y algo blando, como una toalla doblada, en el arco de los pies para aumentar la comodidad y la relajación.

Es conveniente tapar las partes que no se estén masajeando para no coger frío.

No hay que llevar anillos, pulseras o relojes que puedan causar arañazos.

Debemos usar sólo aceites vegetales, que no cierran los poros y no impiden que la piel respire.

El aceite se pone primero en las manos y, tras frotarlas para calentarlo, se aplica en el cuerpo.

Cuando se acaba el masaje es conveniente que quien lo ha recibido permanezca tumbado y tapado unos minutos, y después se levante lentamente.

### Masaje relajante

Este tipo de masaje trata de liberar las energías que han quedado bloqueadas por

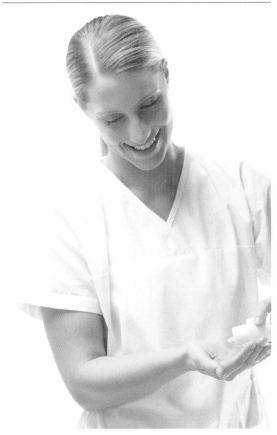

El aceite se pone primero en las manos y, tras frotarlas para calentarlo, se aplica en el cuerpo.

algún tipo de desequilibrio vital. Suele darse mediante una serie de movimientos largos, armónicos y profundos, y se aplican habitualmente con las manos o los antebrazos, sin forzar, suavemente. Si a ello unimos una respiración acompasada y profunda el efecto es mayor. Gracias a la relajación profunda que se consigue se liberan tensiones musculares y bloqueos energéticos, equilibrando todo el cuerpo. Se usa en casos de estrés, dolores crónicos y agudos, musculares y articulares, y además activa la circulación sanguínea.

El masaje abdominal es muy relajante, previene y ayuda en casos de estrés, insomnio y ansiedad, y en la eliminación de bilis y jugos gástricos.

Un masaje relajante cada cierto tiempo es una buena forma de cuidar nuestro bienestar y salud. Una vez al mes puede ayudarnos a mantener la vitalidad, pero depende del estado de ánimo, del nivel de estrés, depre-

sión o decaimiento para que sea necesario recibir más o menos sesiones.

## Automasaje

El automasaje con las manos nos permite aprender a conocer nuestro propio cuerpo, a observar las variaciones en la textura, en la sensibilidad, en la temperatura, etc. En definitiva, el automasaje es una experiencia muy gratificante y relajante que logra que nos conozcamos mejor.

Uno mismo puede aplicarse un masaje en partes y puntos concretos del cuerpo para relajar, tonificar o activar la circulación sanguínea y la energía vital.

Si el masaje precisa el deslizamiento de las manos o dedos es conveniente usar un aceite o una crema natural, como puede ser el aceite de jojoba o el de sésamo, que nos ayuda a reducir el cansancio y la piel seca. Incluso podemos añadir unas gotas de acei-

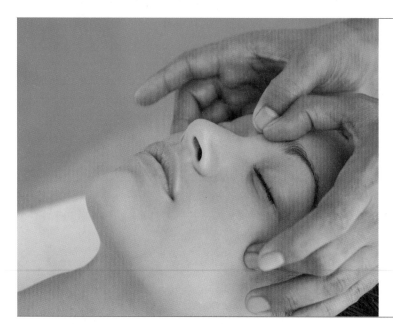

Un masaje relajante cada cierto tiempo es una buena forma de cuidar nuestro bienestar y salud.

tes esenciales relajantes: de camomila, de naranja o de mandarina.

*Automasaje en la cara*

Masajeemos la cara hacia arriba y hacia abajo con las palmas de las manos.

Pellizquemos levemente con los dedos índice y pulgar la piel desde el centro del mentón hasta las orejas y sigamos por el labio superior y los pómulos.

Masajeemos los ojos hacia fuera, presionándolos suavemente con los dedos.

Presionemos suavemente con las yemas de los dedos la depresión a los lados de la nariz a la altura de los ojos y hagamos círculos en la parte interna de las cuencas de los ojos.

Hagamos movimientos de rotación en el canto externo de sus ojos, presionando suavemente con las yemas de los dedos.

Realicemos círculos haciendo una pequeña presión con las yemas de los dedos apoyadas en las sienes.

Masajeemos desde el centro de la frente hacia las sienes, con una mano en una dirección y con la otra mano en la dirección opuesta.

Con los dedos índices de cada mano masajeemos los laterales de la nariz desde el puente hasta la punta de la misma hacia arriba y hacia abajo.

Con el dedo medio, masajeemos arriba y abajo sobre las aletas de la nariz.

Con las yemas de los dedos índice, medio y anular de cada mano, masajeemos en círculos a cada lado de la mandíbula.

Con los dos dedos índices masajeemos el labio superior e inferior en direcciones opuestas.

Alisemos la frente y el entrecejo pasan-

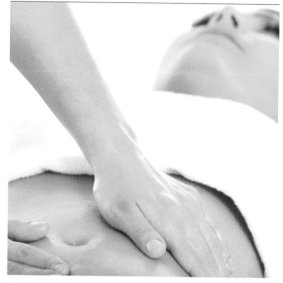

El masaje abdominal es muy relajante, previene y ayuda en casos de estrés, y en la eliminación de bilis y jugos gástricos.

do sucesivamente las yemas de los dedos en sentido ascendente hacia el cuero cabelludo.

Con las puntas de los dedos masajeemos de la frente hacia la raíz del cabello, llegando hasta la nuca.

*Automasaje en los pies*

La planta de los pies es una zona muy gratificante al ser masajeada, especialmente hay que poner énfasis en las partes de la planta del pie que se apoyan directamente en el suelo.

Masajeemos toda la superficie de la planta de los pies con los pulgares de ambas manos con más o menos presión según la sensibilidad de cada zona.

Presionemos suavemente entre los dedos de los pies.

Masajeemos la punta de cada dedo de ambos pies con un movimiento de rotación.

Caminar descalzos sobre la arena de la orilla del mar o sobre la hierba mojada es uno de los mejores masajes relajantes para los pies y para la mente.

## Shiatsu

El shiatsu es un procedimiento de masaje por presión mediante los dedos, que trata de buscar el equilibrio del cuerpo y el espíritu. En el shiatsu las relaciones entre las personas ocupan un lugar destacado. La salud depende en gran medida de cómo interactuamos con los demás, y la práctica del shiatsu nos hace más conscientes de nuestra conducta, especialmente gracias al contacto energético entre el emisor y el receptor.

El shiatsu es una especie de digitopresión intuitiva, como diagnóstico de las zonas y meridianos del cuerpo faltos de energía, y de terapia como forma de recarga de energía vital.

Además de mediante la palpación de la zona del abdomen, en la que podemos conectar con los canales energéticos internos y comprobar si hay un exceso o una carencia de energía, se evalúa la enfermedad mediante sonidos o con preguntas al paciente, así como con otras formas de diagnóstico.

**Cara:** la observación de la cara muestra muchos aspectos del ámbito físico y del emocional. El brillo de los ojos delata la vitalidad, la forma de los labios el estado del aparato digestivo, las bolsas debajo de los ojos pueden indicar el debilitamiento de los riñones, etc.

**Lengua:** la observación del color o la humedad de la lengua sirven para valorar nuestro estado de salud. La humedad nos revela el estado de los líquidos, y el color blanco o el amarillo delatan factores patógenos, así como las marcas o grietas reflejan determinados trastornos. Una grieta o raya en el centro sin que llegue a la punta indica una deficiencia del bazo.

**Pulso:** la pulsación de la arteria radial de

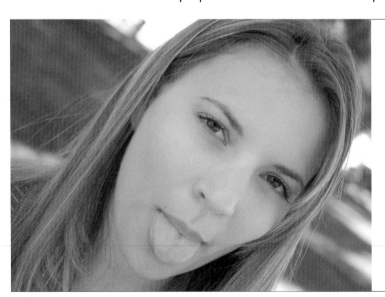

La observación del color o la humedad de la lengua sirven para valorar nuestro estado de salud.

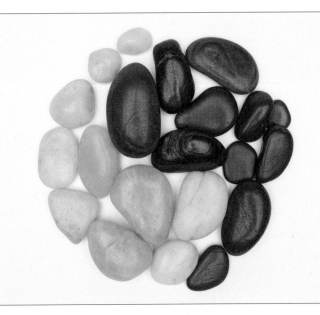

El yin es la vertiente superficial de la alteración de la salud; el yang corresponde a la parte más profunda del trastorno del organismo.

las muñecas suministra una valiosa información de la salud de los órganos.

**Yin y yang:** como diagnóstico, el yin es la vertiente superficial de la alteración de la salud; el yang corresponde a la parte más profunda del trastorno del organismo. La armonía entre el yin y el yang atrae la salud.

Cinco elementos: el estudio de los cinco elementos (agua, tierra, fuego, madera y metal) en que se compone todo proceso permite diagnosticar si está en desarmonía y cómo podemos conseguir el equilibrio.

Actualmente, el shiatsu es una fusión entre técnicas tradicionales japonesas y chinas, y los conocimientos sobre el cuerpo humano de la medicina occidental, que trabaja sobre puntos específicos mediante acupresión o con masajes generales para estimular los meridianos, especialmente a ambos lados de la columna vertebral.

Se basa en que la energía vital circula en el organismo a través de meridianos o canales de energía, en los cuales se localizan puntos

concretos, como son los puntos de acupuntura, y se puede actuar sobre ellos con una suave presión para desbloquear o revitalizar la energía estancada o debilitada.

Además de elevar la vitalidad del cuerpo, el shiatsu aumenta la capacidad defensiva del organismo y permite la regulación del sistema hormonal, metabólico, endocrino, urinario y reproductor, así como de la circulación sanguínea y del líquido linfático, fomenta la eliminación de desechos, ayudando en casos de estreñimiento y colitis, reduce la ansiedad, la depresión, tensión muscular, el estrés y el insomnio.

El shiatsu es muy práctico, ya que se puede aplicar en cualquier superficie que no sea demasiado blanda y además la persona receptora no tiene siquiera que desvestirse.

La coordinación entre la respiración del receptor y la aplicación del shiatsu logra una mayor eficacia, una relajación más profunda y mejor fluidez de la energía vital.

En el shiatsu es muy importante observar

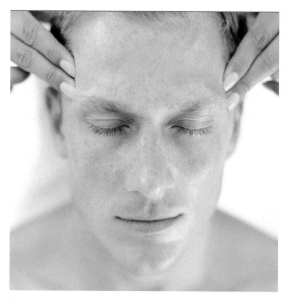

En el shiatsu es muy importante observar la relación entre las emociones y el cuerpo. Cada emoción está vinculada con un órgano y una parte del cuerpo concreta.

la relación entre las emociones y el cuerpo. Cada emoción está vinculada con un órgano y una parte del cuerpo concreta.

Alegría desbordada: corazón; puede desequilibrar la mente.

Cólera: hígado; en las mujeres, problemas en la menstruación.

Indecisión: vesícula biliar; causa afecciones en el cuello y laterales del cuerpo.

Miedo: riñones; puede ser causa de dolencias en la zona lumbar y en las rodillas.

Obsesión: bazo; provoca fatiga mental.

Tristeza: pulmón; genera trastornos en la zona del diafragma y de la cintura.

## Watsu

Este baño emplea el shiatsu para masajear en una piscina, preferentemente de agua termal, con los pulgares y la palma de la mano las zonas del cuerpo afectadas. De esta forma, unimos los beneficios del shiatsu a las propiedades del agua.

Se masajean los puntos de tensión muscular de nuestro cuerpo, mucho más sensibilizados, lo que favorece la circulación sanguínea.

## Acuafloting y acuayoga

Estas prácticas combinan varias técnicas de movimiento en el agua. Transmiten un estado de relajación en todo el cuerpo gracias a la armonía de los movimientos y a la sensación de ligereza.

Nos colocamos boca arriba en una piscina de agua templada ayudados por unos flotadores. Hacemos una serie de movimientos ondulantes, estiramientos y estatismo. La sensación de ligereza lleva a un estado de relajación y de bienestar al cuerpo y a la mente.

El acuayoga es la práctica del yoga en el agua para obtener flexibilidad, equilibrio y vigor, gracias a que la flotación sirve para realizar rotaciones, extensiones y movimientos. Está especialmente indicado en el tratamiento de enfermedades crónicas y mejora la confianza en uno mismo y vigoriza el cuerpo.

## Osteopatía

La osteopatía es una forma de terapia que emplea las manos como método de diagnóstico y para localizar las zonas del orga-

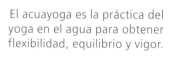

nismo que están bloqueadas y ajustarlas para que recobren su capacidad natural de movimiento.

Cada parte del cuerpo tiene una forma característica de movimiento, que abarca desde lo más tenue a lo más consistente. La osteopatía trata de armonizar este movimiento natural y favorecer su correcto trabajo.

El organismo tiene un movimiento preciso, desde cada órgano, cada músculo, cada hueso, articulación o ligamento, y a su vez todo está vinculado con todo.

Así, el organismo respira y se mueve, y cada parte de él respira a su vez y se mueve, y juntos forman un movimiento que podemos localizar y equilibrar mediante la adecuada actividad de las manos.

Al funcionar al unísono todas las partes del cuerpo, el fallo de una de ellas puede afectar al funcionamiento de otras partes, contribuyendo a que se obstruya o se contraiga.

Las raíces de esa rotura de la armonía pueden estar en trastornos físicos o emocionales.

Por ejemplo, el líquido cefalorraquídeo envuelve el cerebro y la médula espinal y tiene unos movimientos acompasados cuando el cráneo tiene la suficiente elasticidad, y su movimiento se percibe y refleja en todo el organismo.

La osteopatía, mediante la adecuada manipulación y el masaje, logra liberar la energía estancada y permite la curación natural del organismo.

En general, la osteopatía logra restablecer funciones y mejorar la salud y el bienestar, y, concretamente, consigue reducir el dolor y ayuda en las cefaleas, la depresión, la ansiedad, el cansancio y los dolores de cuello, espalda y cintura, así como en problemas digestivos y respiratorios, y oculares y auditivos al mejorar el riego sanguíneo en la zona cervical.

El trabajo osteopático sobre la zona dor-

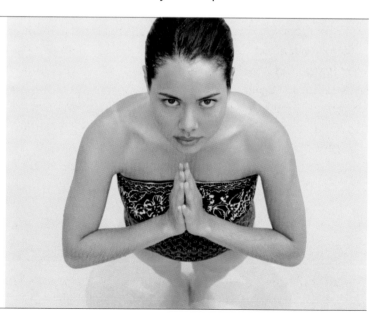

El acuayoga es la práctica del yoga en el agua para obtener flexibilidad, equilibrio y vigor.

solumbar es muy eficaz contra el meteorismo y el estreñimiento; sobre la zona lumbar, reduce los síntomas de dismenorrea; sobre la zona cervical, alivia las migrañas y las cefaleas, así como la ciática.

En osteopatía se contempla la columna vertebral como una forma dinámica, que está siempre en movimiento como modo de adaptación al medio. La médula espinal da origen al sistema nervioso a través de la cadena ganglionar ortosimpática, y conecta con las estructuras periféricas y los órganos. De ahí que cualquier maniobra sobre ella tenga una influencia directa sobre el organismo. De hecho, cada órgano, cada músculo e incluso cada trozo de piel están relacionados con una vértebra específica.

Hay diferentes desviaciones de la columna vertebral: escoliosis, cifosis dorsal, lordosis lumbar y cervical, etc. Cada una de ellas se relaciona con dolencias concretas.

Escoliosis: pinzamientos que afectan a distintos órganos.

Cifosis dorsal: insuficiencia respiratoria, trastornos bronquiales, dolores musculares, pinzamientos.

Lordosis lumbar: trastornos en la pelvis y en órganos relacionados como el útero, la próstata y los ovarios.

## Quiropráctica

La quiropráctica se usa en el diagnóstico, tratamiento y prevención de problemas mecánicos del organismo, en especial del sistema neuromuscular, óseo y nervioso.

En quiropráctica se usan las manos para realizar ajustes y corregir la incorrecta posición de vértebras y se centra en la relación entre la estructura de la columna vertebral y la función corporal y en cómo esta relación influye en la conservación y el restablecimiento de la salud.

Es un método de corrección mecánica de alteraciones de las articulaciones, los músculos,

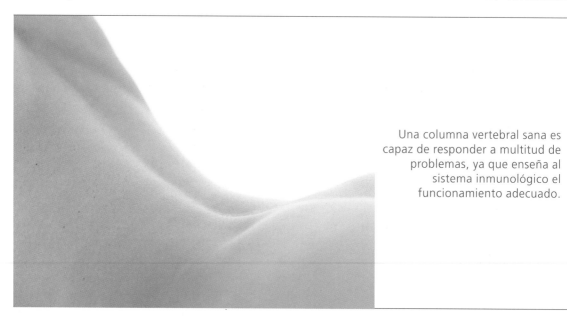

Una columna vertebral sana es capaz de responder a multitud de problemas, ya que enseña al sistema inmunológico el funcionamiento adecuado.

los huesos y la columna vertebral que pueden causar dolores y perturbaciones en otras zonas del cuerpo.

La quiropráctica desobstruye las interferencias del sistema nervioso que se sitúan sobre todo en la columna vertebral. Los ajustes son presiones muy concretas que se hacen principalmente en la columna vertebral y cráneo, aunque también en articulaciones y otras zonas del cuerpo que lo precisen.

A diferencia de la osteopatía usa radiografías y otros métodos de diagnóstico, y no sólo en la palpación, y solamente hace ajustes mediante manipulaciones y no con masajes para lograr la curación.

De esta forma se tratan muchos trastornos del cuello o de la columna vertebral y molestias músculo-esqueléticas: hernia discal, ciática, lumbago, escoliosis, artritis y dolores de cabeza, cuello y espalda, así como asma, mareos, cólicos, problemas estomacales, estreñimiento y trastornos menstruales, que pueden estar causados por alteraciones vertebrales, y también ayuda a mantenernos sanos, ya que la columna vertebral es el recorrido vital del organismo.

Desde la médula espinal parten miles de millones de fibras nerviosas con información para el buen funcionamiento del organismo que llegan desde el cerebro a todos los rincones del cuerpo. Cualquier interrupción provocada por el daño en un nervio debido a una afección de las vértebras, genera una inestabilidad que puede afectar a tejidos, glándulas y órganos y abrir la puerta a la enfermedad.

Una columna vertebral sana es capaz de responder a multitud de problemas, ya que

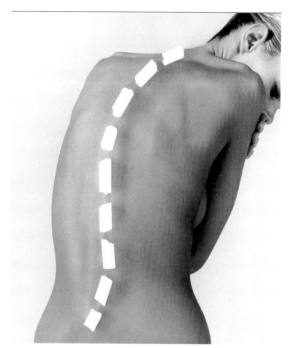

En osteopatía se contempla la columna vertebral como una forma dinámica, que está siempre en movimiento como modo de adaptación al medio.

enseña al sistema inmunológico el funcionamiento adecuado.

## Quiromasaje

El quiromasaje emplea técnicas basadas en fricciones, presiones, percusiones o estiramientos que consiguen aliviar los dolores musculares, las tensiones, los bloqueos energéticos o la falta de vitalidad.

También en esta terapia natural se suelen usar cremas, aceites o esencias con propiedades concretas para una mayor eficacia con un efecto equilibrante, relajante y tonificante.

Al aliviar las tensiones musculares, se consigue liberar bloqueos energéticos y en las

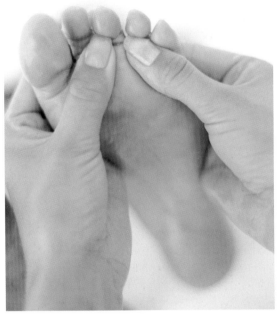

La reflexología sirve como método de diagnóstico y como tratamiento terapéutico. Es un excelente método de prevención, ya que activa el sistema inmunológico.

articulaciones, mejorar el drenaje de fluidos y optimizar el funcionamiento de los órganos.

## Reflexología

La reflexología activa ciertas funciones fisiológicas ejerciendo presión digital en puntos concretos del organismo: pies, manos, orejas, nariz...

La estimulación de determinadas áreas conectadas con los distintos órganos, sistemas y estructuras de nuestro cuerpo logra mejorías significativas. La reflexoterapia se fundamenta en que el sistema nervioso está unido mediante meridianos energéticos a todo el organismo.

Las extremidades (pies, manos...) serían zonas reflejas relacionadas con el resto del organismo a través del sistema nervioso y los meridianos energéticos.

La reflexología sirve como método de diagnóstico y como tratamiento terapéutico. El diagnóstico se hace presionando o masajeando las zonas reflejas y comprobando el dolor o la sensibilización que produce; así se descubre el órgano cuya energía está alterada o bloqueada. Ese mismo masaje sirve para tratar la zona refleja realmente afectada a la que corresponde ese punto.

Al descubrir en dónde se localiza la alteración del cuerpo, se estimula con una presión o un ligero masaje, hasta eliminar el bloqueo que la provocó, lo que produce un aumento o liberación de energía, según las características del bloqueo.

Es un excelente método de prevención, ya que activa el sistema inmunológico y mejora las funciones vitales.

Su práctica coopera en proporcionarnos bienestar y vencer enfermedades, caso de anemia, trastornos menstruales, dolores (brazos, hombros, manos, cuello, pecho, columna), artritis, lumbago, tensión muscular, obesidad, estrés, ansiedad, bronquitis, sinusitis, catarros, migrañas, trastornos digestivos, gases, estreñimiento, y también es un excelente tónico orgánico.

En reflexoterapia se usa un lubricante para no irritar la piel mientras se aplica la presión o masaje. Podemos recurrir a las virtudes complementarias de los aceites esenciales integrando la reflexoterapia con la aromaterapia.

## Reflexología podal

La reflexología podal corresponde específicamente al masaje de zonas concretas del pie en relación holográfica del cuerpo. La cabeza y las funciones cerebrales corresponden a la punta del dedo gordo; si descendemos por el arco interno del pie, esa zona sería la columna vertebral dorsal; el centro de la planta del pie está relacionado con el riñón y las glándulas suprarrenales, con lo que al masajear esta zona suele aumentar la micción, lo cual es muy beneficioso en casos de retención de líquidos, hipertensión y obesidad, y cada zona de los pies, izquierdo y derecho, corresponde a los órganos, aparatos y sistemas de cada lado del cuerpo.

Además de ser muy relajante, la reflexología podal es muy eficaz como relajante y en casos de ansiedad, estrés, depresión y liberación emocional. Asimismo, en casos de dificultades en las vías respiratorias, bronquitis, amigdalitis, asma, diarreas, estreñimiento, así como en cólicos renales, suaviza el dolor y ayuda a eliminar la arenilla que ocasiona este trastorno tan doloroso, y en general ayuda en toda clase de dolores: lumbalgia, ciática, cervicalgias, dorsalgias, esguinces, migrañas, etc.

## Drenaje linfático

El drenaje linfático es un tipo de masaje que se efectúa con movimientos muy lentos, rítmicos y suaves. De esta manera se logra una relajación profunda gracias a la manipulación con las manos sobre el sistema linfático para mejorar su circulación natural y liberar los bloqueos para que pueda eliminar sustancias tóxicas acumuladas.

El drenaje linfático es una técnica muy eficaz contra el estrés, la ansiedad; mejora los casos de fibromialgia al relajar los músculos de forma muy suave; aligera el sistema circulatorio en general aliviando la presión sobre las varices; y al eliminar toxinas mejora la piel, y combate el acné y la celulitis.

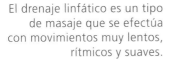

El drenaje linfático es un tipo de masaje que se efectúa con movimientos muy lentos, rítmicos y suaves.

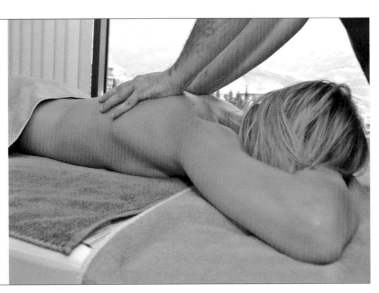

El drenaje linfático se recibe en un ambiente relajado, con temperatura agradable, acostados y tapados con una toalla.

## Reiki

El reiki parte de la premisa de que existe una energía universal y que el cuerpo humano es capaz de recibirla y usarla en su favor y el de los demás, fundamentalmente, mediante la imposición de manos.

En reiki se usa la energía vital universal, que se manifiesta como una luz que entra en el cuerpo como principio de sanación. En ese proceso una persona hace de intermediaria de esa energía y otra de receptora.

Esta energía vital está disponible para cualquiera que desee usarla, es inagotable y sencilla de emplear en bien de los demás.

La práctica regular de reiki genera relajación física y equilibrio mental y energético. Una de las características del reiki es la de recobrar la calma y la confianza.

Las manos son el vehículo más usual para canalizar esta energía. Ponemos las manos sobre la zona corporal de la persona a tratar y dejamos que circule o bien nos dejamos llevar por la intuición para dirigir esta energía a uno u otro lugar del cuerpo, ya que cada zona tiene unas características y respuestas distintas.

Mediante el reiki logramos restablecer la salud y la energía dilapidada.

Cuando la energía vital fluye por el organismo y por los chakras armónicamente, significa que la persona está sana y equilibrada, y cuando se bloquea o altera surge la enfermedad.

Existen siete chakras o canales receptores de energía que se usan para sanar o mejorar múltiples dolencias: estrés, ansiedad, depresión, alergias, trastornos gástricos, cardiacos, etc.

### Los chakras

Primer chakra. Este chakra está situado en la base de la columna vertebral, y nos conec-

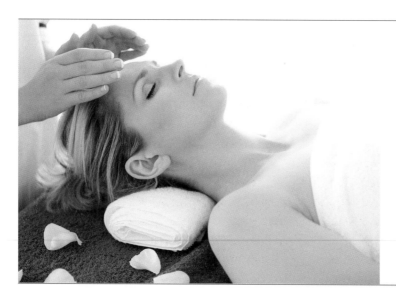

El reiki parte de la premisa de que existe una energía universal y que el cuerpo humano es capaz de recibirla y usarla en su favor y el de los demás, fundamentalmente, mediante la imposición de manos.

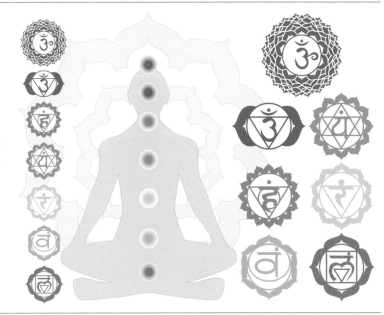

Existen siete chakras o canales receptores de energía que se usan para sanar o mejorar múltiples dolencias.

ta con la tierra. Contribuye a darnos claridad mental y energía vital. Está relacionado con los riñones, la vesícula, los genitales y la columna vertebral.

Segundo chakra. Está situado en la zona del abdomen, y se relaciona con la autoestima y la vitalidad, y con las gónadas, los órganos reproductores y las piernas.

Tercer chakra. Se sitúa en el plexo solar. Da serenidad, valor y confianza. Se relaciona con el hígado, el estómago y el páncreas.

Cuarto chakra. Está en la zona del corazón. Es el chakra del amor y la alegría. Además de con el corazón, se relaciona con la glándula timo y los pulmones.

Quinto chakra. Está situado en la garganta. Se relaciona con las emociones, la comunicación y la expresividad, así como con la glándula tiroides, la garganta, los brazos y las manos.

Sexto chakra. Lo encontramos en el entrecejo. Es el chakra de la luz, la lucidez y la intuición. Se relaciona con la glándula pituitaria, el intelecto y la vista.

Séptimo chakra. Está en la parte superior de la cabeza. Se relaciona con la capacidad de concentración y la conciencia, así como con el cerebro, la cabeza y la glándula pineal.

## Fitoterapia

La fitoterapia es la terapia que usa plantas medicinales y fitofármacos en el tratamiento de trastornos y enfermedades. Las plantas medicinales poseen unos principios activos con virtudes terapéuticas, que se usan como tratamiento para múltiples dolencias.

Entre otras muchas virtudes, la fitoterapia activa la capacidad defensiva del organismo de forma suave pero profunda, siguiendo el principio hipocrático: «Lo primero es no hacer daño.» Sus efectos son duraderos y en general sin efectos secundarios.

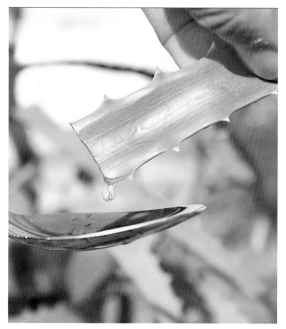

La fitoterapia es la terapia que usa plantas medicinales y fitofármacos en el tratamiento de trastornos y enfermedades.

Hay varias formas de aprovechar los principios activos de las plantas medicinales:

**Infusión.** Se pone agua en una cazuela hasta que hierva, se apaga y se echa una cucharada de las hojas y flores que vayamos a usar, se tapa y se deja reposar durante unos minutos antes de beber. Hay que tomarla antes de que se enfríe para que conserve mejor sus principios activos.

**Decocción.** Se pone una cucharada de raíces, tallos y cortezas en un recipiente con agua hirviendo, se tapa y se deja durante unos minutos. Después se apaga y se deja unos quince minutos, se cuela y se ingiere caliente.

**Maceración.** Se usan hojas, flores, raíces, tallos y cortezas en agua hervida fría y se deja reposar la mezcla durante unas seis horas, en el caso de hojas y flores, y doce horas, en el de raíces, tallos y cortezas. También se pueden macerar en alcohol, que extrae y guarda sus propiedades, e ingerir posteriormente unas gotas diluidas en agua.

**Compresas y cataplasmas.** Se usa un macerado de hojas, flores, raíces, tallos o cortezas y se extiende una capa uniforme de la mezcla sobre un paño limpio y se cubre con una gasa fina. Se aplica caliente, pero sin quemar, sobre la zona a tratar y se va renovando cuando pierde el calor. Se usa para heridas, quemaduras o torceduras. Son supurativas, antiinflamatorias y cicatrizantes. La compresa es un trapo o algodón mojado en la infusión y aplicado en la zona a tratar. La cataplasma es una pasta mezclada con agua que se fija a la piel con una gasa.

Hay que hervir las plantas en cazuelas de barro, porcelana o acero inoxidable, y remover con una cuchara de madera, evitando las cazuelas de aluminio, que anula sus propiedades.

**Las plantas medicinales más usadas:**

**Áloe vera:** es desintoxicante, depurativa, inmunoestimulante, cicatrizante de úlceras intestinales.

**Cardo mariano:** es regenerador y fortalecedor de las células hepáticas. Se usa especialmente en casos de hepatitis y de digestiones pesadas.

**Cola de caballo:** posee propiedades diuréticas y remineralizantes, especialmente indicadas en casos de fracturas, artrosis y osteoporosis.

**Echinacea:** ayuda en casos de infecciones respiratorias, faringitis; es estimulante y fortalece el sistema inmunológico.

**Ginko biloba:** sirve en casos de trastornos del sistema circulatorio y de la memoria y como prevención del alzheimer.

**Ginseng:** es tónico y afrodisíaco. Incrementa la capacidad física y mental y la resistencia. Se usa contra el estrés.

**Hipérico:** posee propiedades diuréticas y antiinflamatorias, y se usa contra el estrés, la depresión y la ansiedad, malestares premenstruales y menopausia, y en afecciones de la piel como la dermatitis.

**Lavanda:** se usa en trastornos nerviosos como ansiedad, insomnio y palpitaciones, así como en problemas estomacales y menstruales.

Inhalada en forma de vapor se usa en catarros, resfriados y bronquitis.

**Manzanilla:** se usa en trastornos digestivos como dolor de estómago, indigestión y cólico.

**Melisa:** se usa en alteraciones nerviosas como depresión, nerviosismo, palpitaciones, insomnio, jaquecas y trastornos estomacales y respiratorios.

**Salvia:** se emplea en trastornos estomacales y renales. Es sedante y regula el ciclo menstrual y los malestares de la menopausia.

**Té verde, rojo, negro y blanco:** tiene propiedades antioxidantes, eleva la capacidad inmunológica y combate el colesterol malo y las grasas, y se usa en tratamientos de la piel.

**Uña de gato:** es antivírico, inmunoestimulante y antiinflamatorio. Se usa en casos de artrosis, artritis y trastornos gastrointestinales.

**Valeriana:** se usa en trastornos nerviosos, como ansiedad, insomnio, nerviosismo y dolor de cabeza, digestivos, como colon irritable, y cólicos intestinales, así como en asma y trastornos de la menopausia, como sedante suave y contra el insomnio.

## Terapia ortomolecular

La terapia ortomolecular actúa como terapia preventiva y curativa. La preventiva sal-

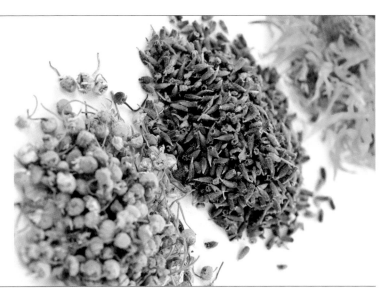

Hay varias formas de aprovechar los principios activos de las plantas: en infusión, decocción, maceración, compresas y cataplasmas.

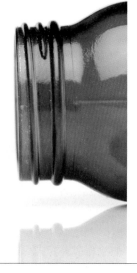

La medicina ortomolecular preconiza tomar suplementos naturales de vitaminas, minerales, oligoelementos, etc.

vaguarda el equilibrio energético biocelular, y la curativa actúa en caso de que existan notorias carencias en determinados nutrientes celulares.

En estos casos, la medicina ortomolecular preconiza tomar suplementos naturales de vitaminas, minerales, oligoelementos, aminoácidos, ácidos grasos, probióticos, enzimas y coenzimas debido a que los alimentos que consumimos tienen dosis insuficientes y debemos tratar de restaurar la salud molecular en nuestro organismo para lograr el reequilibrio bioquímico, eliminar tóxicos y mejorar nuestra calidad de vida.

La terapia ortomolecular trata de mantener el equilibrio molecular en todos sus aspectos: enzimático, endocrinológico y nutricional.

La medicina ortomolecular se basa en:

– Desintoxicación del organismo.
– Consumir alimentos biológicos.
– Tomar complementos nutricionales.
– Equilibrar la mente y resolver los conflictos emocionales.

Los conflictos emocionales afectan a la salud de quien los padece y especialmente a su sistema inmunitario. Por ello, es fundamental tratar de equilibrar la mente mediante técnicas apropiadas: yoga, respiración, meditación, etc.

Muchas enfermedades surgen por un desequilibrio molecular que podemos restaurar ingiriendo los nutrientes adecuados, cuando es necesario. La terapia ortomolecular combate la enfermedad elevando los niveles de oligoelementos en el organismo. Es una práctica eficaz como medicina complementaria al tratamiento de enfermedades como: diabetes, artritis, envejecimiento, fatiga, cáncer, etc., mediante la recuperación del equilibrio químico natural del organismo.

Lo primero es desintoxicar el organismo; para ello, podemos tomar durante quince días áloe vera antes de las comidas o un litro de agua con limón que iremos bebiendo a lo largo del día, así como hacer un ayuno.

Las carencias nutricionales, que son una de las causas de enfermedades, muchas

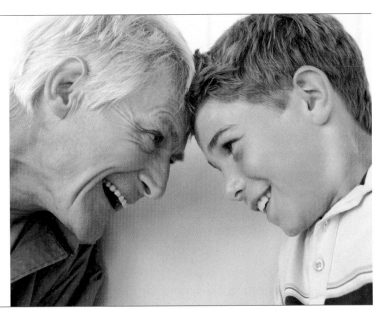

Dependiendo de la edad y de muchos factores y circunstancias necesitamos más o menos vitaminas, minerales, ácidos grasos, etc.

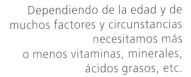

veces vienen ligadas al consumo de productos procesados y refinados.

Dependiendo de la edad y de muchos factores y circunstancias necesitamos más o menos vitaminas, minerales, ácidos grasos, etcétera.

Cuántas personas, especialmente niños, con déficit de atención, hiperactivos y otros trastornos considerados psicológicos, tienen déficit de distintas vitaminas, minerales y otras sustancias orgánicas, caso de las vitaminas B y C, que aumentan la atención y la capacidad de concentración, o un exceso de otras sustancias, caso del mercurio, por ejemplo.

Si tomamos de forma habitual antioxidantes estamos reduciendo el riesgo de padecer enfermedades degenerativas y crónicas, así como cataratas, retinopatías o demencia.

Pero el consumo de vitaminas en los alimentos debe tener un origen natural y proceder de cultivos biológicos, ya que en las frutas y verduras encontramos pesticidas, herbicidas, y en la carne antibióticos, hormonas, así como la alteración del producto en su proceso de conservación, almacenamiento, refrigeración, etc., hace que cuando los consumimos no tengan los nutrientes, vitaminas y otros constituyentes necesarios, además de la ingesta de sustancias tóxicas.

Nuestro organismo está compuesto por distintos elementos, como es el caso de los minerales que se reciben normalmente a través de la alimentación. Algunos están en grandes cantidades presentes en nuestro organismo, como el calcio, y otros sólo los encontramos en cantidades pequeñísimas. Por tanto, los oligoelementos son aquellos minerales que se encuentran en nuestro organismo en menor cantidad que el hierro.

Los oligoelementos son elementos fundamentales en el equilibrio biológico y fisiológico del organismo, relacionados con los procesos enzimáticos y con la síntesis de proteínas.

Hay que considerar que una cantidad excesiva o un déficit de oligoelementos pueden favorecer la aparición de diferentes trastornos y enfermedades o retrasar su curación.

Veamos los trastornos y enfermedades que puede provocar un bajo nivel de oligoelementos en el organismo, así como un exceso de algunos de ellos:

**Cromo:** se relaciona con la glucosa, su carencia causa aumento de peso, colesterol y de glucosa en la sangre.

**Selenio:** protege de las afecciones cardiacas y del cáncer, elimina radicales libres y es antioxidante, y eleva la capacidad inmunológica. Su déficit puede causar esterilidad y cataratas.

**Yodo:** se relaciona con la tiroides y ayuda a prevenir la arteriosclerosis, hipotiroidismo, obesidad y trastornos mentales, y fomenta la capacidad de aprendizaje y la memoria.

**Zinc:** es un regulador hormonal y estimulante inmunológico. Su déficit puede ser causa de fatiga, infecciones, disminución de las defensas, impotencia, esterilidad, caída del cabello y problemas cutáneos.

**Oro-cobre-plata:** es un poderoso antibiótico natural.

**Aluminio:** es un tóxico que se relaciona con el alzheimer.

**Mercurio:** es un tóxico que puede causar neuropatía, hepatopatía, nefropatía, aumento de tensión arterial, disfunción del sistema nervioso central, hiperactividad.

## Ayurveda

Es una ciencia y un estilo holístico de vida. Se usa principalmente como prevención, aunque también como cura.

Se basa en el equilibrio de las tres energías del cuerpo y en los cinco elementos: aire, agua, fuego, tierra y éter, que conforman todo lo existente. En cada uno de nosotros predominan unos más que otros, y conociéndolo podemos valorar qué nos favorece y qué nos perjudica, así como el estilo de vida, la alimentación, etc., más acorde para mantener la armonía del cuerpo y de la mente.

El ayurveda usa dos principios para prevenir y curar enfermedades: «Lo similar aumenta lo similar», y «lo opuesto disminuye lo opuesto», basándose en el estudio del cuerpo, la mente y las emociones de cada

El ayurveda se basa en el equilibrio de las tres energías del cuerpo y en los cinco elementos: aire, agua, fuego, tierra y éter.

uno para diagnosticar las enfermedades, manejando los factores que las causan y no solamente los síntomas.

La medicina ayurvédica es totalmente natural y dirigida específicamente a cada persona como ser individual, y tiene proposiciones afines a la medicina naturista. La filosofía ayurveda destaca la importancia de consumir los alimentos frescos, ya que al no ser frescos pierden nutrientes y energía vital.

Cuando el organismo de la persona funciona correctamente la enfermedad no puede arraigar, pero si existe un desequilibrio es más fácil contraer una enfermedad.

La filosofía ayurvédica reivindica una alimentación equilibrada, ejercicio moderado, trabajo sin estrés y vivir con alegría y felicidad.

De esta forma se puede tratar cualquier enfermedad, desde las más sencillas hasta las más complejas: resfriado, psoriasis, vitíligo, artritis, hipertensión, hernia de hiato,

colesterol, diabetes, asma, depresión, estrés, epilepsia, fatiga crónica, etc.

También hay tratamientos para ralentizar el envejecimiento, aumentar la longevidad y la regeneración celular, prevenir los efectos indeseados de la menopausia, etc.

Los alimentos son energía, y al ingerirlos la liberan provocando distintos efectos de nuestro estado de ánimo y nuestra vitalidad.

Los alimentos frescos, bajos en grasa, crudos o recién cocinados aportan una buena energía vital, pero aun así debemos combinarlos adecuadamente y tomarlos moderadamente: un poco de todo, nada en exceso.

Hay que evitar comer alimentos de baja calidad: enlatados, embutidos, fritos, azucarados, carnes magras, los quesos muy fermentados o salados, cocinados de larga duración y en exceso, etc.

La filosofía ayurvédica aconseja que en cada comida se encuentren los seis sabores: dulce, salado, amargo, picante, ácido y

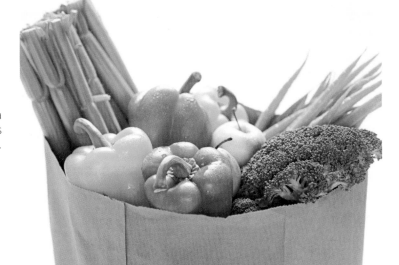

La filosofía ayurvédica destaca la importancia de consumir los alimentos frescos.

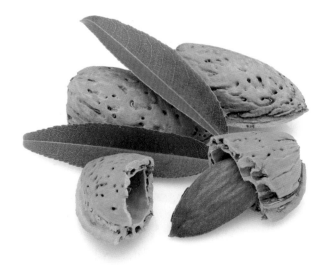

Almendras. Son ricas en proteínas. Un par de almendras diarias ayudan a elevar la energía.

astringente. Aunque también que no se mezclen en la misma comida: carne, pescado, fruta y lácteos. Cada tipo de proteína debe ser metabolizada independientemente. Primero hay que tomar los alimentos de reacción dulce como las legumbres, la fruta o el trigo, y después los ácidos y salados.

Un aspecto importante es que sólo hay que comer cuando se siente apetito, que es cuando el estómago comienza a segregar las sustancias necesarias para realizar una buena digestión. No hacerlo así hace que el organismo no esté preparado y se generen toxinas que lo alteran y enferman.

La comida más copiosa hay que hacerla cuando el sol está en lo más alto, ya que la digestión es más intensa. Antes y después es más débil, por lo que hay que comer con más frugalidad para no sobrecargar el estómago.

Vata es la energía vital que se manifiesta en forma de aire que circula por el cuerpo. Se acumula en el páncreas y el duodeno.

Kapa es una energía que se manifiesta de forma sólida y se corresponde con las proteínas.

Pita es la energía calorífica que se manifiesta en forma líquida y se localiza en la piel, ojos, sangre o estómago.

### Tipos de alimentos ayurvédicos

#### Sátvicos

Son alimentos frescos, jugosos y nutritivos, entre los que se encuentran la leche, mantequilla, frutas frescas, nueces, almendras, dátiles, brotes de cereales, tomates, arroz o avena. Tienen la propiedad de incrementar la energía mental y promueven la alegría, la calma y la claridad mental.

Son alimentos recomendados para mantener una buena salud y un correcto equilibrio energético.

#### Rájasicos

Son amargos, ácidos, salados, picantes y secos, entre los que destacamos el pescado, carne roja, pollo, huevos, yogur, zanahorias, cebollas, ajo, limón, café, té y los condimentos picantes. Están relacionados con la sensualidad y la sexualidad, pero un exceso de estos alimentos puede traer irritación, egocentrismo y pensamientos negativos.

### Tamásicos

Estos alimentos son secos, de mal sabor o aroma desagradable, entre los que están los alimentos cocinados en exceso, los alimentos procesados o envasados en latas, las bebidas alcohólicas. El exceso puede llevar al pesimismo, ignorancia, falta de sentido común, codicia e inseguridades.

### Alimentos recomendados

### Almendras

Son ricas en proteínas. Un par de almendras diarias ayudan a elevar la energía.

### Ghee

Es mantequilla clarificada. Facilita la digestión y es calmante del sistema nervioso.

### Jengibre

Facilita la digestión y refuerza el sistema inmunológico. Se puede consumir a diario, bien añadiéndolo como condimento a la comida o como té con agua caliente. Es muy digestivo y ayuda en casos de estreñimiento y es afrodisíaco.

### Frutas

Los zumos de frutas son muy nutritivos y son muy hidratantes. Para preservar sus propiedades tienen que ser frutas de estación.

### Limón

Es estimulante y desintoxicante. Se puede tomar en zumo o como condimento.

### Verduras

Poseen un alto contenido de antioxidantes y otros nutrientes básicos. Son purificadoras del organismo, eliminan toxinas y estimulan el trabajo del hígado.

El té llamado pita se usa para reforzar y para tratar trastornos de la zona biliar y para generar energía interior. Se usa contra el estrés y el mal humor. El té pita regula y compensa el efecto de este estado emocional alterado. Las mejores horas para tomarlo es entre las diez y las dos de la mañana y entre las diez y las dos de la noche.

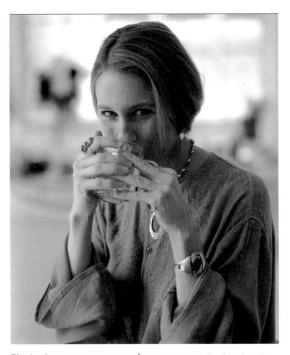

El té pita se usa para reforzar y para tratar trastornos de la zona biliar y para generar energía interior. Se usa contra el estrés y el mal humor.

Ingredientes:

Dos cucharadas de jengibre rallado

Una cucharadita de semillas de cardamomo

Hojas de menta

Dos ramas de canela

Un litro de agua libre de tóxicos

Preparación:

Se pone la mezcla en agua y se deja que hierva durante diez minutos. Apagar, dejar reposar durante cinco minutos, colar y servir.

El té yogui es una bebida energética y estimuladora que posee numerosas y beneficiosas propiedades terapéuticas. Es estimulante y revitalizante, regula el sistema nervioso y es un tónico hepático.

Ingredientes:

Dos cucharadas de jengibre fresco rallado

Una cucharadita de semillas de cardamomo

Una rama de canela

Ocho clavos de olor

Ocho tazas de agua

Preparación:

Se pone a hervir el agua con todos los ingredientes y se deja que hierva unos veinte minutos antes de apagar el fuego. Se deja enfriar un poco, se cuela y se toma tibio o caliente.

## Homeopatía

La homeopatía es la terapia que trata de estimular la capacidad de autocuración del organismo, proporcionándole ingredientes que producen los mismos efectos que su dolencia, para lograr que pueda eliminar él mismo la enfermedad. Es la ley de la semejanza: lo similar cura la enfermedad.

El remedio homeopático se basa principalmente en sustancias de origen natural (mineral, vegetal o animal) de donde se extraen los principios activos de lo que se llama la tintura madre. Ésta se diluye en pequeñas concentraciones de alcohol en gotas o

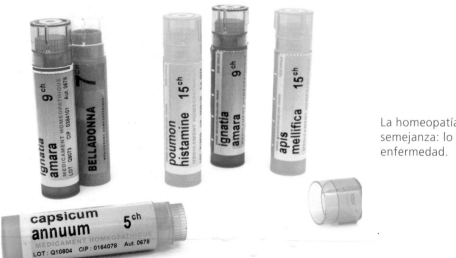

La homeopatía es la ley de la semejanza: lo similar cura la enfermedad.

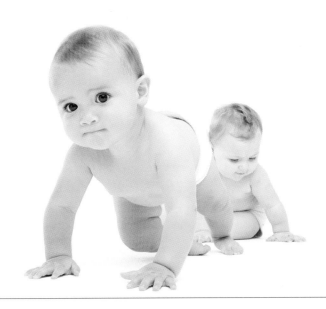

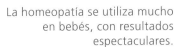

La homeopatía se utiliza mucho en bebés, con resultados espectaculares.

en pequeños gránulos, que se ponen bajo la lengua hasta que se disuelven.

La preparación se hace diluyendo una sustancia natural y agitándola enérgicamente.

Al estar tan diluidos, estos medicamentos en ningún caso pueden ser tóxicos, por lo que si no se acierta en el remedio, lo peor que puede suceder es que no haya ningún tipo de recuperación.

Hay que abstenerse de fumar o tomar café, té, alcohol o cualquier tipo de bebidas excitantes o de compuestos que contengan menta, como dentífricos, para no anular su benéfico efecto.

Para quienes les parezca que dosis infinitesimales de sustancias no pueden tener efectos, que es algo puramente sugestivo, deben saber que se utiliza mucho en animales, con resultados espectaculares, al igual que en bebés o en enfermos en estado inconsciente.

La homeopatía está indicada para todo tipo de trastornos, aunque especialmente para los internos: alergias, gota, problemas digestivos, diabetes, hepatitis..., pero aunque la enfermedad se manifieste en el ámbito psíquico, físico o en un determinado órgano, es todo el organismo el que está afectado.

A mayor dilución, a más pequeña dosis, más profundo es el efecto físico, mental y emocional que causa en quien lo toma de forma regular: cuántas más veces se tome, más efecto tendrá.

Las diluciones más cargadas de la sustancia natural, se usan para tratar problemas físicos, caso de dolores, inflamación, tos, diarrea, vómito, entre otros muchos. A mayor dilución, por ejemplo una gota de la sustancia elegida en cinco millones de litros de agua, su efecto se dará más en los aspectos mentales y emocionales.

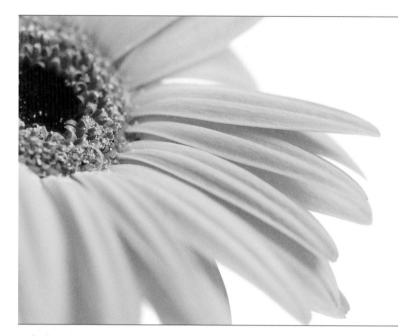

La flor es la parte de la planta con mayor energía vital, ya que es una especie de antena que capta las energías procedentes del cosmos, de la tierra y, especialmente, del sol.

## Esencias florales

Las terapias florales utilizan las esencias florales como remedios terapéuticos. Es un método sencillo y eficaz de tratar múltiples dolencias con preparados que conservan la cualidad energética de las flores.

La flor es la parte de la planta con mayor energía vital, ya que es una especie de antena que capta las energías procedentes del cosmos, de la tierra y, especialmente, del sol.

Esta energía vibracional acumulada puede transferirse al agua gracias al método con que se prepara la esencia. Esta energía tiene múltiples cualidades, dependiendo de cada flor, y facilita el crecimiento interior de quienes la toman al interaccionar el campo energético de la flor con el de la persona, influyendo en su estado emocional en primera instancia y después en el físico.

Se usa en estados de confusión, trastornos psíquicos, desórdenes emocionales, etc.

Cómo usar las esencias florales:

– Ingestión en gotas directamente en la boca, bajo la lengua o mezcladas con agua en un vaso.
– En forma de masaje o en aplicación sobre la piel en zonas específicas del cuerpo.
– Añadiendo unas gotas al agua de la bañera, y sumergiéndose durante un mínimo de quince minutos.
– Mediante vaporización de la esencia previamente diluida en agua en un vaporizador, spray o difusor ambiental.

*Cualidades de algunas flores:*

*Agrimonia*
Sirve para la apertura emocional, y se usa en casos de angustia, ansiedad y sufrimiento escondido.

*Haya*
Libera las tensiones del cuello, hombros y espalda, y se emplea en casos de pesimismo o intolerancia.

*Cerasifera*
Da equilibrio interior, y se usa en casos de miedo a perder el control o de incontinencia de orina nocturna.

*Manzano silvestre*
Purifica y limpia la mente y el cuerpo.

*Olmo blanco*
Confiere serenidad y equilibrio ante el exceso de responsabilidades. Se emplea en casos psicóticos y de fuertes dolores físicos.

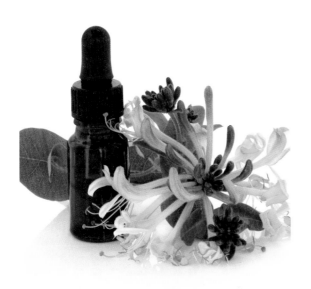

La energía vibracional acumulada se transfiere gracias al método con que se prepara la esencia.

*Genciana*
Estimula y fortalece, y ayuda en casos de depresión y melancolía.

*Madreselva*
Ayuda a dejar de vivir en el pasado, en el deterioro de la edad y la soledad.

*Impaciencia*
Se usa en casos de personas impacientes, nerviosas e irritables. Reduce la tensión psíquica y está aconsejada en casos de eyaculación precoz.

*Alerce*
Promueve la autoconfianza, y elimina los sentimientos de inferioridad, inseguridad y complejos que pueden llevar a la impotencia sexual y al fracaso.

*Roble*
Da fuerza y energía. Se usa en casos de contracturas musculares.

*Olivo*
Es un regenerador y ayuda a recuperarse después de una etapa de sufrimiento físico o psíquico.

*Castaño dulce*
Libera de la desesperanza, la tristeza y la depresión y anima en casos de baja resistencia física y psíquica.

*Castaño blanco*
Confiere calma mental y elimina los pensamientos inútiles y las preocupaciones. Ayuda a ver la realidad y desarrolla las facultades creativas e intuitivas.

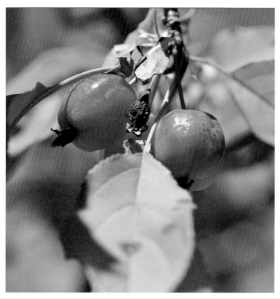

El manzano silvestre purifica y limpia mente y cuerpo.

## Escaramujo

Da esperanza, y se usa para vencer la indolencia y el conformismo.

## Flores de Bach

La enfermedad no surge directamente en el ámbito físico sino que aparece como conflicto emocional, y se manifiesta mediante desequilibrios en el organismo.

El propósito de la enfermedad es el de que tomemos conciencia de nuestros errores y no llevemos demasiado lejos nuestras actitudes equivocadas. Así, la enfermedad habría que entenderla como un toque de atención para que reaccionemos. La curación o la prevención de la enfermedad sería la disolución de los conflictos entre nuestro ego y nuestra conciencia.

Los remedios de Bach son de gran eficacia en casos de trastornos emocionales. Asimismo, ya que muchas dolencias físicas están relacionadas con las emociones, pueden ayudar en muchos problemas fisiológicos. La enfermedad nace de pensamientos, sentimientos y emociones negativas.

Las flores de Bach son de gran ayuda en casos de psicosis y esquizofrenia.

Son treinta y ocho preparados naturales obtenidos de la decocción o maceración en agua de distintas flores.

Estas treinta y ocho flores se reúnen en siete grupos según las dolencias: temor, incertidumbre, desinterés, soledad, hipersensibilidad a ideas e influencias ajenas, desaliento o desesperación, sobreprotección o preocupación excesiva por el bienestar de otros.

**Miedo:** álamo temblón (aspen).

**Incertidumbre:** avena silvestre (wild oat).

**Falta de interés por las circunstancias actuales:** brote de castaño blanco (chesnut bud).

**Soledad:** violeta de agua (water violet).

**Hipersensibilidad a influencias e ideas ajenas:** acebo (holly).

**Desaliento o desesperación:** estrella de Belén (star of Bethlehem).

**Sobreprotección o preocupación excesiva por el bienestar de otros:** haya (beech).

Además hay doce remedios para la búsqueda de la seguridad, la protección y la interacción con los demás. El cerato, que está encuadrado en el grupo de la incertidumbre, es la flor de la sabiduría y aporta la obtención del conocimiento y una seguridad que desvanece las vacilaciones en el propio juicio a la hora de tomar decisiones.

Para más información: Facebook. Naturopatia y Flores de Bach. Alicia de la Rosa.

# CAPÍTULO 19

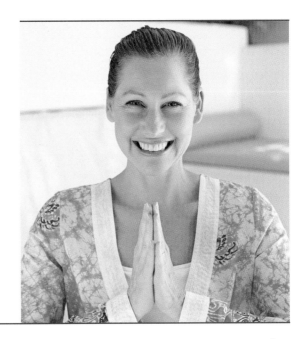

## Cuerpo y mente

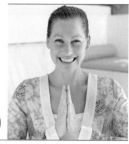

# Cuerpo y mente

Nuestro cuerpo tiene la asombrosa capacidad de autocuración. Cuerpo y mente están unidos, y si aprendemos a reconocer esta unión encontraremos un acceso a nuestra sabiduría natural. Hay que escuchar los mensajes que el cuerpo nos envía para liberar tensiones y dejar que se exprese libremente.

Hay muchas técnicas, antiguas y modernas. Unas trabajan con la energía que circula por el organismo a través de determinados circuitos internos, que conectan las diferentes funciones físicas, emocionales y psíquicas. Otras se ocupan de la conciencia y la armonía; otras adaptan el tono muscular a los estímulos variables interiores y exteriores.

## Yoga

El yoga es una técnica de crecimiento interior, que trabaja el cuerpo y la mente. Es una forma de mantener la salud física y emocional, de aprender a relajarse, de mejorar la flexibilidad y aumentar la capacidad de concentración.

Podemos empezar una sesión de yoga regulando la respiración, centrando la atención en un punto determinado, percibiendo la relajación y entrando en un estado de introspección. Después comenzamos un ejercicio y al acabarlo podemos hacer una relajación y, si queremos, seguir practicando.

Gracias a los estiramientos, lo primero que se percibe es una sensación calmante para los dolores de cuello, hombros y espalda. También se advierte una mejora en los estados de depresión, angustia, rabia, ansiedad y estrés, al regular los niveles de cortisol, y también optimiza la memoria, la atención y la autoestima, al favorecer, entre otras cosas, la segregación de endorfinas.

En el ámbito meramente físico, la práctica del yoga mejora la fortaleza del corazón y consigue regular y mejorar la respiración a través de distintos ejercicios, y es muy útil para ciertos trastornos respiratorios, como el asma.

Gracias a la práctica habitual del yoga, se regulan los niveles de colesterol y triglicéridos en sangre. Al normalizar estos niveles disminuye el estrés y el sobrepeso, dos elementos relacionados con niveles altos de colesterol y de cortisol, que al reducirse ayudan a que no se acumule grasa y lípidos en el abdomen.

Asimismo, la práctica del yoga refuerza los músculos abdominales y estimula la digestión y regulariza los intestinos.

### Ejercicios

Los ejercicios que permiten abrir y flexibilizar las caderas alivian tensiones y dejan fluir las emociones estancadas.

Los ejercicios que contribuyen a abrir el pecho favorecen el trabajo del corazón, y tienen un efecto regulador de las emociones, y ayudan a que surjan sentimientos de amor y compasión. Además, sirven para mantener el cuerpo erguido y aliviar las tensiones musculares, especialmente en la espalda, al aportar más oxígeno al organismo, al tiempo que tonifican la piel y el cerebro.

Para los dolores de cuello, espalda, lumbares, dorsales y hombros podemos hacer una postura muy sencilla: nos sentamos con las piernas cruzadas, apoyamos las manos sobre las rodillas y movemos en círculo el tronco con suavidad desde la cadera.

## Chi kung

Aunque el tai chi y el chi kung son muy parecidos tienen algunas peculiaridades distintas, aunque la práctica de ambos es beneficiosa para la salud del cuerpo y la mente.

Chi kung es la técnica del control de la energía o la disciplina de la energía. Trabaja con una amplia variedad de ejercicios que

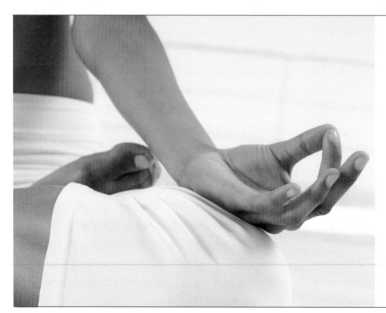

El yoga es una técnica de crecimiento interior, que trabaja el cuerpo y la mente.

El movimiento se armoniza con la respiración, es fundamental para la conexión entre la mente y el cuerpo.

vigorizan el flujo del chi, la energía vital, a través de los meridianos de energía por donde fluye el chi en nuestro cuerpo.

El chi kung se basa en tres principios:

- El dominio del movimiento. Mediante movimientos naturales, pausados y suaves vamos aprendiendo a conocer nuestro cuerpo.
- El dominio de la respiración. El movimiento se armoniza con la respiración. La normalización de la respiración es fundamental en el equilibrio y la conexión entre la mente y el cuerpo.
- El dominio del pensamiento. La energía que se crea con el movimiento y el chi que penetra en nuestro interior con la respiración se unen a través del pensamiento, que fluye suavemente conectando la práctica en un todo.

El propósito del chi kung es tonificar y vitalizar el cuerpo, la mente y el espíritu.

Con su práctica se logra la prevención y el mantenimiento de la salud. Puede tratar trastornos óseos y cardiovasculares, entre otros muchos.

Es una combinación de movimientos y posiciones del cuerpo, tanto de pie como sentados. Los movimientos surgen espaciosamente, sin esfuerzos musculares, sin incrementos de las pulsaciones del corazón, sin acelerar la respiración. Precisamente los movimientos de chi kung disminuyen la frecuencia cardiaca y respiratoria.

Para ciertos ejercicios de relajación o visualización el cuerpo permanece estático. Así pues, se trata de movimiento y quietud. Gracias a los movimientos sosegados, distendidos y ligeros, lo primero que se percibe es la relajación del cuerpo, que va aumentando conforme la frecuencia de la respiración disminuye. Después se comienza a percibir el interior del cuerpo y a continuación cómo se fusiona con el exterior, hasta formar un todo.

Con la visualización se logra adelantar aquello que se quiere conseguir mediante la proyección de actos y sucesos ideales.

El chi kung se puede practicar en cualquier lugar, pero es especialmente beneficioso hacerlo al aire libre, rodeados de naturaleza, para que la respiración se expanda plenamente.

Aunque se puede practicar solo, el trabajo con otros participantes crea una especial energía vital entre los componentes del grupo.

No hay edad límite para la práctica del chi kung. Desde niños, adultos y ancianos, todos podemos realizar estos ejercicios y aprovechar sus magníficas posibilidades.

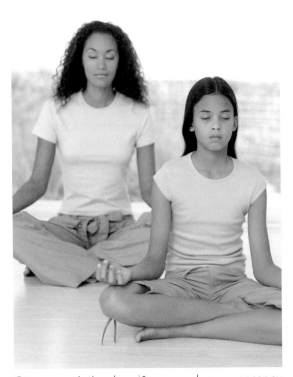

Con esta práctica, los niños aprenden a conocer su cuerpo en desarrollo, a controlarlo y a mejorar la atención y la concentración.

Con esta práctica, los niños aprenden a conocer su cuerpo en desarrollo, a controlarlo y a mejorar la atención y la concentración.

Los adultos ganan flexibilidad en el cuerpo, aprenden a relajarse y a controlar la ansiedad y el estrés, al tiempo que vigorizan las articulaciones y la musculatura, y se preparan eficazmente para el esfuerzo.

A los ancianos les ayuda a recobrar la flexibilidad y a mejorar la memoria.

Incluso, si no es posible estar de pie, podemos practicar el chi kung sentados o tumbados.

En general, la práctica del chi kung desbloquea las emociones y ayuda a lograr el equilibrio psicosomático. Y en todos los casos mejora la sensación de bienestar, satisfacción y vitalidad.

### Beneficios del chi kung

**Equilibrio físico:** mejora la flexibilidad muscular, la coordinación espacial y el equilibrio. Ayuda en casos de osteoporosis, artrosis y problemas de la columna vertebral.

**Respiración:** eleva la capacidad pulmonar y es beneficioso para el tratamiento del asma, bronquitis y otros trastornos respiratorios.

**Digestión:** eleva la salivación, regula los jugos gástricos y mejora la síntesis de los nutrientes y la digestión, regulando el estreñimiento.

**Defensas:** tiene un efecto vitalizador del sistema inmunológico.

**Psique:** equilibra los hemisferios cerebrales, y activa las ondas alfa relacionadas con la relajación, concentración y armonía.

*Ejercicios*

Podemos probar haciendo algunos sencillos ejercicios.

De pie, con los pies algo separados, los hombros relajados y los brazos extendidos hacia los costados, con la mirada hacia delante, respiramos suave y lentamente. Levantamos los brazos con las manos hacia delante y exhalamos el aire al tiempo que bajamos los brazos lateralmente.

De nuevo, de pie, con los pies ligeramente separados, ponemos las palmas de las manos a la altura del pecho e inhalamos lenta y profundamente al tiempo que levantamos los brazos. Al llegar arriba, completamente estirados, espiramos lentamente y vamos bajando los brazos al unísono con la respiración hasta llegar al punto inicial.

## Tai chi

El tai chi tiene una serie de movimientos combinados que se complementan entre sí para lograr los mejores beneficios para el practicante. Entre ellos, está el desbloqueo de los meridianos para que el chi circule libremente.

Gracias a los movimientos suaves y armónicos, logramos más flexibilidad en las articulaciones y los músculos, desbloqueamos las emociones estancadas y restablecemos el libre flujo de la energía vital.

El tai chi es una práctica saludable y al mismo tiempo terapéutica. Con sus ejercicios se logra preservar la salud y colaborar en la curación de muchas dolencias y enfermedades.

La práctica cotidiana del tai chi vigoriza el

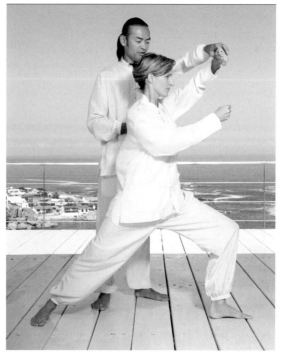

Disciplina, perseverancia y paciencia son tres principios inherentes a la práctica del tai chi.

corazón y regula su cadencia y la presión arterial, es una buena ayuda en casos de arteriosclerosis, trastornos cardiacos, tuberculosis, reuma, anemia, obesidad, dolores lumbares, etc.

Disciplina, perseverancia y paciencia son tres principios inherentes a la práctica del tai chi, que es un arte marcial en el que no hay competencia.

Debajo del ombligo, a unos tres centímetros, se encuentra un punto por donde la energía vital fluye a nuestro cuerpo. En tai chi se usa este centro vital como eje para efectuar cualquier tipo de movimiento sin necesidad de usar la fuerza ni provocar tensión de ningún tipo en el cuerpo. En tai chi, el concepto de fuerza es distinto al de energía. Para usar nuestra energía no es necesa-

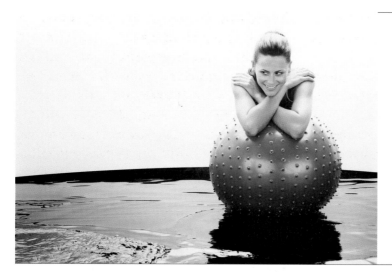

El pilates es un método de educación corporal fundamentado en una serie de ejercicios lentos y controlados en donde se trabaja el cuerpo y la mente como un todo.

rio que utilicemos la fuerza. Es un trabajo educativo para aprovechar nuestra energía en beneficio propio.

En tai chi, todo movimiento surge con naturalidad, sin posturas o movimientos forzados. Los movimientos son suaves, lentos y armonizados con la respiración. De esta manera se logra el equilibrio del cuerpo y la mente.

La retención del aire inspirado aumenta la capacidad pulmonar y el volumen de aire y, por tanto, el chi que fluye por nuestro interior.

La práctica del tai chi aumenta la energía que fluye por el cuerpo, reduce el estrés, el nerviosismo y la ansiedad, favorece el correcto funcionamiento de los órganos gracias a la respiración profunda y abdominal, y, en general, da sensación de plenitud y bienestar.

### Ejercicios

Uno de los ejercicios más beneficiosos del tai chi es la rotación de las caderas y la cintura. Este movimiento circular confiere una gran elasticidad a los músculos abdominales. Éstos, al contraerse y aflojarse, realizan un masaje en los órganos internos: hígado, bazo, intestinos, etc., con el efecto de mejora de la asimilación de los procesos nutritivos y digestivos.

## Pilates

El pilates es un método de educación corporal fundamentado en una serie de ejercicios lentos y controlados en donde se trabaja el cuerpo y la mente como un todo. El propósito es mejorar el control, la fuerza y la flexibilidad del cuerpo, tonificar los músculos y fortalecer el cuerpo, especialmente los músculos débiles y alargar los músculos contraídos.

Se puede practicar por medio de maquinaria especialmente diseñada para realizar ciertos movimientos o en el suelo. La clave radica en la precisión de los ejercicios en pocas repeticiones y el uso de la respiración, la concentración mental y la alineación y la fluidez corporal.

La correcta respiración y el control del

cuerpo son el objetivo de los cientos de movimientos que se realizan consecutivamente.

El reforzamiento del abdomen, así como de brazos, piernas, glúteos, espalda y pecho, benefician a todos los practicantes.

Por sus características poco severas, estos ejercicios están recomendados para cualquier edad.

Las personas que pasan muchas horas al cabo del día sentadas se beneficiarán especialmente con su práctica, así como quienes padezcan trastornos posturales, especialmente en la columna, problemas ortopédicos y neurológicos o que sufran dolores crónicos.

## Meditación

La meditación es cada día más aceptada como práctica para mejorar el bienestar y la salud. Uno de sus primeros efectos es reducir el estrés, la ansiedad y la depresión, ya que eleva los niveles de serotonina, un poderoso neurotransmisor, cuya carencia está vinculada a la depresión, y activa zonas cerebrales relacionadas con las emociones positivas. Además sirve para aliviar el dolor crónico y reducir el riesgo de cardiopatías.

El tratamiento de otras muchas enfermedades se ve favorecido, ya que la meditación eleva la capacidad de defensa del organismo.

Un estudio realizado en la Universidad de Wisconsin desvela que la meditación genera anticuerpos, que son defensas de nuestro organismo, y eleva la capacidad inmunológica del organismo. La conclusión fue que tras varios días de práctica de la meditación, sin necesidad de tener una gran experiencia, se eleva el nivel de anticuerpos.

La práctica regular de la meditación ayuda a centrar toda la atención en algo concreto: un objeto, la respiración, un mantra, una palabra, un sonido, etc.

Respiración consciente, relajación del

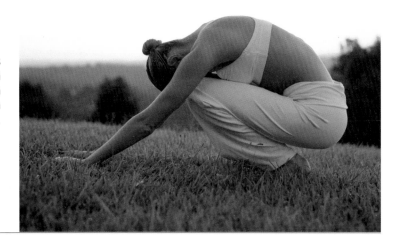

La meditación eleva los niveles de serotonina, cuya carencia está vinculada a la depresión, y activa zonas cerebrales relacionadas con las emociones positivas.

cuerpo y de la mente y visualización creativa son algunas de las herramientas que usamos en la práctica de la meditación, y que tiene como resultado directo una mejora de la salud, el bienestar y la calidad de vida.

Para empezar es importante encontrar un ambiente favorable, un lugar tranquilo. A partir de ahí, adoptaremos una postura cómoda, incluso si nos favorece pondremos una música relajante, y cerraremos los ojos, centrándonos en aquello que hayamos elegido como sostén de nuestra atención.

No es necesario pasar varias horas al día practicando para obtener resultados notables; unos pocos minutos son suficientes para mejorar nuestra salud y lograr un estado de paz y serenidad interior.

Para más información: www.elermitaño-queveiapeliculasdehollywood.com

## Musicoterapia

Hemos ido viendo cómo el ruido puede influir negativamente sobre la salud y el bienestar. Sin embargo, los sonidos adecuadamente combinados ejercen un resultado positivo, tal como sucede con la música.

De todos es conocido el efecto que ejerce la música sobre las personas, animales y plantas. A los niños, los ritmos suaves les tranquiliza y ayuda a conciliar el sueño; pero si usamos, aun con el mismo volumen, un ritmo más rápido y agresivo, se excitan, se ponen tensos, lloran o tienen dificultades para dormir.

Estos efectos, generados por un tipo u otro de música, dependen fundamentalmente de la frecuencia del sonido. La música clásica o el jazz tienen una amplia y variada gama de frecuencias, mientras que otras más modernas se concentran en los tonos agudos y medianos.

La musicoterapia es una disciplina con gran capacidad de regeneración metabólica y con unas posibilidades ilimitadas, que usa fragmentos de temas musicales y ritmos determinados para lograr diferentes efectos terapéuticos en todos los ámbitos: físico, psicológico y energético.

Los ritmos, las escalas y los tonos provocan

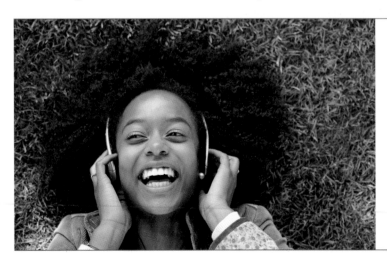

La musicoterapia es una disciplina con gran capacidad de regeneración metabólica.

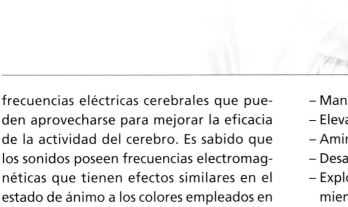

Al reír activamos más de cuatrocientos músculos, algunos de ellos situados en la zona abdominal, que no lo hacen salvo cuando nos reímos.

frecuencias eléctricas cerebrales que pueden aprovecharse para mejorar la eficacia de la actividad del cerebro. Es sabido que los sonidos poseen frecuencias electromagnéticas que tienen efectos similares en el estado de ánimo a los colores empleados en cromoterapia. Por ello, la musicoterapia se usa con gran efectividad en casos de depresión, nerviosismo, estrés o temor.

Asimismo, sirve para desbloquear emociones estancadas, optimizar la coordinación y el vigor físico.

El uso del sonido apropiado y las cadencias armónicas movilizan las energías interiores con efectos orgánicos concretos, y, por tanto, se pueden usar para aliviar diferentes trastornos orgánicos.

- Enfermedades degenerativas: alzheimer, parkinson.
- Drogodependencias.
- Dolores crónicos.

Además, la musicoterapia se emplea para:

- Apoyo en el proceso del parto.

- Manejar el estrés.
- Elevar la autoestima.
- Aminorar la ansiedad.
- Desarrollar la creatividad.
- Explorar y mejorar las emociones y sentimientos.
- Optimizar las relaciones.
- Propiciar cambios positivos.
- Mejorar el estado de ánimo y el estado emocional.

## Risoterapia

Reírse es bueno para la salud. Tanto es así que ha surgido una terapia basada en la risa: la risoterapia.

La risa es una forma de ejercicio, al reír activamos más de cuatrocientos músculos, algunos de ellos situados en la zona abdominal, que no lo hacen salvo cuando nos reímos. Por ello, es un método eficaz contra el estreñimiento.

Reírse es una forma de masajear ciertas zonas tensionadas, como la columna vertebral y las cervicales. Gracias a la risoterapia se logra liberar tensiones acumuladas y se consigue un estado de relajación y de creatividad.

Las lágrimas que se generan con la risa favorecen la higiene y la lubricación de los ojos. Asimismo, despeja la nariz y los oídos, y elimina toxinas del cuerpo.

La risa oxigena los tejidos y la piel, haciéndola más tersa y embelleciéndola, y además lleva más aire a los pulmones aumentando la capacidad pulmonar.

Es un potente descargador de emociones y liberador del estrés, y gracias a la segregación de endorfinas y adrenalina, la mente se equilibra, y la persona está más serena y creativa, menos ansiosa y estresada. Esta segregación de endorfinas nos hace más resistentes al dolor y activa las defensas del organismo.

Una buena sonrisa o una carcajada mejoran el estado de ánimo y la autoestima.

Para hacer la risoterapia aún más efectiva, podemos usar diferentes estrategias que permiten liberar la tensión acumulada en el cuerpo y poder así alcanzar un estado desinhibido que permita que surja la carcajada: los juegos, el baile, la expresión corporal, la respiración y el masaje se usan para poder reír de forma natural y saludable, como hacen los niños. De hecho, los niños ríen cuatrocientas veces por día, los adultos solamente veinte. Si buena parte de la felicidad radica en la alegría, sonrisas y risas, deberíamos reír más para ser felices.

Al reír liberamos gran cantidad de endorfinas, que nos dan sensación de bienestar y alegría. Esta secreción de endorfinas tiene unos efectos benéficos e inmediatos en el organismo: mejora la capacidad de enfrentarse a las presiones externas, reduce el dolor, eleva la fortaleza del sistema inmunológico, incrementa la actitud positiva, tonifica el corazón, mejora la calidad del sueño, masajea el abdomen, ejercita los músculos del rostro, facilita la digestión, amplía la capacidad respiratoria y reduce la tensión arterial.

Muchos estudios científicos han mostrado que el humor y la risa son muy favorables

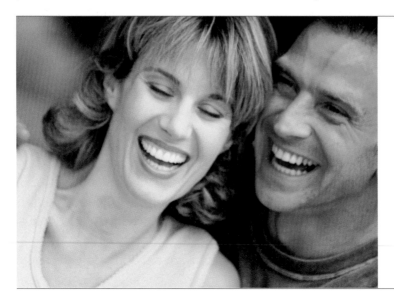

Gracias a la risoterapia se logra liberar tensiones acumuladas y se consigue un estado de relajación y de creatividad.

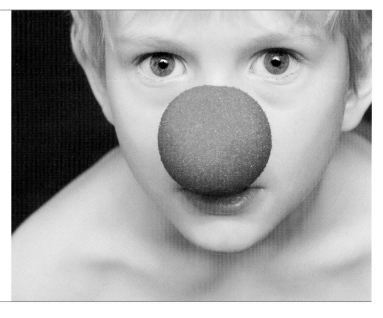

La mejor terapia para tener
una buena salud
es rodearnos de personas
con sentido del humor.

para mantener un buen estado de salud: reducen el estrés, elevan la tolerancia al dolor y el nivel de endorfinas y la capacidad inmunológica.

El simple hecho de ver películas cómicas mejora en un veinte por ciento el flujo de la sangre y protege la elasticidad de las arterias. Por tanto, reír reduce el riesgo de sufrir trastornos cardiacos. Para prevenir un ataque al corazón lo mejor es reír más.

En un estudio científico realizado por el doctor Lee Berk, profesor de la Universidad de Loma Linda en California, se comprobó, mediante muestras de sangre tomadas a un grupo de personas mientras visionaban una película cómica, que reír hilarantemente reduce el nivel de las hormonas del estrés, y que tiene un efecto sobre el sistema inmunitario: aumenta la actividad de los linfocitos T y de las inmunoglobulinas (anticuerpos). Además, constató que este efecto benéfico continuaba hasta doce horas después.

En definitiva, la risoterapia elimina bloqueos emocionales, físicos y psíquicos. Ayuda a vencer temores, aporta energía, ilusión y permite vivir de forma positiva, intensa y gozosa.

Reír es muy beneficioso para nuestra felicidad, para nuestro bienestar y para nuestra salud.

Quince minutos al día de risa positiva es la mejor terapia para tener una buena salud. Para lograrlo podemos adoptar algunas estrategias:

- Aprendamos a reírnos de nosotros mismos.
- Veamos el lado gracioso o jovial de las cosas.
- Rodeémonos de personas con sentido del humor.
- Planteemos la resolución de los conflictos desde una perspectiva ingeniosa y positiva.
- Veamos obras teatrales y películas de humor.

# Epilogo

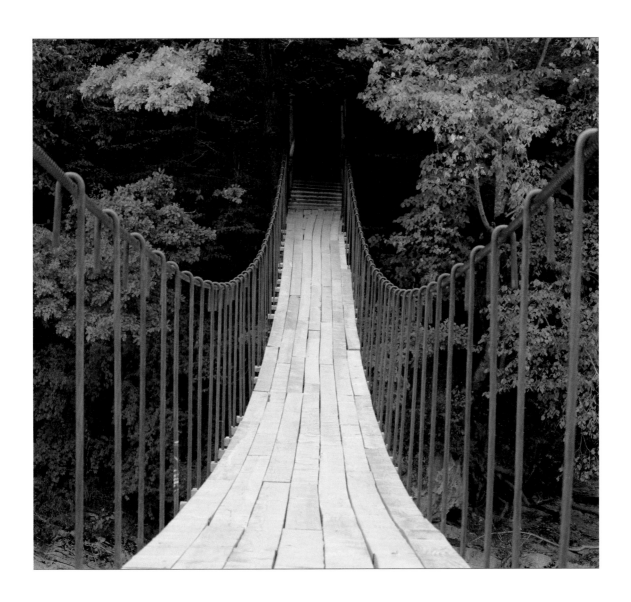

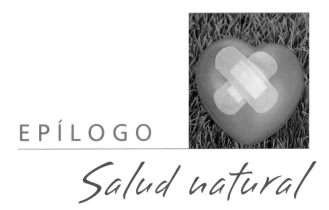

# EPÍLOGO
## Salud natural

Nuestra forma de vida está basada en las decisiones que tomamos y que nos afectan favorable o desfavorablemente en todos los ámbitos de nuestra vida, así como en nuestro estado físico y psíquico.

Nuestro cuerpo tiene una serie de capacidades que pueden verse mermadas o acrecentadas según el estilo de vida que adoptemos: vigor, resistencia, fortaleza, flexibilidad, eficacia, dinamismo, agilidad, habilidad o coordinación.

Lo mismo sucede con nuestra mente: equilibrio psíquico y emocional, aprobación personal, interrelación social, memoria, aprendizaje y conocimiento.

Somos una unidad física, psíquica y espiritual en donde se asientan capacidades curativas, que correctamente activadas, son capaces de solucionar muchos problemas de salud.

Hay que considerar que la salud no está mantenida sólo por la ciencia y la medicina, sino fundamentalmente por nuestras propias decisiones, por nuestra voluntad y nuestro esfuerzo.

Hacer ejercicio, una dieta saludable, manejar correctamente las emociones y el estrés, no abusar de sustancias nocivas, vivir en un lugar saludable son pasos para mejorar nuestra salud y bienestar.

Cada uno de nosotros tiene una información genética que predispone a la aparición de determinadas enfermedades. No obstante, otros factores como lo que comemos, lo que pensamos y sentimos o aquellos factores que provienen del medio ambiente, ya sea del entorno o de nuestra propia casa, pueden ser determinantes a la hora de llevar una vida sana.

Tenemos la capacidad de adecuar a nuestro favor muchos de los factores externos, con otros es más difícil y sólo cabe cambiar de lugar o adaptarlos lo mejor posible.

La implicación personal en el cuidado de nuestra salud es fundamental. Debemos mejorar nuestros conocimientos, aptitudes y actitudes para participar responsablemente en la búsqueda del equilibrio de la salud de nuestro cuerpo y de nuestra mente. Así podremos elegir aquellos estilos de vida que sean más saludables para nosotros, para los demás y el mundo en que vivimos.

## Principios de una vida sana

Los pilares de una vida sana se apoyan en cuatro principios fundamentales:

Alimentación: comer de forma sana y equilibrada.

Lugar: vivir en un hogar sano y natural.

Hábitos: llevar una vida sana y hacer ejercicio regularmente.

Mente: manejar correctamente los pensamientos y las emociones.

*Para más información:*

www.vidasanaweb.com

*Para contactar con los autores:*

Web: www.rauldelarosa.org

Email: rauldelarosa@live.com

Enlaces a páginas en redes sociales de Raúl de la Rosa:

página personal:

http://www.facebook.com Personas. Raúl de la Rosa (Valencia).

página autor:

http://www.facebook.com Páginas. Raúl de la Rosa.

http://twitter.com/RAUL_DE_LA_ROSA

Web: www.myspace.com/txumarialfaro

Email: borboleta@juncalproducciones.com

Enlaces a páginas en redes sociales de Txumari Alfaro:

http://www.facebook.com Grupos. Txumari Alfaro.

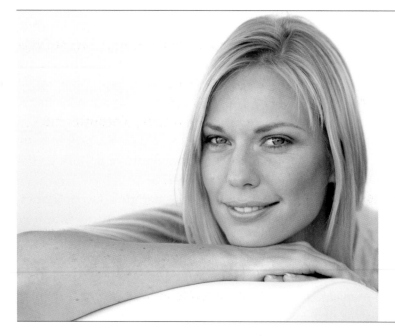

Nuestra forma de vida está basada en las decisiones que tomamos y que nos afectan favorable o desfavorablemente en todos los ámbitos de nuestra vida.

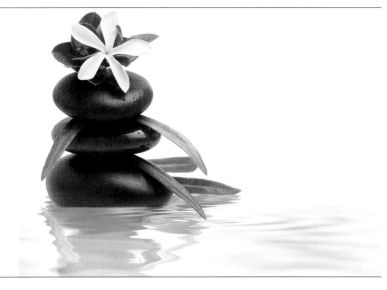

Los pilares de una vida sana se fundamentan en cuatro principios: alimentación, hábitat, hábitos y mente.

*Libros recomendados:*

**El hogar sano y natural.**
Raúl de la Rosa. Ediciones B.
**La senda del chamán.**
Raúl de la Rosa. Vergara.
**Sé feliz, el poder de ser consciente.**
Raúl de la Rosa. Zeta bolsillo.
**El ermitaño que veía películas de Hollywood.**
Raúl de la Rosa. Vergara.
**El secreto simplificado.**
Lola Simón. Ediciones i.
**Remedios naturales de los caminos de Santiago.**
Txumari Alfaro. Zeta bolsillo.
**Un cuerpo para toda la vida.**
Txumari Alfaro. Ediciones B.
**Cuidados naturales para los niños.**
Txumari Alfaro. Ediciones B.
**Medicina en la cocina.**
Txumari Alfaro. Zeta bolsillo.

Contactos de interés:

*Geobiología*
– Estudios de geobiología:
  La casa natural.
  Email: info@hogarsanoynatural.org
  Web: www.hogarsanoynatural.org

*Bioconstrucción*
– Proyectos de arquitectura y bioconstrucción:
  Ángel Martínez.
  Tel: 963 850 336.
– Arquitectura técnica, bioconstrucción y geobiología:
  Ángel Gandía.
  Tel: 963 594 977.

*Feng shui*
– Estudios y cursos de feng shui:
  Lola Simón.
  Web: www.fengshuiintegral.com
  Email: info@fengshuiintegral.com

*Contaminación electromagnética*

– Mediciones e informes de contaminación electromagnética (antenas de telefonía móvil, líneas eléctricas, transformadores, etc.): Integralia.
Web: www.contaminacionelectromagnetica.org
Email: info@contaminacionelectromagnetica.org

– Abogado especialista en contaminación electromagnética:
Alberto Arrate.
Tel: 943 202 959.
Email: arrate@eresmas.net

– Apantallamiento de radiofrecuencias de telefonía móvil.
Email: info@contaminacionelectromagnetica.org

*Salud integral*

– Centro Médico Naturista Alfiba.
Txumari Alfaro. Tel: 948 172 717.

– Naturopatía y esencias florales:
Facebook. Naturopatía y Flores de Bach Alicia de la Rosa.

*Crecimiento interior*

– Filosofía práctica y crecimiento interior:
Raúl de la Rosa.
Web: www.rauldelarosa.org

– Escuela Sirio. Emilio Campos.
Web: fundacionsirio.org
Email: fundacionsirio.caudiel@gmail.com

– Centro de entrenamiento de artes marciales, meditación:
Roberto Fernández Silva.
Web: www.yingtaecamp.com
Email: yingtaecamp@hotmail.com

– Centro budista zen:
Luz Serena. Dokushô Villalba.
Web: www.luzserena.net

– Psicología clínica y Gestalt:
Alicia de la Rosa.
Tel: 609 312 455.

*Productos para la salud natural*

– Tratamiento de dolores y trastornos lumbares con fajas imantadas: Lumbovital.
Email: info@lineavital.es
Web: www.lineavital.es

– Camas sanas y naturales: colchones de látex, somieres de madera natural, complementos para el mejor descanso. Revital. www.lineavital.es

– Complementos nutricionales: Activital.
Web: www.lineavital.es

– Pan con cereales biológicos y masa madre.
Web: www.flordecereal.es
Email: info@florcereal.es

– Equipos para balnearios: Europea térmica eléctrica.
Web: ete.es Email: info@ete.es

*Webs recomendadas:*

www.rauldelarosa.org
www.fengshuiintegral.com
www.hogarsanoynatural.org
www.contaminacionelectromagnetica.org
www.lineavital.es
www.lasendadelchaman.com
www.elermitañoqueveiapeliculasdehollywood.com
www.revistadharma.com
www.vidasanaweb.com
es.wikipedia.org/wiki/Raúl_de_la_Rosa

esperanza de vida, **25**
espermatozoides, **233**
espinillas, **288**
espiritual, **260**
espiritualidad, **290**
espirulina, **323**
espliego, **161**
espuma de poliuretano, **178,
180**
esquizofrenia, **47**
estado de ánimo, **40, 40, 44,
258, 381**
estado emocional, **381**
estado interior, **16**
estado psíquico, **40**
estados depresivos, **258**
estados espirituales, **250**
estados nerviosos, **310**
estanqueidad, **218**
estaño, **195**
estático (anaeróbico), **39**
estatismo, **350**
estilo de vida, **16, 24, 38**
estilo holístico, **362**
estimulante, **257, 258, 290,
291, 299, 331**
estiramientos, **350, 353, 373**
estireno, **169, 192**
estómago, **338**
estreñimiento, **52, 201, 258,
286, 287, 291, 311, 349,
352, 353, 354, 355, 381**
estrés físico o mental, **206**
estrés, **26, 28, 29, 39, 40, 41,
43, 44, 46, 47, 50, 51, 181,
203, 233, 243, 259, 267,
290, 291, 291, 291, 301,
305, 310, 313, 314, 320,
322, 323, 340, 341, 343,
345, 349, 354, 355, 355,
356, 363, 373, 374, 376,
378, 379, 381, 381, 382,
383, 389**

estrías, **286, 322**
estropajos, **161**
estructura, **32, 168**
estructuras metálicas, **179**
estudio doble-ciego, **343**
estufas de gas butano, **148**
estufas de gas propano, **148**
estufas de leña, **148**
estufas de queroseno, **148**
éter, **362**
etiqueta energética, **138**
eucalipto, **161, 309, 329, 333,
344**
euforia, **172**
evacuación, **200**
evacuaciones intestinales,
**204**
excitante sexual, **250**
exfoliante, **288**
expansiva, **289**
exploraciones con
marcadores radiactivos,
**239**
exposición solar, **208**
extracto de caléndula, **286**
extracto de limón, **161**
extracto de plantas, **169**
extracto vegetal, **327**
extracto de tilo, **286**
extractores, **218**

**F**
faja imantada, **343**
faja placebo, **343**
falta de concentración, **229**
falta de hidratación, **201**
falta de interés , **370**
falta de vitalidad, **257, 353**
fango sobre la piel, **286**
fangos cloruro-sódicos, **285**
fangos marinos, **285**
fangos salinos, **285**
fangos sulfurosos, **285**

fangos termales volcánicos,
**285**
fangos termales, **285, 286**
fangoterapia, **285**
faringe, **291**
faringitis, **320, 323**
fatiga crónica, **52, 287, 289,
363**
fatiga física y mental, **182**
fatiga generalizada, **251**
fatiga mental, **310**
fatiga muscular, **341**
fatiga visual y mental, **26, 51,
172, 216, 223, 228, 230,
243, 257, 258, 259, 261,
287, 311, 321, 323, 360**
febrífugo, **259**
feldespatos, **167**
felicidad, **257, 363**
femtoceldas, **236**
feng shui, **276, 391**
fenol, **159**
fenoles, **173**
fenómenos geofísicos, **293**
fermentaciones, **286**
ferruginosas, **318**
fertilidad, **240**
fertilizantes, **138**
fertilizantes artificiales, **174**
fertilizantes con fosfatos, **241**
fertilizar, **152**
fibra, **38, 196, 200, 207**
fibra de arroz, **180**
fibra de cáñamo, **167**
fibra de coco, **167**
fibra natural, **137, 151, 174,
177, 178, 227**
fibra sintética, **137**
fibra vegetal, **174**
fibroblastos, **323**
fibromialgia, **338, 355**
fiebre del heno, **217**
fiebre, **208, 301**

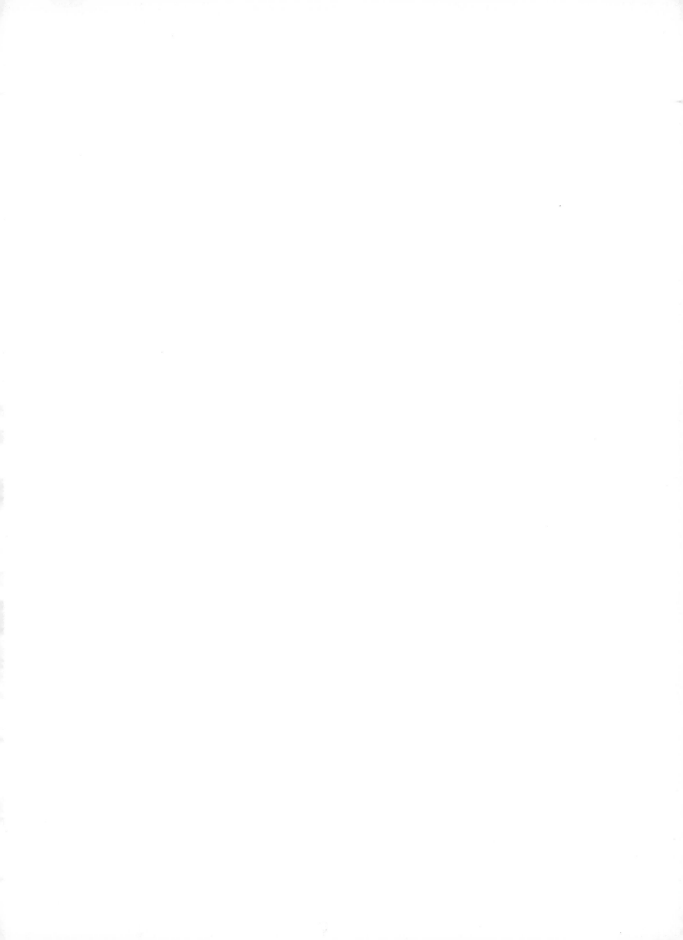